世界の医薬品産業

吉森 賢 編

東京大学出版会

The Worldwide Pharmaceutical Industry
Masaru YOSHIMORI, Editor
University of Tokyo Press, 2007
ISBN 978-4-13-040230-9

はじめに

　本書は医療科学研究所の前所長・慶應義塾大学名誉教授片岡一郎氏の発案により始められた計画の成果である．本書は日本，アメリカ，イギリス，ドイツ，フランス，スイスの世界6大医薬品生産・消費国における医薬品産業の基本的資料を日本の医薬品企業，医療サービス供給企業，医療保険機関，規制機関の管理者・担当者およびこれらを対象とする研究者のために書かれたものである．その動機はこれら6ヵ国の医薬品産業の全体像を短時間に把握するための刊行物がなかったことによる．ますますグローバル化する医薬品産業にとってこのような資料は不可欠に思われた．

　本書はこれら6ヵ国における医薬品産業の産業構造，市場構造，研究開発，産業政策，規制機関，主要医薬品企業などを共通の分析視点として2人の共同執筆者を含む計8人の内外の研究者により2002年から2005年にかけて執筆された．

　今日医薬品産業ほど様々な世界的次元の課題に直面する産業は少ない．医療費抑制はすべての対象国において焦眉の問題でありながら，決定的な解決を見るに至っていない．研究開発は医薬品企業にとって生命線であるが，その費用はますます上昇の速度を強めている．この結果，医薬品企業間の共同研究開発，ライセンス契約，合弁会社，共同販売などの戦略提携と敵対的企業買収を含むM＆Aが国内企業間はもとより外国企業との間で増加しつつある．この結果医薬品産業は最もグローバル化が進んだ産業のひとつと言っても過言ではなかろう．医薬品産業のアキレス腱ともいうべき副作用問題は，一瞬にして企業の収益と名声に大きな損害を及ぼす．その度に規制機関の新薬承認制度が問題視される．アフリカ諸国からはエイズ治療薬の原価での提供を要請され，新たな倫理的問題を提起している．

　本書は後記の初出一覧が示すように医療科学研究所の学術誌『医療と社会』

に掲載された原論文を3分の2程度に圧縮したものである．この過程で多くの記述や図表を割愛せざるをえなかった．より完全な各論文は初出一覧により原文を参照いただきたい．また執筆者間の執筆方針の徹底も十分でない場合も散見され，資料の古さ，あるいは誤植その他の瑕疵もあるかもしれない．これはすべて編集者の責任であるのでご容赦願いたい．本書が医薬品産業に関連する人々，およびこれを研究対象とされる専門家にとっていくばくかの参考になれば幸いである．

　最後に本書の刊行が編集者の未熟のため大幅に遅れたことを医療科学研究所片岡一郎前所長にお詫びすると共に，同研究所の所員の皆様の熱意と協力に執筆者を代表して心からの謝意を表明する．

2007年1月

吉森　賢

本書掲載論文の初出一覧

表記順：著者（刊行年）「論文名」『雑誌名』巻（号）：頁-頁

第1章　アメリカの製薬産業
吉森　賢（2005）「アメリカの製薬産業」『医療と社会』15（2）：1-21.

第2章　イギリスの製薬産業
Jocelyn Probert，片岡一郎訳（2003）「英国製薬産業論－その戦略と構造」『医療と社会』15（2）：61-89.

第3章　ドイツの製薬産業
吉森　賢（2002）「ドイツにおける医療制度と医薬品産業」『医療と社会』12（2）：21-41.

第4章　フランスの製薬産業
野原博淳（2003）「フランスの製薬産業：制度環境と内的ダイナミックス」『医療と社会』13（2）：1-39.

第5章　スイスの製薬産業
Oliver Gassmann, Gerrit Reepmeyer and Maximilian von Zedtwitz，斉藤修一訳（2003）「スイスの医薬品産業の構造分析」『医療と社会』13（2）：41-84.

第6章　日本の製薬産業
姉川知史（2002）「日本の医薬品産業：その成功と失敗」『医療と社会』12（2）：49-77.

目　次

はじめに────────────────吉森　賢　i

序章　世界の医薬品産業────────────吉森　賢　1
　　1　揺るがぬアメリカ医薬品産業の世界的地位　1
　　2　成長鈍化の主要市場と高成長の新興市場　2
　　3　医薬品企業の再編成──規模の利益の追求　3
　　4　Ｍ＆Ａによる経営成果への影響　5
　　5　結論　6

1章　アメリカの医薬品産業────────────吉森　賢　9
　　1　産業構造　10
　　2　市場構造　13
　　3　研究開発　25
　　4　政策　27
　　5　規制機関　29
　　6　メルクのバイオックス自主回収　33
　　付　アメリカの主要医薬品企業　39

2章　イギリスの医薬品産業────Jocelyn Probert（片岡一郎訳）　55
　　　──イギリス医薬品産業論：その戦略と構造
　　1　近代イギリス医薬品産業の発展と現状　56
　　2　イギリスの医療制度──イギリスの医薬品産業の発展に及ぼす医療体制
　　　　ならびに現在の規制管理が及ぼす影響について　66
　　3　企業動向，合併・買収，およびイギリスバイオテック産業の誕生　74

　　　　4　バイオテクノロジー産業　80
　　　　5　プレッシャーと挑戦　94

3章　ドイツの医薬品産業─────────────吉森　賢　99
　　　はじめに　99
　　　1　医薬品産業および医療保険制度の概観　100
　　　2　結論　114
　　　付　主要医薬品企業の概要　116

4章　フランスの医薬品産業────────────野原博淳　137
　　　──医薬品産業とフランス経済社会：制度，産業戦略と
　　　　成長ダイナミックス
　　　フランス医薬品産業の特色　137
　　　1　保健支出と医薬品市場　139
　　　2　フランス医薬品産業界の構造　145
　　　3　医薬品産業における研究開発　153
　　　4　薬をめぐる法規制措置　162
　　　付　主要5大医薬品企業グループ　168

5章　スイスの医薬品産業
　　　────────Oliver Gassmann, Gerrit Reepmeyer,
　　　　　　　　　Maximilian von Zedtwitz（斎藤修一訳）　181
　　　1　スイス医薬品産業の紹介　181
　　　2　スイス医薬品産業の分析　187
　　　3　スイス医薬品産業の研究開発　196
　　　4　スイス政府の政策および規制　203
　　　付　主要医薬品企業　211

6章　日本の医薬品産業────────────姉川知史　211
　　　序　221
　　　1　研究方法と定義　222

2　医薬品産業の歴史　224
　3　医薬品産業の構造　233
　4　医薬品産業の業績　244
　5　公共政策　251
　6　医薬品産業の課題　264
　7　結論と展望　269
　付　主要医薬品企業の沿革　272
　付属資料　277

索引　283

執筆者一覧（＊は編者／所属は2007年2月現在）

＊吉森　賢（よしもり　まさる）	放送大学大学院教授　序章, 1章, 3章
Jocelyn Probert	Research Fellow, Centre for Busiess Research, University of Cambridge　2章
片岡一郎（かたおか　いちろう）	慶應義塾大学名誉教授・元医療科学研究所研究所長　2章訳
野原博淳（のはら　ひろあつ）	フランス国立科学センター労働経済・社会学研究所研究員（Chargé de Recherches, Laboratoire d'Economie et Sociologie du Travail (LEST-CNRS)）　4章
Oliver Gassmann	Professor for Technology Management and Director of the Institute of Technology Management at the University of St. Gallen　5章
Gerrit Reepmeyer	Research Fellow of the Institute of Technology Management at the University of St. Gallen　5章
Maximilian von Zedtwitz	Professor, School of Economics & Management Tsinghua University　5章
斉藤修一（さいとう　しゅういち）	元医療科学研究所事務局長　5章訳
姉川知史（あねがわ　ともふみ）	慶應義塾大学大学院経営管理研究科教授　6章

序章　世界の医薬品産業

吉森　賢

1　揺るがぬアメリカ医薬品産業の世界的地位

　アメリカはその世界最大の医薬品市場，今後も予測される医薬品需要の増大，新薬研究開発の促進施策および迅速な承認手続き，その他効率的な政策と制度改革により，世界の医薬品企業にとっては最も魅力ある市場であると同時に，研究開発の戦略的拠点になりつつある．

　アメリカの 2003 年における対 GDP 医療費支出は 15% であり，OECD 加盟国中最大であり，その平均 8.6% を 6 ポイント上回る．またアメリカは 1 人当たりの医療費支出においても OECD 加盟国中最大である．医療費支出に対する医薬品支出の割合も増大を続け，1993 年の 8.6% から 2003 年には 12.9% に達し，1 人当たりの医薬品支出は購買力平価換算で 728 ドルと OECD 加盟国中最高である[1]．医薬品需要はメディケアの大改正により処方医薬品の給付が可能となり，今後も大きな成長が予測される．マネジドケアを中心とする民間医療保険の発達は薬価を抑制する働きがあるが，医薬品消費を容易にするため総じて医薬品支出は今後も増加すると予測される．

　特許登録件数は研究開発の結果を示す重要な指標であるが，1996 年以降 2004 年に至るまでアメリカが首位，ドイツ 2 位，日本 3 位の順位は変わらない[2]．しかし 2000 年アメリカの登録件数は対前年 1,000 件と急激に増加しており，以後 2004 年には 3,934 件に達するに至った．これに対してドイツ，日

---

1) OECD, Health Data, 2005.
2) BPI, Pharmadaten, 2005.

本は漸増である．ドイツでは 2004 年には 96 年以来初めて対前年比減少したが日本は着実に伸ばしつつあり，2004 年には第 2 位のドイツとの差が約 760 件から約 510 件へと大きく縮小した．新規化学・バイオ化合物における発明特許については 1990-1994 年間においてはヨーロッパが 89 件，アメリカ 49 件，日本 74 件であったが，1995-1999 年間ではアメリカが 77 件へ急上昇し，日本は 36 件と急減した．ヨーロッパは 89 件と不変であった．2000-2004 年間においてはヨーロッパの件数が 57 件と急減し，アメリカの 70 件とほぼ前期間並みである．日本は 25 件とさらに減少を続けた．

　アメリカの医薬品企業の売上高に占めるブロックバスター医薬品の比重は平均 70% と高く，今後もこれを目的とする研究開発は継続されよう．同国の研究開発費は対象疾病の複雑化，研究開発の長期化，リスク拡大などを背景として今後も増加を続けると予測される．しかしこれのみでは経営リスクが大きいので，医薬品各社は戦略提携，ライセンス契約，共同研究など他社との連携も積極的に進めるであろう．

　国立衛生研究所（NIH：National Institute of Health）を中心とする政治，行政，医薬品産業間の研究開発協力関係は緊密，有効であり，これら間の情報共有の密度も高い食品医薬品局（FDA：Food and Drug Administration）を中心とする規制機関も新薬開発を促進するユーザーフィー法，ハッチーワックスマン法などさまざまの施策を迅速に策定，実施しつつあり，医薬品企業の研究開発努力を側面から支援する．

2　成長鈍化の主要市場と高成長の新興市場

　世界の医薬品市場は 2000 年以降 1 桁台の成長率を記録したが，2004 年における医薬品市場は対前年比約 17% の増加であり，それまでの成長率を大きく上回った．市場の 86% は北米，ヨーロッパ，日本により構成されるが，北米が世界市場の 45% とほぼ半数を占める．この高い医薬品市場の成長率は，医薬品の開発によりこれまで困難とされてきた疾患の治療が可能となったこと，寿命が延びたこと，生活の質の追求，などの要因による．これに加えて分子生物学，細胞生物学の分野における発見，発明も医薬品へ対する需要を拡大し

た[3]．

　しかし成長率には市場により差が認められる．アメリカ IMS によれば，売上高で世界の 81% を占める 10 主要市場における 2005 年医薬品売上高成長率は前年比 5.7% であり，前年の 7.2% に対して鈍化した．2002 年以降，これら市場においては 2003 年を除き成長率は 1 桁台に留まっている．この事実は日本，北米とヨーロッパについて顕著であり，対前年成長率は日本 6.8%，北米 5.2%，ヨーロッパ 7.1% であった．これら成熟市場においては，いずれも医療費抑制が主要関心事であり，ジェネリック医薬品の消費増大も，売上の伸びを鈍化させる要因となっている[4]．

　これに対して，日本を除くアジア，アフリカ，オーストラリアの成長率は 11.0% に上り，ラテンアメリカは最大の 18.5% の伸び率を記録した．これら新興市場においては経済成長率が高く，医療制度の向上と患者による医療の受益が医薬品需要の伸びの大きな要因となっている．とりわけ中国市場は 117 億ドルと日本のそれの 20% 程度であるが，2005 年 20.4% 増加し，3 年連続して 2 桁台の成長率を記録した．

　アメリカ IMS によれば，世界第 2 位の医薬品市場である日本は 1991 年以来の高い成長率を記録した．その背景にはアリセプト，癌治療薬などの老人病関連の医薬品，カバサールなどパーキンソン病治療薬などの高い成長率がある．同年日本の世界の医薬品売上高における占有率は約 11% である．今後 5 年間の世界の医薬品市場は年平均 5-8% の成長を遂げ，日本は 3-6%，北米およびヨーロッパは年率 5-8%，アジア，アフリカは 9-12%，中南米は 7-10% の成長率が予測される．

3　医薬品企業の再編成——規模の利益の追求

　2005 年における売上による医薬品の世界最大手企業 10 社の半数 5 社はアメリカ企業が占め，降順にファイザー，ジョンソン・エンド・ジョンソン，メル

---

3)　BPI, 2005.
4)　IMS 調査　2006 年 3 月 21 日．

ク，ワイス，ブリストル・マイヤーズ・スクイブが続く．イギリスは2社でグラクソ・スミスクラインとアストラ・ゼネカ，スイスも2社でノバルティスとロシュ，フランスは1社でサノフィ・アベンティスである．2004年と比較すれば，1位から3位までは順位は不変であるが，同年4位であったメルクがバイオックス回収により7位へと大きく順位を下げた．日本の医薬品企業では武田薬品工業が14位から15位へ，アステラス製薬が16位から17位へ，第一三共が17位から19位へと順位を下げた[5]．しかし2004年度における医薬品の世界売上高順位においては9位に武田の抗潰瘍剤，10位に三共の高脂血症剤が入っている[6]．

医薬品産業ほどグローバリゼーションの進展が顕著な産業は少ない．それは増大する研究開発費に対応すべく，企業規模の拡大を目的として企業間のM＆Aの動きとなって表出している．この動きは米欧の医薬品企業でもっとも顕著に観察された．この事実は1993年と2003年における売上高順位の変遷を見れば明らかである．すなわち1993年においてファイザーは7位であったが，2000年のワーナーランバートとの合併，2003年ファルマシアとの合併により一躍世界第1位の医薬品企業となった．また2003年5位のアベンティスは13位のサノフィ・サンテラボの買収により，2005年には一躍世界2位の医薬品企業に躍り出た．

最近においてはM＆Aは日本と大陸ヨーロッパにおいて顕著である．

日本においては2005年4月には山之内製薬と藤沢薬品工業が合併し，アステラス製薬が発足し，同年9月には第一製薬と三共が共同持株会社第一三共株式会社を設立し，両社の医薬品事業を統合することを決定した．しかし国際的には小規模同士の合併であり，世界においては欧米の企業合併ほどの影響力が見られない．

ドイツにおける2006年3月のドイツメルク（以下メルク）によるシェーリングに対する敵対的買収の試みは象徴的である[7]．結果的にはシェーリングが

---

5) デンドライトジャパン（株）ユートブレーン事業部調査による．
6) 国際医薬品情報，2005.
7) Managermagazin, 4. 2006, p. 15；*ibid.* 3. 2006, p. 71；Handelsblatt, 14. März 2006　その他

バイエルを「白馬の騎士」として同社との合併を希望したため，バイエルはシェーリングの買収価格1株77ユーロを12%上回り，また敵対的買収発表前のシェーリングの株価に39%のプレミアムを上乗せすることにより，シェーリングの株式を取得し，合併することで決着した．この結果両社の医薬品事業を統合するバイエル・シェーリング・ファーマセティカルズが発足した．その規模はドイツのベーリンガー・インゲルハイムを大きく引き離し，バイエルを世界第12位の医薬品企業に押し上げた．

この敵対的買収は，300年の伝統を有するドイツの典型的同族企業メルクにより行われたことで，ドイツ国内はもちろん国外の業界関係者により驚きをもって受けとられた．規模拡大のためには背に腹は代えられないとする，なりふりかまわぬメルクの態度は，ドイツの大きな価値観の転換を示すことになるのだろうか．

それ以前の2004年には，フランスのサノフィによるアベンティスの敵対的買収があった．ドイツのヘキストが，その1世紀以上の歴史ある社名とブランドを捨ててまでフランスのローヌプーランクと合併し，アベンティスを発足させた．さらにこれがフランスのサノフィに吸収される事態は，ヨーロッパの医薬品企業が規模の利益を追求する姿を生々しく物語る．

4 M＆Aによる経営成果への影響

しかし医薬品企業に限らず一般的にM＆Aによる規模の拡大は真にその後の企業の価値を高めるのであろうか．これに関しては決定的結論が未だ出ていない．アメリカ，イギリス，ヨーロッパ諸国の調査によれば一般に多くて3分の2，少なくも半数は失敗するとされる[8]．

医薬品企業にとってM＆Aはグローバル競争に生き残るための唯一の方法であろうか．

日本製薬工業協会と医薬産業政策研究所によるM＆Aを実施した米欧医薬品企業7社と，これらと売上高でほぼ同規模の非M＆A実施医薬品企業とを

---

8) 渡辺・井上・佐山，2005，第2章，Sudarsanam, 2003, pp. 1-2.

比較する研究結果によれば，以下の結論が提示されている[9]．第一，人員削減，一部事業部門の売却および分社化，開発プロジェクトの整理統合，生産設備の削減などによる収益性と生産性が向上した．第二，人員減少が顕著である．比較の評価基準は売上高成長率，売上原価率，販売管理費，研究開発費，営業利益率，総資本営業利益率，1人当たり売上高，従業員数であり，M＆A実施時点を100とし，その3年後のこれら指標の成長率を指標で示す．この結果の興味ある結論は従業員数が減少したことにより，売上原価率が低下し，これにより1人当たり売上高が上昇し，これが営業利益率を伸ばし，その結果総資本営業利益率が上昇した事実である．

この研究では，M＆Aが新薬創出力にどの程度の影響力を与えているかは明確にされていない．しかし研究開発費の伸びは，M＆A実施企業とそうでない企業との間にほとんどの差がない．収益性と生産性の向上が，どの程度新薬開発能力に影響を与えるかは今後の研究に待つしかない．内部成長を選択する日本の医薬品企業は，資源を将来性のある限られた疾病分野に資源を集中的に動員し，他者の追従を許さない新薬を創出することが必須となろう．

また他社とのM＆Aにより，高い研究開発効率を実現しようと決断する企業は，M＆Aを成功するためにアメリカの医薬品企業および他産業のGEやプロクターアンドギャンブルのように，M＆Aに成功を収めている企業の経験を学ぶ必要がある．これらは第一に相乗効果の実現可能性が高いこと，第二に買収企業ないし事業の正当な価値の測定・評価能力，第三に企業文化における高い相性が重要であろう．

5　結論

日本の医薬品市場は世界の2番目の地位にありながら，その医薬品企業の規模は米欧に大きく劣る．この点で，日本の自動車産業や民生電子機器産業とは大きく異なる．企業規模と研究開発の効率との関連性は医薬品企業にとって基本的な戦略的課題である．第一はM＆Aである．しかし実証的研究の結果は，

---

[9]　日本製薬工業会・医薬産業政策研究所，2004，pp. 55-56.

5 結論

被買収企業の株主の投資収益率は高いが，買収企業の企業価値は低いという点ではほぼ一致している．しかしこのような実証研究の結果とは関係なくM＆Aは，業種を問わず国際的に展開されている．

医薬品産業におけるM＆Aの状況は，自動車産業のそれと類似している．世界の自動車企業の中にはアメリカのGM，フォード，ドイツのダイムラー・クライスラーのように，M＆Aによる外部成長を戦略とする企業と，トヨタ，BMWのように，内部成長による戦略を堅持する企業に分類可能である．しかし前者のM＆A実施企業の経営成果は2006年時点において，後者の内部成長型企業に比較して大きく劣る．トヨタは周知である生産分野におけるさまざまな生産手法によりその製品の品質を高め，それにより今日の世界的市場地位を築いた．また研究開発においても，ガソリンエンジンと電気モーターによるハイブリッド車は，ドイツの水素エンジンに対して，技術的に5年先行していると言われる．その背後には同社の現場重視の企業文化と企業理念がある．

BMWはその優れた市場細分化とスポーティ・セダンへの特化により，規模においては劣るものの，収益性においてはダイムラークライスラーを凌ぐ卓越した成果を実現してきた．これに対してGMにせよ，ダイムラー・クライスラーにせよ，M＆Aは決して企業価値を向上させず，それどころか2006年前半期に至るまで両社共に慢性的経営不振に喘いでいる．

同じことは医薬品産業についても妥当するのではなかろうか．世界の多くの医薬品企業は合併，買収による規模拡大に執着しているように思える．しかし一般的に技術革新が企業規模に比例すると仮定すれば，世界の技術革新はほぼすべて大企業により実現されたはずである．しかしこれは常識的にも真理とは考えられない．日本のみならず他の諸国においても中小企業でありながら，その卓越した企業家精神と顧客と社員を重視する企業理念，企業倫理，企業文化，企業統治，企業戦略により特定の分野で大企業を凌ぐ，世界一の市場地位を保持している企業は少なくない．医薬品産業において同様である．

いたずらに時流に流されることなく，研究開発を量的視点からのみならず研究員の意欲と能力の向上にも軸足をおく質的視点からも強化する必要があるのではなかろうか．

参考文献

BPI (Bundesverband der Pharmazeutischen Industrie, e. V.) (2006) Pharmadaten 2005, 〈http://www.bpi.de〉.
IMS 調査 (2006) 2006 年 3 月 21 日.
IMS Health, 〈http://www.imshealth.com〉.
OECD (2006) Health Data 2005, How Does the United States Compare, 〈http://www.oecd.org/health/healthdata〉.
Sudarsanam, S (2003) *Creating Value from Mergers and Acquisitions*.
国際医薬品情報 (2005)「2004 年度医療用医薬品の製品別世界売上高ランキング」2005 年 6 月 13 日決算特別号.
日本製薬工業協会・医薬産業政策研究所 (2004)「国際比較にみる日本の製薬企業──財務データを中心に」.
渡辺章博・井上光太郎・佐山展生 (2005)「M & A とガバナンス」中央経済社.
デンドライトジャパンユートブレーン事業部調査 (2006)「2005 年世界大手の医薬品売上速報版」2006 年 3 月.

1章　アメリカの医薬品産業

吉森　賢

　アメリカは世界最大の医薬品市場であり，その市場規模はメディケアの大改正による処方医薬品の給付が可能となり，今後もさらなる増大が予測される．これに伴う新薬研究開発の促進施策および迅速な承認手続き，その他国家的戦略の追求に基づく迅速かつ実際的な政策と制度改革により，アメリカは世界の医薬品研究開発の中心地になりつつある．マネージドケアを中心とする民間医療保険の発達は薬価を抑制する働きがあるが，医薬品消費を容易にするため総じて医薬品支出は今後も増加すると予測される．

　アメリカ医薬品産業の日欧に対する比較優位性は迅速な制度的革新にあり，国立衛生研究所（NIH：National Institute of Health）を中心とする政治・行政・医薬品産業間の研究開発の協力関係は緊密，有効であり，これらの情報共有の密度も高い．このことは食品医薬品局（FDA：Food and Drug Administration）を中心とする規制機関による新薬開発を促進するためのユーザーフィー法，ハッチ・ワックスマン法などさまざまな支援策として実現されている．

　研究開発費は対象疾病の複雑化，研究開発の長期化，リスク拡大などを背景として今後も増加を続けると予測される．多くの医薬品企業の売上高に占めるブロックバスター医薬品の比重は平均70％と高く，今後もこれを目的とする研究開発は継続されよう．しかしこのみでは経営リスクが大きいので，医薬品各社は戦略提携，ライセンス契約，共同研究など他社との連携も積極的に進められよう．

　しかし医薬品企業に対するアメリカ国民の目は厳しい．他産業と比較して高い利益率はしばしばマスコミの攻撃の対象となっている．また医薬品企業の宿

命ともいうべき副作用問題により，医薬品企業はさらに厳しい警戒心のもとにさらされている．2004年に発生したメルクのバイオックスの自主回収はその一例である．この事件を契機として医薬品企業が安全性よりも企業成果を重視すると批判され，さらに市場論理に基づく医療制度に対する批判に拡大され，多くのマスコミが報じた．医薬品企業の収益と公共利益の両立が今後の医薬品産業に求められる．

1 産業構造

1.1 集中度

アメリカの医薬品産業は3分野に分類できる．第一が伝統的なブランド医薬品企業であり，第二がジェネリック医薬品企業，そして第三がバイオテクノロジー（以下バイオテク）企業である．また上位10社については国籍別に，アメリカ系の医薬品企業とヨーロッパ系の医薬品企業に分類できる．

ブランド医薬品企業[1]

上位10社が医薬品国内市場において60％の占有率を有し，また最大企業のファイザー社の市場占有率が10％と，他の産業に比較して集中率は大きくない．このうちグラクソ・スミスクライン，アストラゼネカおよびノバルティスの3社は，ヨーロッパ系の医薬品企業である．医薬品業界は1990年代においてM＆A（企業の合併・買収）がもっとも盛んに実施された産業分野のひとつであり，過去15年間にわたり毎年1件の割で生じた．そのもっとも重要な動機は収益の維持と向上である．したがって業界の収益が不振な時期にM＆Aが多く行われる．1992-94年における医薬品業界の業績低下を反映して，1994年には6件の大型M＆Aが実施された．これらはAHPとアメリカン・サイアナミッド，ファルマシアとアップジョンなどである．2000年代初期においてはファイザーによるワーナーランバートおよびファルマシアの買収が記

---

1) 以下はCMS, 2003, p.36による．

憶に新しい．この集中傾向はアメリカ系医薬品企業に限らず，アメリカでの売上高の大きいヨーロッパ系医薬品企業についても妥当する．これらの M&A の例として，ロシュとサンテックス，グラクソとウェルカム，ヘキストとマリオン・メレル，チバとサンド，2004年におけるフランスのサノフィによるアベンティスの買収などがある．

　医薬品業界の集中度は他産業に比較してなお低い水準であるので，今後とも M&A は続くと予測されている．その第一の利点は一般管理費販売費の削減，研究開発費の相乗効果と経営資源の拡大である．ある調査によれば，被買収企業の諸費用が 20% 削減されることにより，3年後にはその収益が 40% から 50% 向上するとされる[2]．これは規模の利益であるが，第二の利点は範囲の利益であり，これは補完関係にある医薬品の種類の幅を拡大することにより実現される．この補完関係は大手医薬品企業と中小規模の医薬品企業，とくにバイオテク企業との間に 2 つの点で存在する．ひとつは大企業の資金力，生産規模，流通網，規制機関との交渉経験などである．他のひとつはバイオテク企業の新薬開発能力である．この点ではバイオテク企業は医薬品大企業にとって大きな魅力を呈する．新しい分子化合物 5 つのうちひとつはバイオテク企業により発見されていると推定されるからである．これを背景として M&A に際してバイオテク企業の交渉力は大きくなり，好条件で M&A を契約するとされる．

ジェネリック医薬品

　1984年に施行されたハッチ・ワックスマン法の最大の貢献は，ジェネリック医薬品に対する，より簡単な承認手続きを実現した簡略新薬承認申請（ANDA）であるといわれるほど，同法はジェネリック医薬品の普及を可能にした．さらに 1980 年代に州レベルで施行された医薬品代替投与法（Substitution Law）により，薬局は指定がなければブランド医薬品の代わりにジェネリック医薬品を処方することが可能となった．また後述するマネージドケアの普及に伴い，保険会社は医療費支出抑制のためにジェネリック医薬品を推奨し，患者

---

[2] CMS, 2003, pp. 33-65.

も同様に低価格のジェネリック医薬品を選択できるようになった．これらの要因が相乗効果を生み出し，アメリカ国内の医薬品処方数に占めるジェネリック医薬品は数量基準で1984年の19％から2002年には51％にまで上昇した．価格基準ではジェネリック医薬品の平均価格がブランド医薬品の3分の1程度のため，2002年の消費額はブランド医薬品の8％以下とされる．

バイオテク企業

1990年代末期に上市されたバイオテク医薬品が成功を収め，2000年にはそれまで最高の利益が得られた．また記録的な資本が市場で調達された結果，バイオテク企業の資本力は大幅に増強された．これによりバイオテク企業は初めて研究開発を自己資金で実施し，他社を買収することもできるようになった．最近におけるバイオテク企業のM＆Aの主要な事例だけでもアムジェンとイミュネックス，ミレニアムとコル・セラピュティックスなどがある．これによりバイオテク企業は多岐の治療分野にわたる多角化に成功し，バイオ医薬品企業へと発展し，世界的な販売網を構築しつつある．そのうちのいくつかは伝統的な医薬品大企業へと発展しつつある．

1.2　医薬品業界団体[3)]

もっとも重要な業界団体は1958年発足のアメリカ研究製薬工業協会（PhRMA：Pharmaceutical Research and Manufacturers of America）である．アメリカで医薬品事業に従事するアメリカ資本の医薬品企業はもちろん日本，ヨーロッパその他の医薬品企業を含め約100社を会員とする．本部はワシントンD.C.にあり，ブラッセルと東京に事務所を有する．会員医薬品企業の新薬研究開発に対する投資額は2003年度約332億ドルに達し，その成果はアメリカの医療用医薬品の90％に達する．同協会の主要活動内容は第一に新薬の承認手続きの迅速化を含む公的政策への影響力行使であり，第二は毎年の医薬品産業年報の発行と業界情報 *Industry Profile* の刊行による医薬品産業の広報と啓発活動である．

---

3)　以下はhttp://www.phrma-jp.orgによる．

1.3 医薬品産業と政府との関係

患者を主権者としてその厚生向上を目的として，医薬品産業と立法，行政機関との間に有効な協力関係が維持されている．その結果，NIHの助成金により大学研究所などが実現した研究成果に独占権を与えるバイ・ドール法（Bayh-Dole Act），新薬承認を迅速化させるユーザー法など，さまざまな制度的改革が迅速に実施されている．後述するように，研究開発促進の政府機関としてNIHが自ら基礎研究に従事するほかに，大学，研究所など臨床研究拠点に対して人件費，運営費の補助，EBM（根拠に基づく治療）などのための臨床研究費の補助などにおいて重要な役割を演じている．また後述するように，規制機関としてのFDAも薬価低減を目的として，とくにジェネリック医薬品の承認審査に関して，これを迅速化させるための措置をハッチ・ワックスマン法により講じている．薬事法による承認審査を担当する審査官は2,000人に達し，日本の200人の10倍である．またNIH，FDAによる情報公開，医薬品産業との情報交換および公表も盛んである[4]．

2 市場構造

2.1 成長率——医療費支出

アメリカの医療制度の最大の特質のひとつは，他の諸国に比較して突出した高い医療費支出である．CMS（Center for Medicare & Medicaid Services）の発表によれば，2002年においても1兆6,000億ドルに達し，6年連続で高い上昇を続けた．これは2001年の1兆4,000億ドルに対して9.3%の上昇率である[5]．また2002年における1人当たりの医療費は5,440ドルで前年比419ドルの上昇である．2000年においてアメリカ国民1人当たりの医療費支出は，経済協力開発機構（OECD）加盟国平均の2倍半に上る4,631ドルであったが，

---

4) 厚生労働省，2002，p.38.
5) CMS, 2004.

2002年においてもこの傾向は継続したと推定される．医療費総額は対国内総生産（GDP）比率においても上昇を続け，2000年におけるアメリカの対GDP医療費支出13％は，OECD加盟国の平均8％を大きく上回っていた．それは2位以下のスイス，ドイツの10％を大きく凌ぐ[6]．2002年には，同比率は14.9％と前年の14.1％を上回った．それ以前の10年においてはこの比率は13％前半に推移していたが，1990年代末期から医療費支出は再びGDPを上回る上昇を記録し始め，新たな上昇段階に転じたと考えられる．アメリカにおける医療費支出は対GDP，1人当たり支出のいずれにおいても，今後さらに上昇を続けるものと一般的に予測されている．2001年から2011年まで対GDP医療費支出は14％から17％へ，1人当たり支出は5,000ドルから9,200ドルまで上昇すると予測される．保健福祉省によれば，その上昇要因として医療分野における賃金上昇，保険料の上昇，メディケアの法改正による医療費の増加，医療サービスの受診制限が少ない医療保険への消費者の要望が挙げられる．

2.2 医療費支出増加の説明要因

医療費支出は医療サービスの量と価格により決定される．量的側面に関してアメリカはOECD加盟国とほぼ同水準にある．1人当たりの年間受診回数，平均入院日数においても，アメリカはOECD加盟国平均に同じか，むしろ少ない．アメリカの医療費支出は，医療機器の技術革新による医療サービスの高密度性，とりわけMRIやCTなどの高額の医療機器の使用により説明される．ある研究によれば，医療費支出増加の75％はこれにより説明される[7]．心臓疾病に関する調査によれば，アメリカにおいては他国よりも早期に新しい医療機器が開発され，普及し，これによる高密度の治療が実施された．このような実用化当初における革新的医療機器の製造原価は高く，販売価格に反映される．

同様の状況は日本，フランスにおいても観察されたとする．これに対しその他の諸国では，医薬品その他を多用する傾向が強いとされる[8]．しかしこのよ

---

6) OECD, 2003, p. 20.
7) OECD, 2003, p. 23.
8) OECD, 2003, p. 22.

うな高密度の医療サービスは結果として患者の健康状態の向上に寄与するので，医療費支出を抑制する効果をも有するとする見解もある．

その他の要因として，研究開発の中心が慢性疾患および複雑疾患に置かれるようになったため，これまでより多数の患者を対象とし，広範囲の試験を行う必要が生じたこと，既存医薬品の市場が飽和化し，よりリスクの大きい画期的な新薬開発が必要となったことが挙げられる．またメディケアにおける医療費の出来高払いの存続，とくに肥満による疾病，障害に対する医療費支出，さらに十分の反証がないが，過剰医師により医師が必要以上の医療サービスを実施したことが指摘されている．

2.3 処方医薬品支出

処方医薬品支出は 2002 年における医療費総額の約 10％を占め，絶対額においては入院医療費の 4,870 億ドル，医師・診療所医療費の 3,400 億ドルに次ぐ 3 番目に大きな支出項目である．しかし伸び率では処方医薬品支出がもっとも大きく 2002 年 1,620 億ドルで前年の 1,410 億ドルを 15.3％上回った．これは前年の上昇率 15.9％をわずかに下回るが，医療費の諸項目のなかで最大の上昇率を記録したことに変わりはない．CMS によれば，医療費総額に占める処方医薬品支出は，2010 年には 14.2％に達すると予測されている[9]．医療費支出増加の第一の原因は，新薬の開発とその利用である．1995 年から 2000 年の期間に 1 人当たりの年間処方件数は 8.3 から 10.5 まで上昇した．第二に医薬品による治療が他の治療手段よりも選択されるようになった．第三は医薬品企業による消費者に対する直接広告である．第四にメディケアを中心とする民間保険会社およびメディケイドによる医療保険の給付対象となっている．この結果，保険による処方医薬品への支出は 1990 年の 41％から 2000 年には 68％まで上昇した[10]．

入院医療費の上昇率は 9.5％であり，1991 年以来初めて医療費全体の伸びを上回った．しかし長期的傾向として入院費用は他の費目に比較し，減少しつ

---

9) CMS, 2003, pp. 8–9.
10) OECD, 2003, p. 18.

つある．これはいくつかの要因により説明される．第一はマネージドケアによる入院日数制限が行われたこと，第二は病院の市場支配力強化と一般管理費節減のため病院間の合併が進んだこと，第三は新薬の登場と患者の選好により入院治療以外の医療が利用されるようになったこと，などである．医師・診療所医療費のそれは前年比 7.7％ 上昇した．

2.4 医薬品市場の成長予測

後述する 2003 年 12 月に成立した 38 年ぶりのメディケアの改革により，これまでほとんど給付の対象にならなかった医薬品が給付されることになった．これにより処方医薬品の支出増加が予想されるので，医薬品業界にとっては朗報である．これにより 2004 年度には 2,740 億ドルの支出が予想され，約 4,000 万人の高齢者と身障者に対する 1 人当たり平均年間補償額は 7,000 ドルと予測される[11]．

医薬品企業が懸念する要因は，薬価引下げへの要求とジェネリック医薬品の伸びである．メディケイドおよび民間保険会社は薬価引下げを求め，政治的に運動している．メディケアは医薬品の使用制限，事前承認，優先処方医薬品リストからの選択により医薬品支出を抑制しようとしている．また既述のように保険会社および企業は患者にジェネリック医薬品を利用するように制度的措置を講じている．医薬品業界はこのような状況に対応するために，研究開発活動をさらに有効にすることを迫られている．

2.5 処方医薬品支出の財源

民間医療保険

ほぼ 4 分の 3 のアメリカ人は民間医療保険に加入しており，これによる医療費支出は毎年上昇し，2000 年 34.6％ に達した．雇用者は従業員のために医療保険に加入する義務はないが，従業員の支払う保険料は従業員の課税所得から控除され，雇用者の負担分も同様の控除の対象となるため，とくに大企業においては多くの場合加入する．

---

11) 米国製薬業界週報，2003 年 12 月 19 日．

2001年において，処方医薬品小売支出総額の78%は民間部門が占め，公的部門の22%を大きく上回る．民間部門の内訳のうち47%は民間医療保険であり，個人負担が31%である．

1970年代において一般的であった出来高払い制度のもとでは，処方医薬品はほとんど給付の対象とはならず，医療費支出総額の5%を占めるにすぎなかった．保険加入者も処方医薬品を給付の対象にしなかった．その理由は一時的にせよ100ドルを超える全額を自ら支払い，後日給付を受ける制度であったからである．1990年代から，以下に述べるマネージドケアの発展により，処方医薬品が5ドルないし10ドルの患者一部負担額で購入できるようになってから，処方医薬品の件数が急速に増加した．すなわち個人負担額が減少し，その分が民間医療保険に回された．1991年に医薬品小売支出額450億ドルのうち26%が民間医療保険により支払われたが，2001年には同額は1,410億ドルに増加し，民間医療保険による支払額の比率は47%に上昇した[12]．

個人負担は保険免責額，患者一部負担，被保険者自己負担条項による支払い，その他保険適用外医療費による個人の支払額であり，処方医薬品支出総額の31%を占め，上記の原因により減少傾向にある．2001年アメリカ人平均の個人負担は449ドルで，年収の0.9%に相当する．個人負担額は加齢とともに増加し，同年高齢者の平均負担額は884ドル，年収の2.2%に達した[13]．

(1) マネージドケア（Managed Care, 管理医療）

1990年代初期までは，アメリカの医療保険においても出来高払い制度（fee-for-service system）が支配的であった．これによれば，医師や病院は自由裁量により実施した医療サービスに対して事後に保険会社が支払いをする．すなわちこの制度のもとでは，医療費の決定者は医療サービス供給者である．しかしこの伝統的医療保険はマネージドケアの発展に伴い1990年代に凋落し，その加入者は企業の被雇用者において1996年の27%から2001年には7%にまで激減した[14]．

---

12) CMS, 2003, p. 38.
13) CMS, 2003, p. 41.
14) OECD, 2003, p. 14.

この変化をもたらした新保険制度がマネージドケアである．マネージドケアとは，1990年代に急速な発展を遂げた民間医療保険の方式であり，被保険者が受ける医療の利用可能種類および価格を保険会社が管理，制限することにより医療費の低減を図ることを目的とする．①管理・制限は保険会社が雇用者と締結する契約に基づき，保険会社が作成したリストから主治医を選ばせ，②もっとも高額の医療費がかかる入院，緊急受診，専門医受診については主治医による同意を義務づける（事前承認），③患者に提供される医療サービスの適切性は保険会社が判断し，不必要と判断した場合は医療費支払いを拒絶する（利用審査），④慢性疾患や末期患者など高額の医療費が予測される症例には，保険会社が雇用する看護師を通じてできるだけ入院や緊急受診を避けるよう監視する（症例管理），などの手段により実施される．また高価格医薬品の利用も制限される．このようにマネージドケアは，それ以前の医療保険のもとで医師が実施した医療内容に対して，事後に保険会社が支払いする制度とは大きく異なる．

　マネージドケアのなかでもっとも古い歴史を有し，典型的で，管理が厳しいとされる健康維持機構（HMO：Health Maintenance Organization）の方式においては，保険会社は医師や病院とできるだけ医療費を抑制するように交渉し，契約して医療サービス集団を形成する．保険会社は加入者数がまとまり，大きな保険料総額収入が見込まれる大企業に焦点を絞り顧客獲得活動を展開し，医療給付の内容とその価格を規定する契約を締結する．企業は給付内容と価格の点から複数の保険会社を比較し，もっとも有利な保険会社を選択してこれに雇用主負担分の保険料を，患者はその負担分を支払う．患者は保険会社が提示する名簿のなかから主治医を選択し，また保険会社傘下の病院でしか医療サービスを受けられない．傘下の専門医の受診は患者が自由にできるのではなく，主治医の許可を必要とする．

　より自由なHMOとしては，傘下医師・病院以外での受診を割増料金の支払いにより認めることにより，医療サービスの選択肢を多くするPPO（Preferred Provider Organization），またはPOS（Point of Service）などがある．2001年発表の調査結果によれば，前者の被雇用者加入者は1996年の28%から48%まで増加し，後者は14%から22%に上昇した[15]．

マネージドケアが発展した第一の原因は，従来の出来高払い制度につきものの過剰医療・不適切医療に関して，医師や病院に対する患者の不信である．このような不満を解消するため，保険会社が医療給付の内容に対する外部監視者としての役割が期待された．第二は，医療保険費負担の上昇に対する雇用主である企業の不満であり，これにより企業の国際競争力が阻害されるという批判である．このため企業は，従業員に積極的にこれへの参加を奨励してきた．第三の原因は，企業にとっての保険料の安さである．これは医療サービス供給者の医療行為に制限を加え，過剰医療を防止するからである．このようにマネージドケアは大部分の保険料を支払う企業にとっても，また加入者にとっても有利である．

(2) マネージドケアの限界

　マネージドケアの限界は保険会社が私的利潤を追求する企業であることより生じる．すべての営利企業と同様に保険会社も利益を向上，維持するためには支出を抑え，収入を増加させねばならない．支出の大部分は加入者へ支払う医療費であるので，これを削減することがもっとも簡単な方策となる．このためには現に疾病にかかっていない健常者をできるだけ多く加入させ，医療費負担の生じる患者の加入を極力回避する必要がある．この結果，病気になったため会社を休職した従業員が職場に復帰することは困難であるという．その理由は患者が引き続き高額の医療費を必要とする場合，企業の保険料負担を増加させることになるので，中小企業の場合復職が拒絶されることさえ多いとされる．その結果，会社に復帰できない有病者は高額の医療保険に全額自己負担により加入するしか道がない．これが無保険者が増大するひとつの原因になっているといわれる[16]．

(3) マネージドケアの医療費抑制効果

　多くの最近の調査結果によれば，マネージドケア，とくにHMO方式による医療保険は，医療費を少なくも短期的に低下させたと結論づけている．マネージドケアによる保険料の上昇率は，従来の出来高払い制度に比較して低いこと

---

15) OECD, 2003, pp. 15-16.
16) 李, 2000, 第Ⅲ章.

が実証されている．またカリフォルニアの病院に関する調査によれば，HMOにおける入院費用支払額の上昇率は，それ以外の保険方式に比較して44％も下回った[17]．

保険料を支払う企業にとって保険料は安ければ安いに越したことはない．また保険会社は他の保険会社と競争関係にある．このため保険会社はできるだけ保険料を低くして，大企業を中心とした多数の加入者を獲得し，強い交渉力に基づいて医師，病院の医療サービス提供者に対しては大きな値引きを要求する．他方，規模の利益を実現するため保険会社間の合併が増加している．また病院など医療サービス提供者側も，値引き要求に対応するためにも規模を大きくする必要があり，合併が進みつつある．

公的医療保険

公的医療費支出の財源は連邦政府と州政府である．連邦政府の役割は第一に65歳以上の医療補償制度メディケアの運営，第二は州政府との共同による貧困家庭のための医療補償制度であるメディケイドと，その子供への医療給付（SCHIP），第三に900万人の連邦政府公務員とその家族，600万人の軍属およびその家族また退役軍人への医療給付である．第四は国民健康に関する資料の編纂，第五は医療給付に関する研究資金の提供である．

州政府の役割の第一は，上記の連邦政府との共同による貧困家庭とその子供への医療給付である．これらの諸制度の規制，運営の実態は州によりかなりの違いが見られる．地方自治体は，州政府とともに低所得者のための緊急医療給付を運営する．第二に州政府公務員の医療補償制度の運営であり，医療給付機関および医療保険企業の規制である．

以下に公的医療費支出の2大医療保険制度であるメディケアとメディケイドについて記述する．

(1) メディケア（Medicare）

65歳以上のアメリカ国民および障害者はメディケアによる医療補償を受けることができ，これは医療費全体の約20％を占める．その財源は事業主およ

---

17) OECD, 2003, p. 15.

び従業員が支払う賃金税と，被保険者の支払う保険料により構成される．

既述のように2003年12月にメディケア創設以来の改革といわれる改正法が上院で可決された．これまでメディケアは，給付と財源の種類に対応する3部門により構成されていた．すなわちパートAは入院医療費を主とし，他に高度看護施設，在宅ケアなどを対象とする．パートBは医師による外来診療への支払い，パートC（Medicare plus choice）においては加入者が民間保険を選択できる．これまでのメディケアでは注射，点滴，生物製剤に給付対象が限定されて，処方医薬品に対する給付はほとんど行われなかった．今回の改革の最大の特色は，この処方医薬品給付がパートDとして追加されたことにある．これによれば，年間250ドルまでは加入者自己負担であるが，251ドルから2,250ドルまでの範囲では費用の75％が給付される．このほかに低所得者への給付範囲が大幅に拡大され，退職者への企業による医療保険補助を推進するために，メディケアと同等の給付を保障する退職者医療保険が創設された．

(2) メディケイド（Medicaid）と児童向け医療保険（SCHIP）

主として児童のある困窮家庭，低所得の老人および障害者を対象とし，その総支出はほぼメディケアと同じである．これは連邦政府と州政府による共同拠出により賄われる．

無保険者

2001年から2002年に無保険者数は240万人増加し，4,360万人に達した．同期の医療保険加入者数は0.6％しか増加しなかったが，無保険者はそのほぼ10倍の5.8％上昇した．この無保険者はアメリカの医療費高騰の大きな原因となっている．無保険者も実際には医療を受けるからである．その費用は医療補償制度により補塡される．このほかに，病院および医師により慈善的に行われる医療費用は560億ドル，GDPの0.5％に達すると推定される．公的病院および診療所はこれらの医療費の補塡のために，特別資金が公的医療補償制度により補塡される．

無保険者は当然ながら医療を受ける機会が少なく，多くは健康状態がきわめて悪化してから医療にかかるため，加入者が受ける早期治療や予防医療に比較してはるかに高額の医療費が必要となる．医学研究所（IOM）によれば，こ

のような無保険者のうち毎年1万8,000人が死亡し，これらにかかわる経済的費用は年間650億ドルから1,300億ドルに達すると報告した．同報告はこの事態の解決には2010年までに医療保険の加入資格と償還範囲について全米一律の最低基準を設定し，全国民をなんらかの医療保険に加入させることが必要であると勧告した[18]．

またミネソタ大学の調査によれば，人口に対して無保険者がもっとも多い州はテキサス州の31％であり，ルイジアナ，ネバダ，ミシシッピ，ニューメキシコ，オクラホマなど南部諸州においては5人に1人，その他の38州では10人に1人は無保険者である．また零細企業の多くは従業員に医療保険を提供しておらず，テキサス州では労働人口の27％が医療保険に加入していない[19]．

2.6 マーケティング

流通制度

アメリカにおける医薬品の流通制度においては，マネージドケアと薬剤給付管理会社（PBM）の関係が重要である．薬剤給付管理会社は，マネージドケアにおける保険会社の医薬品給付機能を代行する組織である．その多くは保険会社が所有する．

薬剤給付管理会社の第一の役割は，保険会社のために償還医薬品リストを設定し償還可能な医薬品を規定することである．多くの保険会社は，医薬品費用抑制のために2段階ないし3段階の自己負担方式を採用している．3段階方式においてはジェネリック医薬品の負担がもっとも低く，推奨ブランド医薬品，非推奨ブランド医薬品の順に負担額は大きくなる．これにより，患者が自ら医薬品費用を抑制することになる．2002年において，償還医薬品リストの55％が3段階方式であり，30％が2段階方式，単一リストは15％にすぎなかった．保険会社によっては高価な医薬品を初めからリストに載せない場合もある．

第二の役割は，特定の医薬品企業の医薬品をリストに加え，加入者に優先的に購入させることにより，医薬品企業から価格割引ないしリベートを交渉する

---

18) 米国製薬業界週報，2004年1月16日．
19) 米国製薬業界週報，2004年5月7日．

ことにある．

　第三は，医薬品給付手続き，薬局購入カードの発行と管理，特約薬局網の構築，メールオーダーなどである．消費者にとって便利なサービスは薬局購入カードであり，これを薬局で提示することにより，コンピュータ上で保険の種類，給付範囲，自己負担額が示され，短時間で医薬品を購入できる．またメールオーダーは慢性疾患患者が薬局に行くことなく，再調剤を注文することができる．今日2億1,000万人のアメリカ国民がこれを携行しているとされる[20]．

　医薬品企業は70％の医薬品を問屋へ卸し，残り30％を薬局などへ直売する．医薬品消費者は薬局で処方箋を提示し，加入する医療保険の規定する患者一部負担分を支払う．薬局は問屋から医薬品を仕入れ，問屋は医薬品企業から直接仕入れる．薬局は医療保険負担分の医薬品費用と処方費用の請求書を薬剤給付管理会社へ送付する．薬剤給付管理会社はこれらに一般管理費を加算した金額を医療保険会社に請求し，支払いを受ける．薬剤給付管理会社の一般管理費は問屋の仕入れ価格の1-3％とされる．

　薬剤給付管理会社のメールオーダー部門による薬局サービスを利用する場合は，消費者は処方箋を薬剤給付管理会社へ直接送付し，患者一部負担金を直接支払う．薬剤給付管理会社は医療保険会社に医薬品費用と取次ぎ費用を請求し，支払いを受ける．その後に薬剤給付管理会社は，流通業者または医薬品企業に医薬品の代金を支払う．

　上位4社の薬剤給付管理会社は，アメリカ全体の医薬品販売高の54％を占める．1990年代に多くの医薬品企業は独自の薬剤給付管理会社を設立したが，連邦取引委員会（FTC：Federal Trade Commission）は，医薬品企業の医薬品が優先される可能性があるとして，これを禁止する決定をした．

販売促進および広告宣伝

　2001年における販売促進費は190億ドルで，このうち過半数の110億ドルが医師への無料見本であり，消費者に直接訴求する広告宣伝費（DTC：Di-

---

20）三枝, 2004.

rect-to-Consumer) は 30 億ドルである[21]．

　処方医薬品の広告宣伝は FTC および FDA の規制下にあるが，1997 年に FDA により，とくにテレビによる処方医薬品の広告宣伝規制が緩和されて以来，直接広告宣伝費が増加しつつある．その対象とされる医薬品は慢性疾患用医薬品であり，急性疾患用医薬品は少ない．この増加傾向は今後さらに強まると予測される[22]．

　その第一の根拠は人口の高齢化によるものであり，加齢につれて中高年者がかかる疾病の種類が増加するからである．第二は競合医薬品の増加である．後発医薬品は，その不利を克服すべくより大量の広告宣伝を行う必要があるからである．その際に競合医薬品との差異を明確にするために，薬効のみならず副作用についても説明する必要がある．第三に新製品の多くは育毛や性的障害など生活様式に関する医薬品であり，これらは一般に保険では給付されないので，直接広告宣伝がとくに重要となる．第四に自己投薬を望む消費者が増加しつつあり，これらに対する医薬品の情報提供は広告宣伝を通じて重要となると予想される．

　医師と患者との関係は，とりわけ医薬品企業による直接広告やインターネットの普及により大きく変化しつつある．すなわち両者間の情報非対称性は縮小し，患者が治療方法に関する意思決定に積極的に関与するようになったとされる．十分な情報を有する患者は一般に簡単な治療法を選好すると報告されている．

　医薬品は実際に服用して効果を体験しなければその効用が理解できない経験商品（experience goods）としての本質的性格を有する．この点で家電製品などその性能や機能が数値化され，競合品間で比較可能であり，消費者が購入する以前に自ら特定の銘柄を決定できる探索商品（search goods）とは大きく異なる．

　医薬品は複雑な商品であり，医薬品企業と消費者との間に緊密な情報共有が必要とされる．このために医薬品企業により市販後調査がなされる．この目的

---

21) PhRMA, 2003, Part 2, p. 14.
22) Berndt, 2001.

は医薬品の効果に関する長期的評価，他の競合医薬品との比較などである．このため患者，医師との接触による調査が重要となる．これはマーケティング行動のひとつとして考えられる．

3 研究開発

　2002年における医薬品研究製造企業の研究開発投資は320億ドルに達し，これは対前年比7.7％の増加である．このうちアメリカ国内で支出された研究開発費は264億ドルで，国外支出は57億ドルと推定される．売上高に対する研究開発費の比率は18.2％であり，アメリカのすべての産業分野のなかで最大である．医薬品企業1社当たりの研究開発費対売上の平均値はマイクロソフト，ボーイング，IBMのそれを上回る．医薬品産業の研究開発投資はアメリカの全民間企業による研究開発投資の8.7％を占め，全研究者および技術者数の4.8％を雇用する．1997年において研究開発費の上位アメリカ企業20社のなかで医薬品企業が9社とほぼ半数を占める[23]．

　過去10年間アメリカの医薬品における研究開発投資はヨーロッパのそれの2倍に達し，ヨーロッパ，日本を含め，研究開発投資がアメリカに集中する傾向が観察される．1990年ヨーロッパの医薬品企業はその世界で行う研究開発投資のうち73％をヨーロッパ内で実施したが，この数値は1999年59％にまで低下した[24]．欧州連合（EU）の欧州委員会の企業総局の報告書は，アメリカの医薬品企業が新規化合物の世界市場における売上高において明らかに主導的地位を獲得したと述べた[25]．

3.1　研究開発の長期化，リスク増大，開発費の増加

　研究開発の対象である疾病の複雑性を反映して，着想から販売までの期間は今日10年から15年を要する．このうちFDAによる承認手続きに要した期間

---

23)　CMS, 2003, p.12.
24)　PhRMA, 2003, Part 2, p.16.
25)　PhRMA, 2003, Part 2, p.16.

は2002年承認の26の新薬については17.8ヵ月であった．開発リスクも増大し，承認前臨床試験に到達した250の化合物のなかで，FDAによる承認に至るものはひとつにすぎない．また販売される10の医薬品のうち，研究開発費用を回収またはそれを上回る収益を生み出す医薬品は3品にすぎない．またFDAの要求する長期の臨床試験および新薬に求められるデータ作成の増加により，ひとつの新薬にかかる平均費用は1975年の1億3,800万ドルから2000年においては8億200万ドルにまで上昇した．開発費の増加はとりわけ臨床試験において著しく，前臨床試験の5倍以上に達する[26]．

3.2 研究開発費増加の背景

上述の状況の背景の第一は，複雑・退行性疾患のための研究開発の増加である．これらの疾病は単純な疾病のそれとは異なり，多くの研究時間を必要とし，その効果の評価も困難である．例えば，これまでの癌治療では急激に成長する癌細胞は無差別に取り除かれ，その際に健康な組織も除去された．最近では，患者に実験的に投与される新規化合物の半数以上が，癌細胞だけに焦点を当てる革新的な治療方法を採用している．同様のことは統合失調症，うつ病，アルツハイマー病などの精神性障害も，この複雑な研究開発手法を必要とする．

第二は，FDAによる臨床試験の強化を求める規制強化である．薬効のより厳格な審査，属性の異なるそれぞれの患者グループに適応した固有の薬効への要求などにより，フェーズⅢに必要とされる試験手順は，1995年から2000年の間に20％増加した．第三は，医師，患者ともに，より詳細な医薬品情報を求めるようになったため，医薬品企業は精度の高いデータを作成せねばならなくなった．このため多くの作業時間を必要とされる．第四は，医薬品企業による開発規模が拡大し，既述のように慢性・退行性疾患に対する新薬開発が増大した結果，臨床試験に必要とされる健常志願者および協力患者を採用することが困難になってきた．

ベインの調査報告によれば医薬品研究開発費の急騰の原因として，開発生産性の低下とフェーズⅡとⅢの開発費増大を指摘する[27]．同報告によれば，従来

---

26) PhRMA, 2003.

のブロックバスター戦略，すなわちすべての治療分野を研究開発の対象とし，市場成長の可能性が高い医薬品を開発することを目的とし，これを企業規模の拡大により実現しようとする戦略は終焉を迎えたとする．これに代わる戦略として，特定分野への資源の集中による開発能力の強化が必要であると主張する．具体的には他社との戦略提携，分権化などが提案されている．またある証券アナリストによれば，研究開発費高騰の原因は，1990年代中ごろ，医薬品業界はマネージドケアによる保険が真の画期的新薬のみしか償還しないであろうと考え，ホームランを狙ったため，多額の研究開発投資を必要とした．しかし実際は，多くの三振を喫したためであるとする[28]．

3.3 研究開発投資の成果

アメリカ医薬品企業による研究開発投資は，多数の承認済み新薬および開発中の新薬をもたらした．すでに95のバイオ技術に基づく新薬が承認され，371がパイプラインにある．これらのほぼ半数は癌治療を目的とするが，エイズ，関節炎，皮膚結核，糖尿病，鎌状赤血球その他の疾病も対象とされる．研究開発投資の最大の目的はブロックバスター医薬品の創出である．その重要性は，製薬企業各社の上位5位のブロックバスター医薬品が，売上高の平均70％を占めることによっても明らかである．この比率は，シェーリング・プラウが最高で85％，次いでメルクの83％，イーライリリーの76％，ファイザーの70％，ファルマシアの68％，ワイスとアボットの67％，ジョンソン＆ジョンソンの60％に達する[29]．

4 政策

メディケアに関する改革，FDAによるジェネリック医薬品の市場投入を加速するためのANDAについては，それぞれの項目で記述したので，ここでは

---

27) 米国製薬業界週報，2004年1月16日．
28) CMS, 2003, p. 12.
29) CMS, 2003, p. 11.

医薬品の研究開発に関する助成措置に関して概観する．医薬品企業は税法上の優遇措置を受けることができ，研究開発費を長期にわたる償却ではなく，単年度で損金として計上できる．またアメリカ国内で支出された特定の項目の研究開発費については，税額控除が認められている．

政府による研究開発助成の主要機関としてのNIHの役割は大きい．NIHは，2004年の予算総額280億ドルを有し，27の独自の研究機関での研究開発に従事するとともに，大学など外部研究機関へ研究資金を提供している[30]．NIH所属の研究所はこれまで卵巣癌，乳癌などに効果のあるタキソールの主成分を発見した実績があり，これは年間売上高8億ドルに達する医薬品として商業化されている．この商業化には，ブリストル・マイヤーズ・スクイブがNIHと契約を締結し，FDAの承認，上市に成功したものである．

NIHは2003年9月には，研究成果の臨床応用を促進するための計画を発表し，2004年に1億3,000万ドル，以降2009年まで年間5億ドルの予算を計上し，分子ライブラリーの構築，構造生物学，ナノメディシンなどの特定分野での研究推進を官民協力で実施する計画を発表した．

NIHの資金助成により実現された大学研究機関などにおける研究成果の独占権は，バイ・ドール法により，これら組織が所有することが認められている．またこれに基づき，これら組織が企業などに研究成果のライセンスを供与することも可能である．これにより，研究機関と医薬品企業との協力関係を促進し，研究成果の開発と商業化を迅速化させることを目的とする．

NIHの医薬品の研究における貢献に関しては，2つの対立する見解がある．2004年刊行された『8億ドルの薬』(*The $800 Million Pill*) の著者によれば，医薬品業界の研究開発費は，従来の治療法を大幅に向上させる医薬品の開発には利用されていないとし，過去4半世紀に使用された重要な新薬は，ほとんどすべてNIHまたは政府が研究助成する大学により発見されていると主張する．その例として著者は，NIHの助成により発見されたあるタンパク質は，遺伝子組み換え製剤としてバイオテク企業のアムジェンにより，エポジェンの商品名で販売されていると指摘する．この製剤はバイオテク製剤としては最大の売

---

30) 以下は米国製薬業界週報，2004年7月9日による．

上高を誇る製剤に成長し，同社の発展に大きな寄与をしたと主張する．NIHは，臨床試験までも医薬品企業と共同で行う場合もあると指摘する[31]．

一方医薬品業界は，NIH の研究助成を重要としながらも，医薬品業界による研究開発費投資は NIH を通じての政府のそれよりも大きい事実を政策立案者らは認識していないと主張する[32]．すなわち 2002 年における医薬品業界の研究開発投資は 320 億ドルと推定され，NIH の全予算の 240 億ドルを大きく上回るという．しかも NIH のこの予算の一部のみが研究開発に使用されているにすぎないと主張する．

NIH 自体は医薬品業界に近い見解を示し，2001 年の議会への報告のなかで，もっとも売上高の大きい医薬品のほとんどは，政府の助成により開発されたとする議員の考えは誤りであると反駁した．その報告のなかで，これら医薬品中 NIH が単独で開発したものはひとつもなく，年間売上高 5 億ドルを超える 47 種の医薬品開発のうち，NIH が部分的に貢献した医薬品は 4 品にすぎないと指摘した．

5 規制機関

医薬品産業におけるもっとも重要な規制機関は FDA であり，ほかに司法省（DOJ : Department of Justice）と FTC がある．以下において FDA の役割を中心として考察する．

5.1 新薬承認

FDA は連邦保健福祉省（DHHS : Department of Health and Human Services）の一部局であり，有効かつ安全な医薬品が適時に市場に供給されることを可能にし，市販後もその安全性を監視することを基本的目的とする．このため FDA は，すべての新薬および生物製剤の承認申請を審査し，承認または不承認を決定する．FDA は，これらが承認後市販された後に保健リスクが薬

---

31) 米国製薬業界週報，2004 年 4 月 23 日．
32) PhRMA, 2003, Part 2, pp. 11-12.

効を上回ると判断した場合は，市場からの当該新薬・生物製剤の回収を命じる．

5.2 承認過程

FDA の推定によれば，早期実験段階および動物実験から FDA による承認までの平均期間は 8.5 年である．新規化合物の実験段階および動物実験が終了すると，医薬品企業は健常者および患者を対象とする臨床試験を実施するために，FDA に新薬治験許可申請（IND）を提出する．FDA はこれを承認または却下するか，30 日の猶予期間を与える．

臨床試験は 3 つの段階により構成される．フェーズ I は健常志願者を対象とし，安全性，耐容性，吸収，分散，代謝，排泄に関する薬物動態が試験される．フェーズ II は患者を対象とし，当該薬剤の服用試験で，用量の上限と下限が試験される．フェーズ III は安全性と有効性を試験するもっとも大規模な臨床試験で，2 回にわたる無作為抽出試験により安全性と有効性を証明することを目的とする．

臨床試験終了後治験依頼者は，FDA の医薬品評価研究センター（CDER）に新薬承認申請を提出する．治療薬が科学的方法により作られる場合は薬剤として，生物学的過程により生産される場合は生物薬剤として，それぞれ別個に申請される．大部分の申請は 10 ヵ月の標準期間内に処理される．治験依頼者は 6 ヵ月以内の迅速な承認決定を求める優先審査を申請することができるが，その許諾は FDA の判断による．重篤かつ生命に影響を与える疾病で，ほかに治療法がない場合にこれが適用される．FDA には主要疾病群の専門家により構成される 18 の審議会があり，これらは承認あるいは副作用に関する勧告を行う．

新薬承認申請の最終決定は，FDA により承認，却下，承認可能の 3 種の通知によりなされる．承認可能とは条件つきの承認であり，一般に申請書の細部や薬剤のラベルに関する FDA による質問であり，適切な回答が得られた場合に最終的に承認される．以下に記述するユーザーフィー法により，FDA が一定期間内に決定を通知しなければならないので，この条件つき承認の事例が増加しつつある．

新薬が上市された後に，治験依頼者は副作用と長期的安全性を確認するため

のフェーズIV試験を行うことがある．これには新しい効能，さらに多数の集団を対象とする試験，競合薬剤との比較なども含まれる．

　1992年制定，1997年，2000年に改定された処方医薬品承認手続きに関する法律ユーザーフィー法により，新薬承認のための期間は大幅に短縮された．この法律により，新薬承認申請と生物製剤承認申請を行う企業は，一定の費用を支払えば短期間での審査が確約される．2001年度においては，この優先的承認審査期間の中位数は6ヵ月と法施行以前の半分に減少した．2002年度においては，この法律に基づきFDAが10ヵ月以内で処理すべき新薬承認申請は90％に達した．ユーザーフィー法によらない通常の承認審査期間の中位数は2000年度には12.5ヵ月，2001年度には12.0ヵ月であった．さらにユーザーフィー法により，FDAは申請が受け付けられた日から14日以内に，申請の不備を治験依頼者に通知しなければならない．2003年度において50％の申請がこのような通知をFDAから受けたが，2005年度には90％に達すると見込まれる[33]．ユーザーフィー法は治験依頼者が承認申請の段階のみならず，開発のすべての段階で新薬開発の迅速化を図る措置を講じている．これによりほとんどの医薬品企業は開発のすべての段階，とくにフェーズIIIと新薬承認申請と生物製剤承認申請時にFDA担当官との会合を要請し，承認に必要とされる条件についてあらかじめ同意をとりつけている．

5.3　特許[34]

　特許は申請日より20年間有効である．多くの医薬品特許は前臨床試験の段階で申請されるが，医薬品開発は連続的過程であるので，その後の開発段階でも特許申請がなされる．したがって新薬の実質的有効期間は20年以下である．医薬品特許には主に4種あり，物質，用途，製剤，製法である．化合物のもっとも強力な特許は物質組成と使用方法である．同一の新薬についての複数の特許の有効期間を違えることにより，独占期間を実質的に延長する方法も実施されている．ハッチ・ワックスマン法は，ブランド医薬品企業による研究開発費

---

33)　CMS, 2003, p. 14.
34)　以下はCMS, 2003, pp. 15-17による．

用の回収を容易にするために，FDAへの申請手続き中に喪失される特許有効期限を補償する．これにもかかわらずブランド医薬品の実質的特許有効期限は11-12年であり，他産業の18年に比較し短い[35]．

このほかに独占権を認める方式が5種あり，そのうち2つはハッチ・ワックスマン法によるものである．これらはいずれも，医薬品企業による化合物の開発を助成する政策的意図のもとに実施されている．そのひとつは承認後5年間の独占権であり，特許が終了した後においても，その主たる対象が物質組成であり，かつこれが一度も特許承認されたことがない新規化学成分（NCE）である場合，さらに5年間の独占権が与えられる．他のひとつは承認後3年の独占権交付で，新しい投薬形態や新しい臨床用途など既存医薬品の改良に対して与えられる．ほかにアメリカ国内の患者数が20万人以下の治療を対象とする希少疾病用医薬品（オーファンドラッグ）に対しては，承認後7年の独占権が与えられる．特許医薬品の小児治療のための開発をFDAから依頼された場合は，6ヵ月の小児用途の独占権が与えられる．

5.4　ジェネリック医薬品

ジェネリック医薬品に対する独占権は，ブランド医薬品の特許失効期日以前に最初に申請したジェネリック医薬品に与えられ，これ以外のジェネリック医薬品は対象とならない．独占権期間は市販開始後180日である．多くのジェネリック医薬品はこの初期6ヵ月の期間にその製品寿命全体の利益のほとんどを実現できるので，これら企業とブランド医薬品企業との間で特許係争が増加しつつある．

ジェネリック医薬品の承認は，生物学的同等性を基準に承認される．これによれば，ジェネリック医薬品はブランド医薬品と同一の時間内に同一の成分有効性を保証することを条件に承認される．申請に際しては，以下のいずれかの証明の提出が求められる：
- ●第Ⅰ項　当該ブランド医薬品が特許により保護されていない．
- ●第Ⅱ項　すべての当該特許が失効している．

---

35) PhRMA, 2003.

- 第Ⅲ項　当該ジェネリック医薬品はすべての特許が失効してから販売される．
- 第Ⅳ項　当該ジェネリック医薬品はすべての既存特許に抵触しない，またはこれらが無効である．

　大部分の特許訴訟は，最後の第Ⅳ項による申請をめぐり生じている．この申請に際して，ジェネリック医薬品企業は，新薬特許所有企業に対して異議申し立ての通知を行う．特許所有企業は，その後45日以内にジェネリック医薬品企業に対して訴訟を提起する．その後30日間は，以下のいずれかが確定しない限り，ジェネリック医薬品は承認されない．すなわち，①当該特許が失効する，②裁判所によりジェネリック医薬品が当該特許を侵害しない，あるいは当該特許が無効であると判断される，③30日の期限経過，のいずれかによる確定である．

6　メルクのバイオックス自主回収

　医薬品企業にとって副作用によるリスクは，ほとんど不可避に近い問題である．2004年9月末表面化した，アメリカのもっとも優れた企業のひとつとして著名なメルクの鎮痛剤バイオックスの副作用問題は，世界に衝撃を与えた[36]．バイオックスは1999年上市され，世界80ヵ国以上で販売され，年間25億ドルの売上を誇る同社の主力医薬品のひとつであった．同社は自社による臨床試験の結果，バイオックス投与群の心血管疾患のリスクが高まる兆候を確認した．このためFDAへ報告後，9月30日ギルマーティン最高経営責任者（CEO）が記者会見において販売中止と自主回収を発表した．

6.1　メルクに対する賠償評決

　同社は2005年8月19日同薬品をめぐる民事訴訟で，テキサス州地裁の陪審団の評決により2億5,350万ドル（約279億円，1 US＄＝¥110として）の賠

---

36)　日本では，メルク社の子会社である万有製薬がバイオックスの第三相試験中であったが，メルク社の同薬剤の自主回収を受けて，この開発を中止することを決定した．

償支払いを命じられた．この賠償の内訳は2億2,900万ドルが実際の損害賠償金，2,440万ドルが懲罰的賠償金である．メルクはこれを不服として控訴する方針を明らかにした[37]．原告はバイオックスを服用して死亡した男性の妻で，同社が直面する4,200件以上の訴訟のひとつにすぎない．これら訴訟にかかわる損害賠償は数百億ドルに達するとアナリストは予測する．メルクはこれらすべてについて抗弁することを言明している．

「メルクへの懲罰」（Punishment for Merck）と題する8月23日付『ニューヨーク・タイムズ』紙の記事によれば，原告が主張するバイオックスの副作用の証拠は「きわめて薄弱である」としながらも，次の根拠によりメルクへ同情の余地は少ないとする．すなわち同社は，一部の患者にとっては有害である可能性を示す証拠が存在するにもかかわらずこれへの対応が遅かったこと，通常の薬量以上の服用を勧める販売促進活動を行ったことである．バイオックスは，旧来の非処方鎮痛剤と効能はほとんど変わらず，その唯一の利点とされた点は，一部の服用者に見られる胃腸内出血可能性の減少であった．しかしメルクは過度の販売促進（overmarketing）を行ったため，同社が2004年9月自主回収を決定するまでに，全世界で2,000万人以上の人々が服用してしまったのである．

『ニューヨーク・タイムズ』紙が原告の主張の根拠を薄弱であると判断する理由は，原告が提示する最も重要な証拠が，脳血栓が死亡の原因であると「信じる」とする検視官による声明であるからである．しかもこの指摘は，検視官の司法解剖報告には明記されていなかった．原告弁護団はこの声明に基づき，この血栓がバイオックスにより形成されたもので，これにより患者の心臓が停止したと主張した．

同紙によれば，これは「きわめて薄弱な科学的根拠」であるが，この訴訟では科学的根拠が問題ではなく，攻撃的な販売促進を行いながら副作用のリスクを隠蔽した悪質な行為が陪審団による評決の基礎となったとする．またメルク社内のeメール通信内容および文書によれば，同社の複数の研究者はバイオックスが上市される以前に，これが心臓血管に与えるリスクに懸念を示していた

---

37) 以下は次による：*The New York Times*, Aug. 20, 21, 23, 2005.

ことが明らかにされている．結論として『ニューヨーク・タイムズ』紙によれば，この評決のもっとも重要な意義は，リスクの最初の兆候が現れた時点で，企業は患者と医師に危険の可能性をできるだけ早期にかつ明確に報知すべきである，ということである．

6.2　メルクへの影響

2004年9月のバイオックスの自主回収の発表以来，同社の株価は同年11月には10年来最安値の26ドルをつけた．これは1999年の株価に対して70％の下落である．上記のテキサス州地裁の陪審団の評決の翌日，メルクの株価は前日比8％下落し，28ドルで引けた．このため同社は買収の標的となることを阻止するため，防衛策として買収の結果失職する230人の経営者に対する，最高3年の年収に達する多額の退職金およびボーナスを支払うゴールデン・パラシュート条項を導入した．

6.3　メルクの「隠蔽」に関する論争[38]

バイオックスをめぐる最大の批判は，メルクがバイオックスのリスクをどの時点で把握していたか，その時点でなぜそのリスクを公表しなかったかに絞られた．『ウォール・ストリート・ジャーナル』紙によれば，メルク社内のeメール，マーケティング資料，外部研究者とのインタビューは，同社がバイオックスのリスクが売上に打撃を与えないようにするために，多大の努力を払ったことを示している．すなわち，1990年代の後半においてメルクの懸念は，バイオックスが胃腸障害を誘発する他社の競合薬品と比較して，心臓発作を起こしやすいことであった．数人の同社の担当者がeメールにより，この欠陥をできるだけ目立たないようにするための試験方法の設計を検討した記録が残されている．その際にこれら担当者は，この欠陥を隠すことは困難であることを認めていた．

2000年のある社内のeメールは，バイオックスが胃腸を保護する特質がなく，心臓発作のリスクを増大させることを指摘している．同社研究開発の最高

---

38) 以下は，*Wall Street Journal*, Nov. 1, 2004 による．

責任者であるスコルニックは2000年3月9日付の同僚宛eメールのなかで，バイオックスの「心血管」問題は「間違いない」とし，「残念だ」と述べている．しかしこれにもかかわらず，その後も同社はバイオックスとそのリスクを否定し続けた．

メルクは外部の研究者がバイオックスのリスクについて警鐘を鳴らすたびに，これらに反撃を加えた．同社はスペイン人の薬理学研究者による論文を書き直させようとしたが，拒絶されたので，これを訴えた．またスタンフォード大学のある研究者に対しては，「反メルク」的講義を止めるよう脅迫した．

メルク側はこれらについて，すべて文脈を無視した引用であり，同社およびその従業員の行動を正しく伝えていないと反論した．しかしこれら内部資料についての論評はなされなかった．いずれが説得力があるかは，上述のテキサス州地裁の評決が示しているといえよう．

6.4　FDAに対する内部者批判[39]

このバイオックスの不祥事は，メディアの目を規制機関としてのFDAに対しても向けさせた．そしてFDAの機能不全は，内部者によっても明らかにされた．2004年11月18日開催された上院予算委員会における公聴会で，FDAの医薬品安全局のグレアム担当官は，「現状のFDAはアメリカ国民をバイオックスから保護することはできない．FDAは無防備である」とする激しい内部批判を展開した．またバイオックスのほかに，市場で販売されている5医薬品の実名を挙げ，これらも厳密な調査を必要とすると述べた．

これに対してメルクのギルマーティンCEOは，バイオックスの安全性には全幅の信頼を置いていたとし，妻も自主回収の日まで服用していた，と述べた．

6.5　FDAの対応

タフツ大学医薬品開発研究センターのケイティン博士によれば，FDAには医薬品の潜在的リスクが分からないとする．またバイオックスの自主回収以来，FDAの担当者は議会に召喚されるのを回避するようになったと指摘する．そ

---

39)　以下は *The New York Times*, Aug. 6, 2005 による．

のため不確実な場合，FDA は患者に医師と相談するように助言するが，医師は何を患者にいうべきか知らない．

　この結果 2005 年 8 月時点において，FDA による薬品リスクに関する警告はすでに 11 件に達したが，これは 2004 年全体の 5 件の 2 倍であり，もっとも重大な黒枠警告を薬品のラベルに表示する指示については，2004 年の 9 件に対して 2005 年 8 月までに，すでに 45 件に達している．また FDA は新薬申請の承認にも慎重になっており，2005 年上半期において承認された新薬の申請から承認までの平均期間は 29 ヵ月であり，2004 年上半期の承認新薬の平均期間 16 ヵ月のほぼ 2 倍の時間に達している．

　FDA は従来リスクが確実であることが証明されない限り，警告を発しなかった．その理由は，患者を必要以上に警戒させ，治療を中止することを回避するためであったと FDA の担当者は説明する．しかしバイオックス事件以降 FDA は，医薬品になんらかの問題があるのではという疑問の段階で警告を公表する方針に切り替えた．例えば 2004 年に FDA は，抗うつ剤ゾロフトが少数の 10 代の青少年が服用した場合に自殺する可能性がある旨の警告をラベルに示すことを医薬品企業に命じた．同様に人気鎮痛剤アドビルについても，心臓発作のリスクの警告が義務づけられた．いずれの命令もリスクが確実であるとする証拠がまったくないか，ほとんどないにもかかわらず発せられた．

　FDA によればこのような最近の慎重な方針は，これまで医薬品企業にまかせていた医薬品リスクの公表を FDA 自身が行うことにしたためである．FDA は，医薬品リスクに関する情報を，医薬品企業が e メールにより直接に医師に伝える指示をまもなく医薬品企業に与えると発表した．FDA の委員に任命されたクロフォード博士は，もはや FDA はリスクが確実であるという情報を待つことはできないとし，不確実でもリスクを公表すると言明した．

　FDA のこの慎重な態度は，一部の医師および医薬品企業を困惑させている．医師によれば，これらの曖昧な警告や不明確な助言は自分たちが責任を負わされる問題の解決には役立たないとし，医薬品企業は，これらの情報が患者を警戒させる結果，医薬品の売上が落ちると危惧している．

6.6 医薬品産業に対する批判

これまでのバイオックスをめぐるメルクに対する民事訴訟の評決，議会，マスコミ，世論による厳しい批判と非難は，アメリカにおける医薬品産業に対する不満と警戒の反映である．アメリカ国民が日本やヨーロッパ諸国と大きく異なる点は，強大な経済的，政治的支配力ないし権力に対する本能的ともいえる警戒心である．アメリカの民主主義はこれを軸足にして発展し，今日なお進化しつつあるといえよう．これは経済面では，世界でもっとも強力な反トラスト法とその違反行為に対する，日本では考えられないほど厳しい実刑，罰金の判決にも表出している．

アメリカの巨大医薬品企業は，まさにそのような強大な市場支配力を有する企業として批判勢力による監視のもとにあった．既述のテキサス州のバイオックス訴訟に関する『ニューヨーク・タイムズ』紙の報道における，メルクへの過度の同情は無用とする論調は，マスコミの医薬品大企業に対する国民の感情を代弁しているといえるであろう．

医薬品企業に対する批判の対象に事欠かない．アメリカは世界最大の医療費支出国であるにもかかわらず，その医療制度に不満をもつ国民は多い．多くの高齢者は医薬品の支払いに喘ぎ，大企業は医療費負担を非難し，無保険者は既述のように多数を占める．この批判はこれまでの長年にわたり医師，マネージドケア企業，病院に対して向けられてきたが，今や医薬品企業がその標的となった．アメリカ国民は，医薬品の高価格の原因を，医薬品企業の高利潤を追求する貪欲に求める[40]．

医薬品産業の批判者として著名であるエドワード・ケネディ上院議員によれば，医薬品企業の3分の1は公共利益を真摯に捉えているが，3分の1は私欲に走り，残り3分の1は両者の中間にある．この発言に見られるように，アメリカの市場経済の側面である株主至上主義が，医薬品企業を株主利益中心主義に駆り立て，安全性を犠牲にしてまでも売上を増加させようとすることへの批判は根強い．その結果，医薬品企業は不十分な試験にもかかわらず新薬を次々

---

[40] *The Economist*, 2005.

と市場に投入し，重要な情報を医師や患者には伝えない，と非難される．

　医薬品産業に大きなリスクは宿命である．今後ともに医薬品企業はリスクを回避するための倫理・行動規範の厳守とともに，リスクが生じた場合でも患者，医師，そして会社自身への被害を最小にとどめる危機管理対策が求められる．

付　アメリカの主要医薬品企業

　アメリカ国籍のブランド医薬品企業の上位 10 社のなかから，2002 年 1 月 3 日時点における時価総額で上位にあるファイザー，ジョンソン＆ジョンソン，メルク，ブリストル・マイヤーズ・スクイブ，イーライリリーの 5 社について，それぞれの概要を紹介する．ファイザーは過去数年間大規模な企業買収を実施して世界最大の医薬品企業となったのに対して，ジョンソン＆ジョンソンはメルクと同様に，このような大型企業買収には興味を示さない点で対照的である．

付.1　ファイザー[41]

概況

　2000 年におけるワーナーランバート，2003 年のファルマシアの大型買収による水平統合，2004 年のバイオテク企業エスペリオンの買収を実行し，1994 年には売上高で 5 位にあった同社は 2004 年アメリカ最大かつ世界最大の医薬品企業となった．また 1995 年にスミスクライン・ビーチャムのアニマルヘルス事業を吸収し，家畜，ペット動物用途医薬品において世界のトップ企業となる．150 年以上の社歴を有し，2003 年現在従業員 12 万 2,000 人，世界売上 452 億ドル，研究開発費においても世界最高の 79 億ドルを計上し，2003 年『ビジネスウィーク』誌による世界のブランド価値順位では，医薬品企業としては最高の 28 位を占めた．

　同社は同時に中核技術でない事業分野を売却し，中核分野に経営資源を集中する戦略を展開中である．これによりシック・ウィルキンソンの髭剃り製品，

---

41)　以下 http://www.reuters.com，http://www.pfizer.co.jp，http://www.pfizer.com などによる．

アダムズのキャンディ事業，買収したファイザーのアレルギー，自己免疫診断装置事業を売却した．

　同社の事業分野は医薬品，OTC医薬品，畜産・ペット向け動物医薬品，果樹野菜用途薬剤の3部門よりなる．2003年医薬品事業が売上高の88％を占め，リピトール，ノルバスク，バイアグラなど売上高上位9位に入る医薬品で，売上高の70％に貢献した．OTC医薬品は売上高の7％を，動物医薬品などは3.5％であった．

歴史

(1) ドイツ人移民による創業

　ファイザーは1840年代半ばドイツのルドヴィグスブルクから移民してきたチャールズ・ファイザーとチャールズ・エアハルトにより1849年に化学会社チャールズ・ファイザー・アンド・カンパニーとしてニューヨーク州ブルックリンで創業された．

　最初の成功医薬品は，キャンディ状の錠剤に成形された服用しやすい寄生虫駆除用のサントニンであった．その後クエン酸の製造を開始，主に薬品として用いられたほか，食品，ソフトドリンクなどに広く利用された．1914年第1次世界大戦の勃発で，原料である柑橘類のイタリアからの輸入が完全に途絶えたため，砂糖の発酵によるクエン酸転換プロセスを開発した．その後糖蜜を使った深底タンク発酵の開発に取り組み，これが後にペニシリン量産につながった．

(2) ペニシリンの最大手

　1928年アレクサンダー・フレミングによるペニシリンが発見され，その量産方法が大きな課題となった．1942年ファイザーは，クエン酸の生産に利用した深底タンクによりペニシリンの量産に成功を収めた．第2次世界大戦の最中，戦地で使用するための大量のペニシリンを渇望していたアメリカ政府は，ファイザーの方法により抗生物質を生産することを19社に許可した．その後同社はペニシリンの最大企業に発展し，1944年のノルマンディー上陸の際，連合軍が携帯したペニシリンの9割は同社製であった．また終戦までに連合軍が使用したペニシリンの半量をファイザーが生産した．

その後ファイザーは，バクテリアと闘う微生物は土壌中に発見されるという当時新たに注目を集めた説に基づいて，世界各地の土壌収集と試験の研究計画に取り組んだ．計13万5,000の土壌サンプルを収集し，2,000万件以上の試験を実施し，テラマイシンの開発に成功した．

画期的なペニシリン生産方法に成功して以来，ファイザーは感染症治療薬の発見，開発，市場導入における先駆者的な役割を果たし14の適応症に対して有効なトロバンが，1947年12月FDAにより認可された．

1957年国際部門が創設され，「年間海外売上6,000万ドルの達成」を目標として「各国の経済の研究，政府関係者との適切なコンタクトの確立，言語・歴史・慣習の習得，可能な限りの現地採用の実施」を促した．ファイザー・インターナショナルは1957年までに6,000万ドルの売上げ目標を上回り，アメリカの競合各社をはるかに凌いだ．

付.2　ジョンソン&ジョンソン[42]

概況

世界で5位の医薬品企業，またもっとも多角化された医薬品を提供する企業として，全世界で10万9,000人，アメリカのみで5万人の従業員を擁し，徹底した分権管理により57ヵ国に200以上の子会社を傘下に収める．世界の売上高は2003年420億ドル，純利益72億ドル，売上は71年間連続増，純利益は19年連続増，配当は42年連続増の高業績を誇る．売上の33%は過去5年間に開発された医薬品その他製品であり，70%の売上はそれぞれの分野で1位または2位の市場地位を占める商品による．世界市場においてOTC医薬品，使い捨てコンタクトレンズ，極少侵襲性外科手術機器，整形外科器具，外科縫合糸，心臓用ステントにおいて首位にある．

ジョンソン&ジョンソンは，『フォーチュン』誌による2004年アメリカのもっとも尊敬される企業として7位，医薬品企業として1位に選ばれた．また同年のハリス・インタアクティブによる調査によれば，同社は5年連続してアメリカでもっとも評判の高い企業に選ばれた．その要因は，アメリカ企業のなか

---

[42] 以下 http://www.jnj.co.jp, http://www.jnj.com による．

でもっとも著名なひとつである企業理念「我が信条」(Our Credo)である．それは会社がいかなる利害関係者に対して責任を負うかを明確にしたものである．またこれら利害関係者に優先順序が与えられている．すなわち顧客に第一で，続いて従業員，地域社会，最後に株主が位置づけられる．

企業理念が単なる美辞麗句に終わることなく，意思決定と経営行動の指針として活用されている．同社のCEOが語るように，それは1982年と1986年にシカゴで生じた事件である．同社の鎮痛剤タイレノールに何者かが青酸化合物を混入したため，7人の死者が出た．同社はただちに全米の店舗から3,100万個の同商品を回収し，50万人の医療関係者に警告を発した．消費者のために無料電話が設置され，無償で別の同社鎮痛錠剤が提供された．全社員に会社の対応状況が刻々報告され，経営者はテレビ番組に登場して会社の対応措置について説明した．この対応のため同社は5,000万ドルを支出したとされる．この危機管理が成功した背景はこの企業理念によると会社は述べる[43]．

歴史

(1) 創業期

ロバート・ジョンソン，ジェームズ・ジョンソン，エドワード・ジョンソンの3人の兄弟により，1886年ニュージャージー州にジョンソン＆ジョンソンとして125人の従業員で創業，当初は湿布薬と滅菌手術用包帯の生産と販売を行った．1890年同社の外傷用軟膏が肌を刺激するという消費者の苦情に対して，イタリアのタルクを原料にしたパウダーの小さなタルクの缶が軟膏とともに提供された．これが後に同社を世界的に有名にしたベビーパウダーに発展した．

その後同社は手術用縫合糸，産後の母子の伝染病予防のための妊産婦や産科向けのガーゼ，消毒用石鹸，包帯など必需品一式が入った医療品箱を販売した．また鉄道工事の事故によるけが人の応急措置のため，1890年消毒液，応急用器具，医療用品などが説明書とともに入れられ，常備救急箱第1号が駅に設置された．

---

43) Shaw, 1999, pp. 182-183.

(2) 従業員福祉

1910年創業者社長のロバート・ジョンソンが死去し，弟のジェームズが1932年まで社長として兄の経営路線を踏襲した．彼は賃金制度の大幅な改善など社員に対する処遇を充実させた．ジョンソン＆ジョンソンは年金および保険制度の導入を決めた最初の会社のひとつでもあった．工場内には病院および休養室を設置し，医者，看護師が社員の病気やけがに助言を与え，治療費は会社が負担した．結婚や家族の私的問題にも法律相談の機会をつくり，社員の事故に備えて経済支援のための給付金の基金が設立された．そのほか，衛生学，体操，刺繍そして英語などの研修機会が提供された．バスケットボールチーム，グリークラブ，孤児院のチャリティーワークなど創設された．工場労働者には会社が安い家賃で社宅として貸与する住宅政策がとられた．夜勤者のためには，フランス人のシェフによる夜食を提供して，夜勤をより快適にするなどの工夫をした．

会社の主要商品は外科用包帯など医療用繊維製品であったため，1926年ジェームズは，ジョージア州に1階建ての斬新な繊維工場と従業員用社宅200棟，学校，教会，医療用設備の完備した村の建設を実現した．

(3) 分権管理

1932年，創業者と同名の長男ロバート・ジョンソンが社長に就任し，ジョンソン＆ジョンソンはさらに大きな発展を遂げる．1920年誕生した「バンドエイド」は28歳の社員ディクソンの提案による画期的製品で，創業以来もっとも大きい売上を上げる製品になった．この社員は後に副社長となる．

ロバートの重要な貢献は，分権経営の導入である．その契機はバンドエイドの新製造方式に発生した問題であった．原因追究のため責任者を招集したところ，17人もの人が現れた．ロバートは「原因は分かった．責任者が多すぎるからだ」をいい「会議は終了」を宣言した．その後ロバートは1人の責任者に権限と責任を与えることにより問題を解決した．この経験によりロバートは最善の経営方法は分権経営であることを確信した．この信念は今日に至るまで事業部門を独立させ，ジョンソン＆ジョンソンの"Family of Companies"として発展し，広く知られるようになった．

(4) 企業理念

ロバートが分権主義にこだわったもうひとつの理由は，彼の従業員重視の考え方にある．彼らこそが製品の品質を決定し，同社の成功へ導くことを彼は確信していた．ロバートは企業の社会的責任を重視する企業理念を策定し，全米の指導的経営者に賃金・勤務時間・税制の改革を訴えた．そのなかで次の「新しい企業哲学」を提唱した：

「企業の永続的成功はより高邁な企業哲学を遵守していくことによってのみ可能になる．顧客への奉仕が一番に，社員と経営者に対する奉仕が次に，株主が最後にくるということを認識し，社会に対する広い責任を全うすることが，企業のより高度な利益の追求方法なのだ」．

1943年ロバートはこれをもとに「我が信条」を策定した．今日この「我が信条」には地域社会への責任が新たに加えられ，第一の責任は顧客，第二は社員，第三に地域社会，第四に株主とされている．

(5) 企業理念の実践

ジョンソン&ジョンソンの企業理念は2回の試練を経験する．そのひとつが本社所在地の移転をめぐる決定である．1886年の創立以来，同社はニューブランズウィックに所在したが，町は経済的疲弊により荒廃したため，同社が町の抱える諸問題を背負うのではと懸念された．しかしロバートは企業理念に忠実であることを重視し，町にとどまることを決定し，その再興に大きな貢献をなした．1896年までの10年間の復興努力の結果，人口5万人の町に4,000もの仕事を創出した．300万ドルの年間歳入により，住民は快適なサービスを受けることができた．資産価値は上がり，人々は住まいや界隈の外観に誇りをもつようになった．

第二の試練は既述の有名なタイレノール事件である．鎮痛解熱剤のタイレノールは全世界での年間売上高が10億ドルに上るトップブランドである．ジョンソン&ジョンソンは，「消費者への責任」を第一に考えた体制をとった．その迅速かつ適切な対応は一般消費者をはじめ政府・産業界からも，高く評価された．そして全社員が一丸となった努力の結果，予想をはるかに超える速さで市場を回復した．

1963年53年間ジョンソン&ジョンソンに貢献したロバートは会長兼CEOを退任し4年後74歳で死去した．その企業理念は今日に至るまで継承され，

卓越した経営成果となって結実している．

付.3　メルク

概況

　2004年9月末表面化した，アメリカのもっとも優れた企業のひとつとして著名なメルクの鎮痛剤バイオックスの副作用問題は，世界に衝撃を与えた[44]．バイオックスは1999年上市され，世界80ヵ国以上で販売され，年間25億ドルの売上を誇る同社の主力医薬品のひとつであった．同社は自社による臨床試験の結果，バイオックス投与群の心血管疾患のリスクが高まる兆候を確認した．このためFDAへ報告後，9月30日ギルマーティンCEOが記者会見において販売中止と自主回収を発表した．

　バイオックス問題が生じる以前のメルクは単に利益のみならず，人と社会をもっとも重視する，高潔な企業理念を掲げ，これを実践する企業として高い評価を得ていた．これはアメリカにおけるメルクの創業経営者ゲオルク（Georg，以下ジョージ）・メルクの企業理念に発する．営々として築き上げられた名声と信頼が一瞬に失われる状況は，医薬品企業のリスクの大きさをあらためて思い知らされる．

　メルクは最近までは世界最大の医薬品企業であったが，ファイザーの他社買収，グラクソ・スミスクラインの成長により，2002年においてはこれら2社に次ぐ3位にある．メルクはファイザーとは対照的に規模を重視せず，内部成長による地道な戦略を一貫して追求してきた．コレステロール治療薬，高血圧，心臓発作などにおいて著名な医薬品を開発した．6万3,000人の従業員を擁し，18ヵ国に31工場，7ヵ国に11研究所を有する．

　同社の社会的貢献としてもっとも著名なものは，医師，家庭用の医薬品・治療に関する情報と指針であるメルク・マニュアルである．その歴史は100年以上に達し，無料で提供されている．

　同社はドイツのE.メルクがニューヨークに1887年に支店を開設，1891年これを合名会社メルク＆カンパニーに改組したことに始まる．同社を理解する

---

44)　前掲36)を参照．

ためには前身であるドイツのE.メルクの歴史について触れる必要がある．同社については第3章の「ドイツの医薬品産業」を参照されたい．

第1次世界大戦中の1917年，アメリカ政府が連合国側として参戦し，ドイツと敵対するに及び，敵性国企業であることを理由に同社の全資産を没収した．このため企業の起源としてはきわめて特殊である．アメリカメルクはそのウェブサイトではこの事実にまったく触れていない．しかし設立年は没収前の1891年としている．なお同社が設立1世紀を記念して1991年に作成した社史 *Values and Visions* の第1部 Values の第1章には，The Roots of Merck Traditions として，没収以降に政府からメルクへ資産が移転される状況が記述されている．このような経緯により，今日のアメリカメルクには前身のドイツE.メルクの人を重視する企業理念が伝承されている．これに加えて，高い創薬能力により，同社はアメリカの優秀企業のひとつとしてジョンソン＆ジョンソン，ファイザーなどとともにほとんど常に賞賛される．

歴史

1917年，ドイツの親会社が所有するアメリカメルクの株式はアメリカ政府により接収され，アメリカメルクとドイツの親会社との法的，経済的関係は消滅した．しかし親会社から派遣されていた創業者の子孫であるジョージ・メルクはこの事態を予測した対策を講じており，ニューヨークの投資家の支援を得て，アメリカ政府から同社の株式を買い戻すことに成功した．また彼は1902年にアメリカ国籍を取得しており，同社の経営者としてアメリカで引き続き活動することは法的に問題とならなかった．彼はその後もアメリカメルクの経営者としてその発展に貢献する．

1925年にアメリカメルクの創業者ジョージ・メルクは，長男のジョージ・W・メルクに社長職を譲る．その後彼は25年間社長として，また3年間を会長として1957年に死去するまで，2つの他社合併を実施し，これらの企業文化を統合し，今日のアメリカメルクの堅実，革新，チームワークの企業文化を形成した．さらに彼は研究所を建設し，その研究効率を高めることにも大きな寄与をなした．自身は医薬品の専門家ではなかったが，優れた研究者の採用と動機づけなどにより，高い創薬能力を発揮する研究開発チームを形成した．こ

れによりビタミン合成，サルファ剤，ペニシリン，ストレプトマイシン，ホルモンなどにおいて画期的医薬品の開発に成功した．以上によりジョージ・W・メルクは，アメリカメルクの実質的創業者と見なされている．

　新社長の第一の功績は，モルヒネ，キニーネなどのアルカロイド原料のドイツへの依存を絶つため，1927年に実施したパワーズ・ウェイトマン・ローゼンガーデンとの合併であった．これにより売上高は2倍に増大した．第二の合併は，第2次世界大戦後の1953年，サルファ剤，ジフテリア抗毒素，天然痘ワクチン，抗生物質など多彩な医薬品を生産・販売するシャープ＆ドームとの合併であり，これによりアメリカメルクは，医薬品と特殊化成品を完全統合し，化成品企業から医薬品のフルライン生産および販売を世界的に行う多国籍企業へと脱皮する．

　また1955年のドイツ，アメリカの両メルク間の協定により，アメリカのメルクのみがアメリカとカナダにおいてはメルク＆カンパニーの商号を使用し，それ以外のすべての国においては，ドイツのメルクのみがメルクダームシュタットの商号を使用することが合意された．これによりドイツのメルクは，これら北米2ヵ国においてはイーエム・インダストリーズまたはイーエムファーマセティカルズを使用することになった．またアメリカのメルクはドイツにおいて，その医薬品をエムエスデーシャータアンドドーメの商号で販売した．2001年ドイツメルクは，これら北米2ヵ国においてはイーエムデー（エマニエルメルクダルムシュタットの略語）を使用することに決定し，新しいロゴを発表した．同社はアメリカのメルクと混同されることを回避するためにメルクの社名を廃止することさえ検討したが，その世界的知名度とメルク同族の反対を予測して現状維持にしたと伝えられる[45]．

　ジョージ・W・メルクは同族の最後の経営者であり，1957年の死後は専門経営者が会社の経営を担当し，今日に至る．

〔1〕企業理念

　上述のように1917年にドイツの親会社との資本的，経済的関係は絶たれた

---

45) Scrip, No. 2684 Oct. 5th 2001 p. 7. この記述は部分的に第3章と重複するが，読者の便宜のためにあえて主要点のみを示す．

とはいえ，創業者の末裔とその長男がアメリカメルクの CEO として会社経営を継続した．これによりアメリカメルクは，今日に至るまでに一貫した企業理念を堅持してきた．同社の実質的創始者とされるジョージ・W・メルクは，父親と異なりアメリカに生まれ，育ち，ハーバード大学を卒業したため，ドイツ人というよりはアメリカ人であった．彼が 1950 年にリッチモンドのバージニア医科大学で行った演説の一部は，今日に至るまで会社の企業理念として引用されることが多い．すなわち，「医学は患者のためのものだ．われわれは医学が人のためであることを決して忘れてはならない．利益は目的ではない．利益はついてくるものである．これを忘れなければ，利益は必ず生じる．このことをしっかり覚えれば覚えるほど，利益は大きくなる」[46]．

また彼は「メルクはより大きな義務を果たすべきだ」と強調し，「会社が医学の真のパートナー」となるべきことを説いた[47]．

今日のメルクの使命は「人々の生活の質を向上し，顧客の必要を満たす革新と解決により卓越した製品とサービスを社会に提供し，従業員には意義のある仕事と発展の機会を，投資家には高い収益率を与えることにある」と規定されている．さらに「われわれの価値」として「1. 人の生活の維持と向上」，「2. 最高の倫理と誠実の遵守」，「3. 人と動物の健康と生活の質向上のための最高水準の科学的卓越と研究開発への決意」「4. われわれは利益を求めるが，それはあくまでも顧客の必要を満たし，人類に恩恵をもたらす仕事を通じて行う」，「5. 社会と顧客の必要を満たすための卓越した能力は誠実，知識，想像力，技能，従業員の多様性とチームワークに依存すると考え，これらの価値を高く評価する」．

付.4　ブリストル・マイヤーズ・スクイブ[48]

概況

社名が示すように，この会社は 1989 年ブリストル・マイヤーズとスクイブ

---

46) http://www.merck.com/newsroom/executive_speeches/
47) Merck & Co., Inc., 1991.
48) McCormic, Gene E., 1982.

が合併して生じた会社である．合併当時世界第二の医薬品企業となったが，現在はアメリカ6位，全世界で4万4,000人の従業員を擁する．カルボプラチン，シスプラチン，エトポシドの商標名で販売される抗癌剤では，2002年において世界最大の市場占有率を有する．またエイズ治療薬においても重要な市場地位を占める．

歴史

以下に合併以前の2社の社史を概観する．

ブリストル・マイヤーズ：同社は1887年ブリストルとマイヤーズが創業した．全米で認められた最初の同社の製品は主任薬剤師が「貧者の温泉」（a poor man's spa）と呼んだミネラル塩で，水に溶かすとボヘミアの鉱泉の味と緩下剤としての効能を示した．同製品は8年間細々と売られたが，1903年から5年にかけて突然売上が10倍に伸びた．この時代の他のひとつの製品は歯磨きで，歯茎の出血を防止する殺菌効果をもつ最初の歯磨きであった．これら2つの人気商品が同社を全米で有名にし，次いで世界で知られるに至った．その後医薬品にも進出したが，第1次世界大戦後の不況下で既述2主力製品に絞り，大衆に直接広告を行った．1924年同社の利益は初めて100万ドルに達し，製品は世界の26ヵ国で販売された．1929年同社はニューヨーク証券取引所に上場された．

1943年乳酸菌ミルクの企業チェプリンを買収し，その発酵技術を利用して戦時，戦後においてペニシリンの量産に進出した．創業者のブリストルは70歳に達したのを機に会長に退き，CEOとして非同族の経営者を任命した．新任経営者は企業買収による戦略に重点を置き，その最初の結果が髪染め剤企業クレロルの買収であり，その製品は成功を収めた．この製品は同社の夫婦により開発されたもので，その特質はそれまでは使用が面倒であった髪染め剤を誰でも簡単に自分で髪を染めることができるようにした点にあった．その後十数年の期間に数社の企業買収を実施した．

スクイブ[49]：同社はクェーカー教徒の両親の息子として生まれたスクイブに

---

49) Sheehan, J., Squibb, 1982.

より，1819年ペンシルバニアに創業された．彼は多くの逆境に見舞われたにもかかわらず，医薬品企業の創業経営者として成功したことで知られている．11歳で母親と3人の姉妹を失ったため，親戚により育てられた．また長じて結婚後妻が癲癇を発症したが，当時治療法がなかったためスクイブができることは発作の際に傷害を防止することだけであった．このような体験から将来医学博士になることを決意する．しかし学費がなかったため，フィラデルフィアの薬局で徒弟奉公し，薬剤の知識を得るとともに，学費をつくるため給料を貯蓄した．1842年これにより貯めた資金でジェファソン医科大学に進学し，優秀な成績を収めたため，卒業後大学の解剖学助手として採用された．

　その後アメリカ海軍の外科医助手となったが，乗組員に与えられる薬品の質の悪さに驚いた．その原因は海軍が大豆を買うように値段の安い薬品を購入し，その品質をまったく考慮していなかったことによる．また手術に必要なエーテルの質はばらつきが大きかった．このためスクイブは，海軍本部に何回となくエーテル調達のための品質基準を定めることを要請した．その後スクイブは陸上勤務となり，海軍病院の霊安室の上の一室で医薬品の研究に従事した．当時のエーテルは品質が均一でなく，毒性物質を含んだうえに，火の上に置かれた蓋のない容器で加熱されるという危険な状態で使用された．スクイブは，普通のボイラーの蒸気によりアルコールからエーテルを作る方法を考案し，1856年 American Journal of Pharmacy に発表した．その後この製法は細かい改良がなされたが，1974年に至るまで基本的に同じ方法がスクイブで利用された．

　南北戦争の勃発が現実性を帯びたため，陸軍は薬品とエーテルを備蓄するためこれらの供給先を探していた．1857年スクイブはこの提案を受け，自ら医薬品の製造に乗り出すため同年辞職し，自宅近くのブルックリンの建物を改装して工場を設立した．ここで彼は一日中仕事に精だし，夕食を家でとった後に再び工場に戻り，さらに2-3時間働いた．しかし創業まもない1858年のクリスマスに不幸に見舞われる．助手がこぼしたエーテルが引火したため，スクイブは顔面と手にひどい火傷を負い，後に左手は切除された．また昼は光を避けるため黒めがねを，夜は眠るために眼帯をかけねばならなかった．ニューヨークとブルックリンの医師と外科医は2,000ドルの募金を集め，彼に提供した．

回復後スクイブは全額を返還した．

　工場はその後順調な発展を続けた．これによりスクイブは，生涯の目的である医薬品の品質均質化と純粋性の実現に全精力を傾注することを決意する．このためスクイブは，立法機関のために法案を起草し，現行法規の強制執行を要請し，多くの政府委員会に参加した．またスクイブは1860年，アメリカ薬局法の改定を実施する委員会の委員に任命され，医薬品の承認，改善，却下の決定に関しての意見を述べることができた．1879年スクイブは，食品および医薬品の不純化防止および州保健局設立に関する法案をニューヨーク医学学会で発表した．この提案は後にスクイブ法としてニューヨークとニュージャージー両州において実施された．その後他の州および連邦政府によってもこの法が採用された．1906年制定の純粋食品および医薬品法はこのスクイブ法に範をとったものである．

　スクイブの死後，会社は2人の息子に引き継がれたが，会社は現状維持で大きな発展は見られなかった．1905年これら2代目経営者はその限界を認識し，会社をスクイブの思想をよく知りこれに賛同する2人の非同族の人物パーマーとウェイカーに売却された．新経営者は既述のスクイブ法に賛成し，1938年の連邦食品・医薬品・化粧品法の成立を推進し，会社を代表して議会および上院で見解を述べた人物であった．彼らは1938年制定の連邦食品・薬品・化粧品法を支持した．

　新経営者は同族企業から大企業への転換を実現し，会社はこれらの専門的経営者のもとで大きく成長し，今日に至る．しかし創業者の企業理念と企業文化はそのまま伝承された．

(1) 企業理念

　同社の企業理念は「ブリストル・マイヤーズ・スクイブの誓約」のなかで明示され，顧客，従業員，供給業者とパートナー企業，株主の順にそれぞれへの奉仕の内容を示す．1921年に採択されたスローガン「すべての製品を構成する金では買えないほど重要な成分は生産者の名誉と誠実」の精神は，今日に至るまで継承されているとされる．2004年に至るまで，アメリカ環境局その他公共および民間団体から環境保護への貢献，博愛的行動などに対する表彰を受け，アメリカ女性経営者協会から，女性経営者のための最優秀企業30社に選

出，雑誌 Working Women からも，働く母親にとっての最優秀企業10社のひとつに選ばれている．

付.5 イーライリリー

概況

　南北戦争に従軍し，戦傷者に用いられる医薬品の質の悪さに心を痛め，これを是正するためにイーライ・リリー大佐により1876年に創立された社歴130年近くを有するアメリカでもっとも古い医薬品企業のひとつである．アメリカでもっとも早期に専門化学者を新薬開発のため採用した最初のアメリカ医薬品企業である．1909年塩野義製薬との取引関係が開始され，1923年にはインスリンを日本市場に輸出するなど日本との関係は古い．今日世界で4万人を雇用し，158ヵ国で医薬品を販売し，9ヵ国に研究開発の施設を有し，60ヵ国以上の諸国で臨床実験を実施している．同社の企業理念は人の尊重，誠実さ，卓越である．創業者とその後継者により社員をもっとも重要な資産として重視する企業理念と企業文化は，今日まで維持されてきた．

歴史

　1876年南北戦争に従軍した38歳の薬剤師イーライ・リリー大佐により，インディアナポリスで創業された．その動機は，戦時中に目にした劣悪な薬品とその薬効であった．創業の目的の第一は最高の品質の薬品を作ること，第二は医師の診断により使用される薬品のみを生産し，大道の薬売りにより売られるものは作らないこと，第三に最新の医学研究の成果に基づく薬品を作ること，であった．

　会社はゼラチン皮膜錠剤の製法開発により盛業したが，リリー大佐は自社生産の薬品の品質試験方法に満足せず，若い化学者を雇い共同でこのための最新技術を開発した．

　その後リリー大佐の息子と2人の孫がCEOとして会社を引き継いだ．2代目の経営者のもとでトロント大学との共同研究により，1923年世界で初めて糖尿病治療用のインスリンの分離，精製に成功し，これの大量生産を実現し，アイレチンの商標で販売した．1934年ロンドンに現地法人を設立した．第2

次世界大戦勃発後血漿,ペニシリンの大量生産を開始した.1952年株式を公開し,翌年最初の非同族経営者が就任した.1971年多角化の一環として化粧品のエリザベス・アーデンを買収するも,業績は期待外れで,1987年これをファベルジェに売却,これにより多大な譲渡益を実現した.また致命的な血液障害とされる悪性貧血の治療薬として,肝臓抽出物を成分とする薬品を開発した.この研究に従事したハーバード大学の2人の共同研究者は,その後ノーベル賞を受賞した.1970年代から1980年代は抗生物質のケフレックス,心臓病治療薬のドブトレックス,世界最大の売上げを記録した抗生物質セクロール,白血病治療薬エルデシンなど多種の新薬上市に成功した.また1982年には初めての遺伝子組み換え薬品ヒュームリンの販売を開始した.

参考文献

Berndt E (2001) "The U. S. Pharmaceutical Industry : Why Major Growth in Times of Cost Containment?," *Health Affairs*. 20 (2 March-April) : 100-114.
CMS (2003) *Health Care Industry Market Update*. Jan. 10.
CMS (2004) News, Jan. 8.
Ditto, An Overdose of Bad News, March 19 : 72-74.
Ditto, Prescription for Change, A Survey of Pharmaceuticals, June 18.
McCormic G E, Eli Lilly and Co. (1982) *History of Pharmacy and the Pharmaceutical Industry*, 237-238.
Merck E (1994) *Modern by Tradition*.
Merck & Co., Inc. (1991) *Values and Visions-A Merck Century*.
Ditto., For Merck, Vioxx Paper Trail Won't Go Away, August 21.
Ditto., Merck Tumbles in Trading, and Further Trouble Awaits, August 20.
Ditto., F. D. A Responds to Criticism With New Caution, August 6.
OECD (2003) *The US Health System: An Assessment and Prospective Directions for Reform*. Economic Department Working Paper No. 350, Feb.
PhRMA (2003) *Pharmaceutical Industry Profile 2003*.
Shaw W (1999) *Bussiness Ethics*.
Sheehan J, Squibb (1982) *History of Pharmacy and the Pharmaceutical Industry*. 268-274.
The Economist (2004) Big Trouble for Merck, Nov. 6 : 61-61.
The Economist (2005) Safety First, Feb. 19 : 60.
The New York Times (2005) Punishment for Merck, August 23.
厚生労働省 (2002)『「生命の世紀」を支える製薬産業の国際競争力強化に向けて——参考資料集』.

三枝治（2004）「世界医薬品市場は再び成長軌道へ？」『国際医薬品情報』1月12日．
日本製薬工業協会（2003）『医薬業界用語集』．
『米国製薬業界週報』2004年各号．
李啓充（1998）『市場原理に揺れるアメリカの医療』医学書院．
李啓充（2000）『アメリカ医療の光と影』医学書院．
吉森賢（2004）「アメリカ製薬企業の企業統治」『医療と社会』14(2)：1-25．
吉森賢（2002）「ドイツにおける医療制度と医薬品産業」『医療と社会』12(2)：21-48．

2章 イギリスの医薬品産業
―― イギリス医薬品産業論：その戦略と構造

Jocelyn Probert（片岡一郎訳）

　医薬品産業は長期にわたりイギリスの代表的産業部門であった．ことに他の産業部門が達成した成果と対比するとき，1945年以降の技術進歩はダイナミックで，かつ生産高ならびに雇用双方の伸びは，少なくとも1990年代までは急速かつ一貫していた．貿易産業省（DTI）ならびにイギリス製薬協会（ABPI）によれば，イギリスはドイツに次いで世界2位の医薬品輸出国で，国内総生産（GDP）の0.6％を占め，製造業GDPのおよそ3％を占めていた．また医薬品産業はイギリス総研究開発投資の40％を占め，これは他の主要医薬品産業国のそれを大きく上回るものであった．

　しかしながら20世紀末，かつてイギリスにベースを置いて活躍し，唯一残っていた医薬品企業グラクソ・スミスクライングループ（GSK）は，2000年にはアメリカへ本社を移していた．GSKは，企業としての登記はイギリスであり，同社株式の大部分はロンドン証券取引所に上場されており，研究開発，生産およびマーケティングの大半が行われているのがイギリスであるから，技術論的には依然イギリス企業ということになる．しかしながら経営の中心を依然イギリスに置いている巨大企業といえばアストラゼネカであり，同社は1990年代初頭に，アストラ（スウェーデン）とゼネカ（イギリス）の企業合同により誕生した会社である．1990年代初頭までは，イギリス生まれの医薬品産業は6つの企業により支配されていて，そのなかのグラクソ，スミスクライン・ビーチャム，ゼネカそしてウェルカムは明らかに最重要企業であり，医療用医薬品を志向する企業であった．ファイソンズとブーツはともに医療用医薬品以外の他の重要な事業に関心をもっていた企業である．

　近年GSKの本社は大西洋の反対側に移ったとはいえ，そして同社の重要な

活動が引き続きイギリスで行われていることもあり，本論では何回となく同社に触れることになるが，それは同社の歴史がイギリス医薬品産業の展開に深くかかわっているからである．今日のGSKグループを構成するいくつかのメンバー企業自身は医薬品業界の重要なプレイヤーであるし，かつ数々の新しい医薬品企業やバイオ企業がスピンアウトのかたちで創業されており，あるいは以前同社に勤務していた科学者の手で創設されているのである．

本章では，その企業が始まった国のいかんにかかわりなく，イギリスで活動している医薬品企業をイギリス医薬品産業と定義することとする．その理由は，多くの多国籍企業はセールス，マーケティング組織および研究開発ならびに生産施設をつくりあげており，これらがイギリスの医薬品業界と全体としてのイギリス経済に大きく貢献しているからである．さらにいえば，その医薬品の「国籍」は国民保健サービス（NHS：National Health Service）の処方ではどうでもよいことなのである．

本章は以下のように構成されている．最初の節はイギリスにおける近代医薬品産業の誕生とそこでのプレイヤーを概観する．ここではまたこの業界の今日の状況についての資料が呈示される．2節ではイギリス医療システムの今日の規制体系ならびに制度の全体像を扱うこととする．3節では，企業の動向がどのようにして企業の合併合同につながったかを明らかにし，加えて株主の考え方がごく少数のジャイアンツときわめて多数からなる中小プレイヤーというイギリス医薬品企業の二極分化をもたらしたが，この点にも触れたいと思う．バイオ技術をもつ小企業の誕生とその多国籍医薬品企業との交渉は，この業界の構造および戦略のいまひとつの局面で4節のテーマとなるが，これはまたイギリス医薬品産業の新しい「スター」のひとつとなっている．結びの節では医薬品業界が直面する課題とプレッシャーに触れ，各国医薬品企業にとって投資先としてのイギリスの位置づけについて簡単に総括したいと考えている．

1　近代イギリス医薬品産業の発展と現状

イギリスにおける近代医薬品産業は第二次世界大戦後に誕生したものであるが，しかしながらとくに基礎研究を目的とした最初の研究所は1890年代にま

でさかのぼり，バローズ・ウェルカムにより設立されている．なおこの会社は2人のアメリカのアントレプレナーによりロンドンで始められた会社であった（Corley, 1999）．当時技術面ではドイツがリーダーであり，小規模で家族で経営するイギリスの企業は，1914年から1918年に至る第一次世界大戦の間，必要な医薬品の生産だけで精一杯であった．しかしながら，この間においても消毒剤，麻酔剤そしてアスピリンの研究開発過程でいくつかの研究成果を生み出していた．ブーツ（当時は医薬品の販売店にすぎなかった）は，1915年にはファインケミカル部門を開設し，1918年には長い歴史をもつ企業と比肩する経営を行っていたほどである．

2つの世界大戦の間にイギリス医薬品各社は本格的研究活動を開始していた．アレン＆ハンベリーズ（1797年創立された会社で，その名称はGSKの子会社として今日に受け継がれている）は，例えば1923年にインスリンの生産を開始しているが，他方，先のバローズ・ウェルカムが1924年に創設したウェルカム財団はワクチンや血清の分野でイノベーションを行っていた（Corley, 1999）．メイ＆ベイカー，これはフランスのプーランク・フレール（Poulenc Freres）と長期にわたる関係をもっていたが，1934年同社により買収され，細菌性肺炎の治療において最初のスルホンアミド剤の開発により革命をもたらすこととなった．

メイ＆ベイカーは以前，1924年株式会社になるまでは同族経営の会社であったビーチャムにより，失敗に終わったとはいえ，買収の標的にされていた会社である．ビーチャムは研究所を開設し粉末鎮痛剤をつくりあげていたが，同時に生活必需品や医薬品企業の買収戦略を堅持していた．1930年代に入ると同社の研究開発力は大きく高められることになる．それは1937年，ロンドンにあった王立ノーザン病院のビーチャム研究所の寄進を受け，かつ1938年には若干の研究施設を所有していたマックリーンズを手に入れることに成功したからである．1930年代はまたグラクソ・ラボラトリーズが，グラクソ粉末牛乳のメーカーとして知られていたジョセフ・ネイサンのひとつの事業部門として誕生し，またICIが染料メーカーから医薬品企業へと多角化を開始した時期でもあった．しかしながら，大部分のイギリスの医薬品企業は小規模かつ同族経営で，業界としてはまだ未完成な状態にとどまっており，1930年代中期で

企業数は200社を数え，500人を超える従業員をもつ企業は13社にとどまり，トップ3社の生産高は全体のちょうど18％を占めるにすぎなかった（Corley, 1999）．

　海外の医薬品企業は2つの世界大戦の間に精製化学薬品に課される輸入関税を回避するためイギリス国内に生産拠点を設立していった．スイスの企業がもっとも早く（チバが1919年，サンドは1921年であった），これに2-3年遅れてアメリカの企業が続くことになる．戦前のアメリカの企業はスイスの医薬品企業に比して技術的には遅れていた．しかしながら1950年代に入ると，イギリスで活動するアメリカ医薬品企業は25社を数え，イギリスの医薬品業界生産高のおよそ4分の1を占め，NHSへの医薬品供給，これはペニシリンを除くほとんどすべての抗生物質を含むが，およそ3分の1に達していた（Corley, 1999）．一方ドイツの医薬品企業は，1914年から1918年の間に彼らがこうむった戦勝国による没収が忘れられず，子会社工場によるというより，代理店網をつくりあげる方式によろうとしており，イギリスへの直接投資に対する腰の引けた姿勢は20世紀の後半にまで及ぶこととなった．

　第二次世界大戦はイギリス医薬品産業にとってひとつの転機を画するものとなった（Corley, 1999；Howells and Neary, 1995）．イギリス政府の緊急プロジェクトは1941年私企業部門に属する5つの代表的企業（ブーツ，ブリティッシュ・ドラッグ・ハウス，グラクソ，メイ＆ベイカー，ウェルカム財団，そして1942年にはICIを加えて）を統合して軍需用に必要なペニシリンの確保を求めてThe Therapeutic Research Corporationの設立を求めた．このプログラムのもとで，政府基金によりいくつかの近代的生産設備が建設され，その結果1944年にはアメリカからのペニシリンの輸入はイギリス国内での生産の10倍というポジションにあったが，1945年にはイギリス製ペニシリンは輸入量を大きく上回るに至ったのである．

　1944年の研究開発投資に対する税引下げの断行は，活発な研究開発への動きを促進することになり，いくつかのイギリスの代表的企業は新たな研究施設を建設し，終戦直後の段階において既存の活動を再編成することになった．またこのことは医薬品産業構造の変革をもたらすことになった．すなわち技術的により進んだ医薬品を生産する少数の企業が，低い技術に甘んずるフォロワー

に対し大きく水をあけることになった（Corley, 1999 ; Howells and Neary, 1995）．1951年になると，この業界にあった192社のうち，わずかに18社のみが進んだ製品を供給することができ，しかもこれらのうちトップ3社は新薬生産量の3分の2を占めるに至っていた（この業界では全体として若干の集中化の進展があったことは確かである．なぜならトップ3社は1951年で総産出高の27%を占めていたが，1935年のそれは19%であったからである）．ABPIによると研究開発投資は1953年から1960年の間に2.3倍に伸び，インフレ率は低かったにもかかわらず，750万ポンドに達していたという．またイギリスが医薬品の主要な輸出国になったのもこの時期においてであった．

1950年代以降のこの業界の急成長はイギリス国内への活発な投資の結果であった．1950年代には，アメリカ企業が25社，スイスが支配権をもつ企業が3社，そしてフランスが部分的に支配権をもつメイ＆ベイカーが存在し，これら巨大な海外からの競合企業（これに遅れて参入する企業が加わる）がより確固たる地位を築くにつれ，市場集中度は初期の相対的に高いところから分散型に向かうこととなった（Redwood, 1987）．アメリカ企業が38%，スイス企業が11%（Jones, 1977 ; Redwood, 1987に引用されている）のシェアをもつのに対し，国内企業がわずか36%にとどまっているほどイギリス市場は開放的であったわけである．イギリス企業のシェアは1983年の32%から1999年には24%にまで低下している．

グローバルな意味での1970年代以降のイギリス医薬品企業の成功は，イタリアやフランスなどヨーロッパの諸国，あるいは日本との比較においてもはるかにすばらしいものであった．Thomas (1994) は，海外市場での市場占有率（すなわち国内市場での売上げではなく，すべての海外市場でのイギリス企業の医薬品売上げの市場占有率）を測定している．

彼は1960年代のイギリス医薬品企業は海外市場への参入を果たしたとはいいがたい地位に低迷しており，したがってその競争力もきわめて貧弱なものでしかなかったが，1980年代にはアメリカに次ぐ世界2位という最強の競争力を誇る国にどのようにして到達しえたか，この間の事情を説明しようとしている．またこのことは，海外企業の国内市場への進出は国の健全性にとっても，あるいは国内医薬品企業の健全性にとっても，とくに後者が国際的に競争力を

もつ限り決してマイナスにはならないことを示している．実際，Lake (1976)，Dunning (1978) ならびにその他の論者もイギリス医薬品産業に与えた海外からの直接投資は非常に好ましい効果をもつものであったと語っている．というのは海外からの投資は各国固有の技術の発展速度を加速するとともに，かつイギリスの技術革新と新たな海外からの投資との間で「正しい競合関係」を生み出しているからである．産業政策と国内の制度構造は，ことに強い規制を受けている業界（安全性の観点から）や価格政策がコントロールされている業界では，上のような方向が生まれるような役割を担うべきであろう．

1.1 今日のイギリス医薬品産業

イギリス市場はアメリカ，日本，ドイツ，フランスに次いで5位の市場である．イギリス自身の医薬品市場は世界市場でわずか3%を占めるにすぎないが，全世界の売上げではその7%を占めており，グローバルな意味ではイギリスの医薬品産業はきわめて強大なものである．イギリス市場が相対的に小さいことについてのひとつの説明としては，他の多くの先進工業国と対比して医薬品への国民1人当たりの年支出が低いことに求められよう．ABPIによれば，イギリス人は年間処方薬および病院で受け取る医薬品に平均124ポンドを支出して

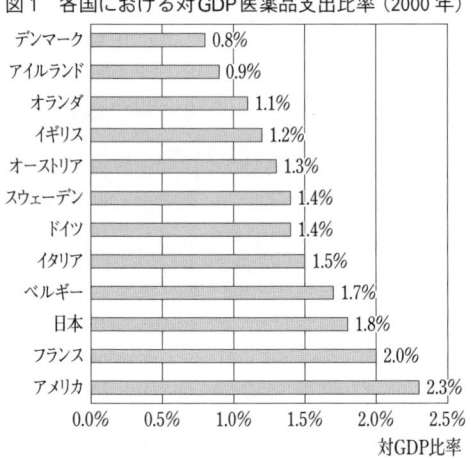

図1　各国における対GDP医薬品支出比率（2000年）

国	対GDP比率
デンマーク	0.8%
アイルランド	0.9%
オランダ	1.1%
イギリス	1.2%
オーストリア	1.3%
スウェーデン	1.4%
ドイツ	1.4%
イタリア	1.5%
ベルギー	1.7%
日本	1.8%
フランス	2.0%
アメリカ	2.3%

資料：ABPI　http://www.abpi.org.uk/statistics/intro.asp
（2002年1月現在）より引用作製．

表1　主要国の医薬品市場統計（1999年）

	市場サイズ 1999年 (US$m)	対前年伸び率 1998-99年 (%)	実質成長率 (%)	企業の国籍別販売シェア			
				国内企業 (%)	アメリカ企業 (%)	ヨーロッパ企業 (%)	イギリス企業 (%)
アメリカ	130,069	17	14	63	63	33	12
日本	53,548	23	24	78	8	13	10
ドイツ	18,500	1	1	45	22	76	6
フランス	17,751	0	−1	37	24	75	8
イギリス	11,029	8	6	24	32	56	24
カナダ	5,510	11	8	12	48	38	10
オーストラリア	3,143	15	13	9	40	51	15
オランダ	2,391	3	3	n.a.	n.a.	n.a.	n.a.
スウェーデン	2,102	7	6	21	38	61	11
スイス	1,824	6	4	30	27	71	12
ニュージーランド	471	3	3	8	30	58	20

資料：OECD；PICTF (2000) p.6 より引用作製.

いるが，アメリカ人は355ポンド，日本人は301ポンド，そしてフランス人は197ポンドを支出しているという．表2はイギリスにおける最大手のプレイヤーのリストで，イギリスにある外国の多国籍企業も含まれており，これを総マーケットシェア順に並べたもので，そこではプライマリケア市場と病院市場別の売上げおよびそのシェアが示されている．もっともGSKは合併により成長し，13％を超えるシェアをもつに至っているが，他のたいていのプレイヤーははるかに小規模である．

医薬品産業は生産ならびに輸出面から見てイギリス経済にきわめて重要な貢献をしている産業である．輸出は2000年で総額72億4,600万ポンドに達し，ABPIの調査によれば，これを超えるのはドイツの77億1,200万ポンドのみである[1]．イギリス医薬品業界の貿易収支はきわめて良好で，イギリスを上回る貿易黒字を享受しているのは，わずかにドイツとスイスの2国のみである．イギリスにあっては，貿易黒字という点で医薬品産業は石油，発電機業界と並んでトップ3に挙げられる産業セクターとなっている．またこの業界は雇用先としても重要で，研究活動に従事する従業員のおよそ3分の2を医薬品業界が雇用しているのである．

---

1)　http://www.abpi.org.uk より.

表2 イギリスにおける主要医薬品企業売上高順位（2000年）

		プライマリケア市場売上高(£m)	プライマリケア市場売上高シェア(%)	病院市場売上高(£m)	病院市場売上高シェア(%)	合計売上高(£m)	合計売上高のシェア(%)
GSK	イギリス	945.26	14.0	174.45	10.6	1119.72	13.3
AstraZenec	イギリス	631.28	9.3	71.08	4.3	702.35	8.3
Pfizer	アメリカ	533.13	7.9	18.83	1.1	551.97	6.6
AHP	アメリカ	322.26	4.8	82.54	5.0	404.80	4.8
Novartis	スイス	282.78	4.2	75.43	4.6	358.21	4.3
Merck & Co	アメリカ	333.86	4.9	17.96	1.1	351.82	4.2
Aventis	フランス	198.73	2.9	97.72	5.9	296.45	3.5
Pharmacia	アメリカ	224.43	3.3	62.74	3.8	287.17	3.4
Lilly	アメリカ	175.51	2.6	43.67	2.6	219.38	2.6
Roche	スイス	136.88	2.0	67.07	4.1	203.95	2.4
J & J	アメリカ	150.62	2.2	35.15	2.1	185.77	2.2
Bayer	ドイツ	132.53	2.0	40.43	2.4	172.96	2.1
Sanofi-Synthelabo	フランス	150.84	2.2	16.74	1.0	167.58	2.0
BMS	アメリカ	98.04	1.4	55.20	3.3	153.24	1.8
Boehringer Ingelheim	ドイツ	104.78	1.5	29.86	1.8	134.64	1.6
Abbott	アメリカ	84.36	1.2	41.13	2.5	125.50	1.5
Novo Nordisk	デンマーク	101.04	1.5	8.84	0.5	109.88	1.3
Schering Healthcare	ドイツ	56.74	0.8	29.24	1.8	85.98	1.0
Schering-Plough	アメリカ	65.06	1.0	19.33	1.2	84.39	1.0
Reckitt	アメリカ	73.38	1.1	2.74	0.2	76.12	0.9
Leo	デンマーク	41.41	0.6	22.04	1.3	63.45	0.8
Mundi International	アメリカ	56.25	0.8	4.28	0.3	60.53	0.7
Akzo Nobel	オランダ	46.77	0.7	12.82	0.8	59.60	0.7
SSL International	イギリス	46.87	0.7	10.53	0.6	57.40	0.7
Boots	イギリス	56.09	0.8	0	0.0	56.09	0.7

注：プライマリケア売上高には処方薬およびOTC薬が含まれているが、いずれも病院で処方されたものではない。

資料：ABPI http://www.abpi.org.uk/statistics/ （2002年1月現在）より引用作製。

表3 規模別雇用機関数，医薬品および関連全領域機関

従業員数	医薬品機関		関連全領域機関	
	数	%	数	%
1-9	424	58.2	1,676,551	83.6
10-49	144	19.8	256,377	12.8
50-99	87	11.9	57,955	2.9
100-499	45	6.2	10,169	0.5
500-999	20	2.7	2,283	0.1
1000以上	9	1.2	1,160	0.1
計	729	100.0	2,004,495	100.0

資料：Annual Employment Survey, 1997 より作製．

表4 イギリス医薬品産業における雇用

	従業員数(千人)	R＆D従業員数(千人)	全雇用に占めるR＆D比率(%)	従業員1人当たり粗産出高 (£)	従業員1人当たりGDP(£)
1975年	66.5	10.0	15	12,077	
1980年	73.3	12.3	17	33,315	
1985年	66.9	14.9	22	60,239	
1990年	71.1	18.4	26	90,549	
1991年	72.8	19.1	26	96,552	
1992年	73.8	19.9	27	108,686	
1993年	68.8	20.7	30	119,709	58,117
1994年	69.4	20.0	29	134,323	63,271
1995年	61.9	17.0	27	160,242	70,872
1996年	58.8	19.0	32	163,622	71,139
1997年	54.7	20.0	37	192,980	83,821
1998年	68.0	21.0	31	152,265	65,794
1999年	69.0	n/a	n/a	172,652	70,174

資料：ABPI http://www.abpi.org.uk/statistics/ (2002年1月現在) より引用作製．

イギリスにおける商業的総研究開発投資の23％は医薬品産業による支出であり，これは他のいかなる国のそれよりも高い比率となっている．これに政府基金を加えると，医薬品産業のシェアはイギリス研究開発投資総額の40％に達することになる．このことは製薬産業がバイオメディカルの研究によりイギリスの科学界と深いかかわりをもっていることを示しているが，しかし説得力のある別の解釈をすれば，そのことは他の産業，例えば自動車やエレクトロニクスのような，おそらくアメリカ，日本，ドイツ，フランスでは重要視されている分野であろうが，そうした分野へのイギリスの研究開発投資の薄さを反映しているかもしれない．1960年代や1970年代段階の高い生産性を発揮してい

たころに比して，グローバル産業全体が年当たり医療関連分野（NMEs）で十分な革新を出せなかったなかで，医薬品の開発活動は比較的生産的なほうであった．

Gambardellaら（2000）は，アメリカの多国籍企業による重要な革新的製品の売上げは，ヨーロッパの多国籍企業のそれに比して，1990年代においては大幅な伸びを示したが，イギリス企業はそのなかでかなり健闘したと語っている（表5）．アメリカにベースを置く企業は，1995年から1999年に至る間に新規化学物質上位50品目中24品目を発売しているが，これが1985年から1989年の間では17品目であった．他方，イギリスにベースを置く企業も前の段階のわずか3品目から8品目までもってゆくことで，その存在を大きく高めたのである．売上高シェアで見ると，アメリカ企業が発売した新規化学物質は劇的な伸びを示しており70％近かったが，イギリスが発売した新規化学物質

表5　新規化学物質上位50社の開発企業の国別調査

主たる生産会社の国籍	新規化学物質の数	
	1985-89年	1995-99年
アメリカ	17	24
日本	20	3
スイス	3	6
EU-15ヵ国	10	16
イギリス	3	8
ドイツ	7	4
オランダ	0	1
フランス	0	3

	売上高（％）	
	1985-89年	1995-99年
アメリカ	41.49	69.12
日本	37.33	3.92
スイス	2.91	7.78
EU-15ヵ国	18.28	18.54
イギリス	6.53	9.38
ドイツ	11.75	3.33
オランダ	0	0.8
フランス	0	5.03

注：本社所在地で国籍を決定．
資料：IMSデータによるがGambardella, Orsenigo and Pammolli（2000）の研究から引用作製．

表6 科学的研究論文の執筆者1人当たりの被引用件数指数

	1981年	1985年	1990年	1995年	1996年	1997年	1998年
スイス	122	141	146	193	209	235	234
スウェーデン	114	134	127	141	151	155	154
オランダ	59	70	85	110	110	122	119
イギリス	78	79	82	96	99	104	108
アメリカ	100	100	100	100	100	100	100
カナダ	82	86	86	94	99	95	96
オーストラリア	67	66	59	75	77	78	83
ニュージーランド	50	58	64	68	72	74	75
ドイツ	41	46	52	55	61	65	70
フランス	34	37	42	56	59	63	65
イタリア	12	16	21	34	37	40	43
日本	19	21	26	31	33	35	38
スペイン	4	7	13	25	30	32	35

注:アメリカ=100.
資料:Office of Science and Technology ; PICTF (2001a) p.22 より引用作製.

は10％以下のシェアをとったにすぎなかった．フランス，スイスもまたこの尺度ではそれなりの成果をあげていたが，日本，ドイツはともに大きく転落していった．

　世界の医薬品産業のなかで重要な地位にある諸国家と対比した場合，1990年代におけるイギリスの研究開発は優れた成果を維持していたということができよう．PICTF (2001a) のデータには研究開発の生産性に関するいくつかの尺度が含まれている[2]．とくに世界の研究開発支出の比率で見るとき，発売された医療関連分野の革新にかかわる世界でのパテント申請1位のシェアでイギリスは世界最高を達成している．1978年から1997年の間に取得したパテント件数のみならずパテント引用件数の分析でGambardellaら (2000) はヨーロッパパテント局 (European Patent Office) のデータを利用していたが，ヨーロッパ諸国家のなかで，パテント引用件数のシェアがパテント件数のシェアを上回ったのはひとりイギリスのみであった．このことは与えたインパクト，あるいは重要性という視点から見てイギリスが取得したパテントは他国のそれ

---

[2] PICTF (The Pharmaceutical Industry Competitiveness Task Force) は2000年にイギリスで政府と医薬品業界の共同発議で組織されたもので，それが狙いとするところはイギリスは依然として各国医薬品産業にとって魅力的な投資国であることを理解させようとすることにある．

に比してより重要なものであったことを暗示している[3]．

　科学研究論文の引用率の点から見る限り，イギリスはアメリカより若干上位にあったが，しかし，スイス，スウェーデンおよびオランダとの比較では彼らのほうがイギリスより上位にあった（表6）．発表された人口比で見た科学論文件数ではイギリスは5位であった．科学力を測定するいまひとつの尺度は医学における新卒者数であろう．この点からはイギリスはドイツ，日本そしてアメリカに次いで4位である．

2　イギリスの医療制度──イギリスの医薬品産業の発展に及ぼす医療体制ならびに現在の規制管理が及ぼす影響について

　国の医療制度の仕組みは全体としての健保予算のなか，医薬品に支出される比率を左右することになる．イギリスにあっては，NHS予算に占める医薬品のシェアは，NHS制度が1948年に導入されてから今日まで，驚くほど安定的で，10-12%の水準を維持してきた．この比率は他の工業国に見られる医薬品関連支出のもっとも低い部類に属している．それではイギリス医薬品企業は世界市場のなかでどのようにしてこの成功を達成しえたのであろうか．

　Thomas (1994) は，開発活動を競争力をもつ少数者間に集中させるとき，やがてその医薬品産業はしかるべき産業構造をもつことになるが，それらの国は各社が相対的にわずかな開発予算しかもたない多数企業に開発を分散させる国の場合に比して，グローバル市場での高いシェアをもつことになる，と主張している．強力な競争者にとって重要な第二の属性は，彼らが追求する革新努力の内容であり，ローカル市場向けの，おそらくイミテーション的で，有効性に問題があり，ローカル市場以外では規制のハードルを越えられそうもなく，かつ安全性でも問題があり，ローカルニッチを満足させるだけの開発努力であってはならず，多くの海外市場で販売可能な正しくグローバル製品の開発でな

---

[3] Gambardellaら (2000) は以下のように述べている．すなわち，引用率の高さは当該パテントの経済価値を示すものと理解されてきたのであり，したがって当該企業（あるいは国）の革新活動の質的尺度および社会的適合性の尺度を示すものであった．引用率は発表された論文の単なる数に比して，それがもつ科学的インパクトを示すより高度な尺度である．

ければならない.

　1960年代以降,イギリス医薬品産業が行ったローカル市場志向からグローバル市場志向への転換は,ほとんど20年近くに及ぶ漸進的プロセスであって,①製品の安全性・有効性についての厳格な規制,②間接的薬価規制,③国の科学とイノベーションの振興,④競争環境をつくりあげるうえで海外直接投資制度(FDI)の効果的活用を,柱とする産業政策を通じ実現されたものであった(Thomas, 1994). この制度面での枠組みは何年にもわたって独創的で個性豊かな企業の誕生に決定的貢献をしたのである.

　イギリスは医薬品に対し,他の国々でも行われている通常の安全性テストに加えて有効性テストにパスすることを求めた最初の国のひとつであった. 医薬品等安全対策特別部会(The Committee on Safety of Drugs)は1964年に組織されているが(1971年医薬品安全性委員会 The Committee on Safety of Medicines に替わる),これらはABPIを代表する医薬品産業界のリーダー企業の協力により実現した委員会である. しかしながら重要なことは,独立の専門家が委員会の場で業界ならびに学界双方の研究結果を述べ,すべての新薬の安全性と有効性とを約束することになる臨床治験に関する高度の技術水準を設定していることである. 臨床治験で有効性基準に達していなかった医薬品は承認されることはなかった. 臨床治験を通じての有効性に関する科学的立証はコストがかかり,時間を要するものであったが,それは科学的基準が高く設定されていたためである. しかしそれでも中期的には,この努力はイギリスにおける医薬品の研究開発についての指導原理として働き,やがてイノベーションの促進につながっていくこととなったのである. 独立の専門家,業界代表そして大学の間での協力は,もっとも複雑で高度な仕事をするイギリスの医薬品企業にイギリス市場が守るべき自らの基準を課すこととなったのである(Thomas, 1994).

　この規制がもたらしたひとつの結果は,1960年代中葉以降における新薬導入件数の急落で,年間承認件数は20件前後にまで低下した. この規制は多くの小規模で脆弱な企業の市場からの退出という結果をもたらしたが,それは一方ではより強大な企業による買収や,あるいは研究活動を続けることによる固定費高騰のため,廃業に至ったことによってである(臨床治験コストが高くつ

くためである).しかしながらイノベーションを持続し,新薬を市場に導入せんとした限られた少数の企業は,外国でも十分販売可能な多数の新製品を開発していったのであり,国内市場にしか適合しないようなマイナー製品の数はますます減少する結果となったのである.言い換えれば有効性基準は,企業にハイリスク・ハイリターン戦略の採用を迫ったのである.というのはそれら企業にとってはローリスク・ローリターン戦略からはもはや利益をあげることを不可能としたのである.同時に外国からのマイナー,ないしゾロ的製品でもイギリス市場は受け入れていたし,また実際どこか他国で開発されたグローバル製品も受け入れていた.というのは,市場は革新に対し——そして外国からの競争に対しても道をあけていたからである.この点は例えばフランスのようなヨーロッパの国とは違っていた.例えば1970年当時であれば,イギリス市場へ輸入された全医薬品の60％以上はグローバル製品であった.イギリスにおける競争環境の厳しさは重要な革新を促進し,反対にゾロ化にはこれを断念させることになったが,同時に革新を身につけた企業には成功裡での海外進出を可能にしたのである.

　他のすべての工業国もその後有効性基準の採用に踏み切ったが,イギリスの医薬品企業は最初の申請から市場での販売許可に至るまでに要する時間の点で,他国のそれと対比して比較的短時間ですますことができた.例えば1996年から2000年の時期では新規分子化合物（NMEs）を最初に市場導入するのにイギリスでは2年以下で,スイスに比してわずかに時間を要したが,アメリカでは申請から販売までわずか1.5年であった.このことは開発努力のもたらす利益の拡大化を求める企業にとってきわめて好ましい制度面での利点であった.

2.1　価格規制

　価格規制はイギリスにおける医薬品産業の発展に影響を与えたいまひとつの要因であった.自主価格規制計画（The Voluntary Price Regulation Scheme）——1979年に医薬品価格規制制度（PPRS：The Pharmaceutical Price Regulation Scheme）に改称された——は1957年厚生省と業界双方の協力による取り決めとして出発したもので,以来折に触れ調整はあったものの,爾来堅持されて今日に及んでいる.1957年以降8回の修正のなかで,ごく最

近の修正は1999年の修正である．価格規制制度の原則は，イギリスのNHSに供給されるブランドをもつ処方薬の価格[4]は，企業にその資本投下に対し適正な利益をもたらす水準に決定されるべきであるとしている．*Scrip*誌(Sukkar, 2002) によれば，今日NHSへの医薬品売上げの金額ベースで80％は価格規制制度でカバーされているという[5]．NHSが安全かつ有効な医薬品を適正価格で確保できるようにするという分かりやすい目的とは別に，価格規制制度は1993年以降，さらに2つの明確な目的をもつに至っている．すなわちひとつは，①「将来新たに改良された医薬品の出現を可能にするため，持続的研究開発投資を可能にする強力かつ利益性のある医薬品産業が育成されねばならない」としている．そしていまひとつには，②「イギリスおよび他の諸国の医薬品市場に効率的で競争的な医薬品の供給を促進しよう」という点である(Department of Health, 2000)．

　この制度の名称は規制（Regulation）となっているが，技術的には個々の製品の価格を設定するものではなく，価格算定はそれぞれの企業の全体としての利益に基づいて決定されている．したがって製薬企業のそれぞれは発売価格決定の自由をもつことになり（その企業があげている総利益が制約条件となるが），したがってイギリスは自由価格制をとっているごく少数の国家グループの仲間（アメリカ，スイスおよびドイツ）に入ることになる[6]．現在，イギリスにかなりの資本ベースをもつ企業に許される最高の資本利益率は21％であるが，イギリス国内に主要な施設をもたない企業は，すなわちイギリス国内で販売する医薬品の生産に使用する海外施設についてはより低い利益率しか要求できないようである．従来認められてきた利益率は，輸出志向型企業に高かったので，「価格規制制度」は，イギリス国内で直接革新のための努力を払わな

4）ジェネリック品とOTC（一般薬）は除かれる．
5）物量比率ではずっと低くなる．イギリスでは開業医（ドクター）はジェネリック名で処方することが期待されている．
6）PICTF (2000) は，医薬品のライフサイクルの全ステージを通じて自由な価格決定が認められていることは，ひとたびそのパテント切れに至るとジェネリックセクターの活気を大きく刺激することになると指摘している．しかし他方このことは，発売価格決定の重圧から解放し，かつ一部市場における償還価格交渉がスムーズに進まないことによる発売の遅れ，あるいは極端なケースでは発売できなくなる事態に基づく初期価格引下げの重圧を回避できることになる．

い企業を不利にすることで，外国企業の大きな直接投資を引き出そうという狙いをもっていたことは明らかである．「価格規制制度」の初期段階では，この計画はイギリス小企業の撤退（上に触れた有効性についての規制結果と関係なく）をも視野に入れていた．だがこの「規制」のただひとつの狙いは，革新を行ってくれる企業の国籍のいかんに関係なく，「価格規制制度」なければ，起こっていたであろう水準以上に，イギリスの医薬品産業の研究開発競争をより激烈なものにすることにあった．しかしながらイギリスの医薬品価格を間接的にコントロールしようとするこのメカニズムに対し，1999年新たに設立された政府機関「国立医療技術評価機構」（NICE : The National Institute for Clinical Excellence）はある種の新薬について，コスト効率の点からは問題だと異を唱えるようになった．コスト効率についてのデータを償還価格決定の関係書類の一部として提出できる，あるいは提出を奨励する他の諸外国とは対照的に，イギリスでは医師にこうしたデータを用いて，特定医薬品の処方をすすめるのはNICEのみであった．医薬品業界はNICEは医師の処方決定に対するいまひとつの影響要因になると見ていた．またイギリス政府の目からはNICEは革新的新薬の活用を促進すると見ていた．実際，「製薬産業競争力調査特別委員会」（PICTF, 2000）によれば，政府がNICEを設立した意図のなかにはコスト効率の高い医薬品の活用促進を加速させたいという狙いがあったという（同，p.21）．NICEの初期段階におけるネガティブな裁定のひとつは，1999年NHSに対し，インフルエンザ薬リレンザの処方に対し，この薬品は価格に見合う価値をもたないという理由から反対であるとしたことである．グラクソ・ウェルカムは，これを海外に移す必要に迫られることとなった[7]．

2.2 競争環境の整備

先のコメントで触れたようにイギリスでは，海外直接投資の効果的活用による競争環境の整備はきわめて重要であった．Thomas (1994) によれば「イギリスは1950年代，アメリカやスイスの巨大多国籍企業からの競争に直面した

---

7) 2000年のスミスクライン・ビーチャムとの合併後，GSKの活動本部 (operational headquarters) はもはやイギリスにはなくなっている．

多数の小規模ローカル企業が一掃され，その大きな国内市場の大半を計画的に放棄したのである．この国内市場の喪失は永久的なものとなった」．

　弱体でイノベーションへの取り組みに欠けるイギリス企業は1960年代半ば以降に姿を消すことになったが，他方強力な企業は国内という土壌でこれまた強大なアメリカやスイスの企業と激しく戦うこととなった．時の経過のなかで，生き残りに成功した企業は自社の研究内容を格上げし，革新的新薬を生み出すに至っただけでなく，彼らは海外から進出してきた連中の使う手法を学ぶことになった．例えば，1950年代のアメリカ企業は大学の科学者を雇用し，その雇用を通じてイギリスの大学やNHSとのインフォーマルなネットワークをつくりあげるという手を使っていたが，イギリス企業も徐々にこの手法を模倣し始めていた．このことはマーケティングの分野でも同様で，アメリカ企業は積極的に直接ドクターに対し，ディテール活動を展開するという手法を採用していたが，このやり方は最初こそ評判はよくなかったものの，やがて受け入れられるようになっていった．途方もない大成功を収めたグラクソの抗潰瘍剤ザンタック，これはH_2拮抗剤の分野でスミスクラインのタガメットからトップの座を奪った製品であるが，これは彼らが創薬した製品にアメリカ流のやり方でマーケティングによる大勝利を収め，中規模のグラクソをトップにランクさせるグローバルな製薬巨人に生まれ変わらせることになったものである（Angelmar and Pinson, 1992)[8]．

　イギリス企業の競争力強化とプロダクトポートフォリオの拡大とは，世界主要市場の企業とのライセンスアウト協約によるよりも，1970年代イギリス企業をして自らの海外展開に向かわせることとなった（たしかにそうではあったが，1980年代初頭のころではグラクソがアメリカでザンタックを発売するにあたり，最初，バリウムに対する需要の激減によりその販売部隊に余裕ができていたホフマン・ラ・ロシュを通じて販売することにした．なぜならば，グラ

---

[8] 皮肉にも，スミスクライン・ベックマンは抗潰瘍剤市場の主導権をめぐるグラクソとの戦いで弱体化し，1989年にはイギリス・ビーチャムの勢いの前に完敗し，合併に同意することとなった．1970年代初頭のころ，ビーチャムはグラクソに対し敵対的な株買占めを行っており，当時のグラクソはビーチャムの半分程度で，相互に抗争対立する両社であった．ビーチャムのこの株買占めに対し，グラクソは見事に防衛に成功したが，このとき指揮をとったのはPaul Girolamiで，後にザンタックの開発・マーケティング戦略の指揮をとることになる男である．

クソは1978年アメリカ企業を買収していたが、同社はグラクソが考えていた電撃的販売を敢行するには小さすぎたからである）．Makhija, Kim そして Williamson の3人は，1970年から1986年に至る業界データを用いて，イギリスとドイツの医薬品産業は双方ともに「グローバルに統合」することになると証言していた（Makhija et al., 1997）．というのは，そこでの企業は地理的に分散して行われている付加価値活動に高度の調整を加えることにより，競争上の優位さを引き出すことになるからであると．他方，彼らはアメリカとフランスはそれぞれ「多数の国内産業」（multidomestic industry）を抱えてゆくことになると見ているが，というのはイギリス，フランスそれぞれのきわめて多数の企業での付加価値活動は単一の国内か，あるいは相互につながりをもたない複数国での海外直接投資を通じて行われているためである[9]．

医薬品革新の中心としてのイギリスに影響を与える第四の重要な社会的特色といえば，しっかりした「科学の土台」があったことである．イギリスの大学，私的または政府の科学的研究機関で行われている化学，薬学さらには分子生物学的研究は歴史的に非常に強力で，イギリスの「科学的」医療文化に貢献してきたし，またこれを強化してきたのである．Thomas (1994) は NHS の活動が学界の研究と企業の開発活動そして医療活動間の相互作用に見られる技術面のトライアングルを形成してゆく様子を論じており，彼は結果として医薬品産業は科学者をこのネットワークに引きつけることができようし，かつ効率的な研究努力の方向づけが可能となると主張している．こうした学界と企業との強い結びつきは，イギリスの他の業界ではあまりうまく再現されることはなかった．質が高くしかも相対的に安く科学的・技術的スタッフを確保しやすかったことを反映して，世界の主要な医薬品企業は，1960年代以降イギリスにおけるそれぞれの研究拠点を設立し，研究活動を強化していった．1988年，世界のトップ3の売上げをあげているのはザンタック（グラクソ），タガメット（スミスクライン・ビーチャム），そして Tenormin (ICI) で，これらすべて

---

[9] アメリカ市場の巨大さは（そしてその巨大さゆえに海外企業にとっては強烈な魅力となる），アメリカ企業がとる姿勢の説明になるが，他方フランス市場の「例外主義」（Thomas, 1994 に詳細な説明がある）は，フランス市場がもつ相対的孤立性を説明することになろう．

は最初イギリスで発見され，開発されたものであった．DNAの解読（1953年）でのケンブリッジのワトソン，クリックが行った研究を含め，科学面での相続財産は大変大きなものがあったが，イギリスはブリテンの科学者の手で行われた基礎的発見を活用する点では長い失敗の歴史をもっているのである[10]．

イギリスはいまやリサーチベースとしての魅力という点では20年前と比較しても，否10年前との対比においても劣るのではないかとの鋭い指摘がある．Howells and Neary（1995）は1970年以降のイギリスのR＆Dの生産性は非常に粗末で，実際下降線を描くデータを呈示している．上で触れた主要な成功は，実はずっと以前の発見と開発活動に基づくもので，イギリスのいくつかの著名な医薬品企業名が1990年代に消えてゆくことになったリサーチパイプラインの失敗は，サイエンスの分野における失敗を暗示しているのである．PICTF（2001b）はその最終報告のなかで，業界と学界の関係は「より強力なものとなることはなかった」（同，p.54）が，研究費の高騰（これはイギリスに特有な問題というより世界の現象であった）は，一方では企業合併，買収およびその他さまざまな形態の提携関係を通じ，またグローバリゼーションの圧力でバリューチェーンの分解により，研究環境は急速な変化を余儀なくされたのである．2001年のWelwyn Garden Cityをベースにした研究・生産体制に終止符を打ち，そのため700人は仕事を失うことになったが，ウイルス研究の全活動をアメリカに移すというロシュ（スイス）の決定は，正しくグローバリゼーションの圧力をまざまざと示すものである．Welwyns研究所の科学者はインビラーゼ抗HIV治療薬の発見の責任を負っていた．この医薬品は化合物のランダムスクリーニングからというより，科学的原理から予定された最初のエイズ関連治療薬であった（Firn, 2001）．この投資引揚げは，ロシュの生産施設の合理化と関連していた．というのは，このような補助金によるR＆Dは，企業がグローバルな視野に立ち，世界で最高の収益が期待できる医薬品市

---

10) 例えば診断における重要なイノベーションの多くは，1953年のレディオイミノロジーに始まり，1975年のモノクローナル抗体を経て，1984年のDNAフィンガープリンティング，1993年のDNAチップに及ぶ40年以上に及び，これらはイギリスの科学者の手で行われたものである．しかしながらイギリスの健康診断市場は比較的イギリスにベースを置くことのない多国籍企業に支配されており，診断関係のイギリス企業はすべてきわめて小企業である．

場であるアメリカに研究施設を移転しようとするにつれ，イギリス（およびその他の小さな国内市場）の弱点が目立つようになるのである．

3 企業動向，合併・買収，およびイギリスバイオテック産業の誕生

　イミテーションよりイノベーションの報酬が強調されるにつれ，主要医薬品企業間で企業規模を追求する傾向が1990年代を通じ全世界的に強まっていったが，その背景にはR＆Dコストの上昇と規模の経済についての論議の登場があった．だがこうした合併の背後にあった説明根拠としては，主要製品のパテント切れを間近に控えた企業各社が，研究におけるシナジー効果を求め，そのパイプラインの補給を意図してという理由にとどまらず，研究で成功した成果をただちに資本化するうえで必要なマーケティング上の限界サイズを求めての動きでもあった．イギリスが受けた影響のひとつは，研究および生産設備の重複の合理化で，したがって雇用の減退があった．1990年代での第二の注目すべき動向としては，株主の考え方に関するアングロ・アメリカン流の先入観が強まったことであろう．このことはやがて多角化している企業にその事業ポートフォリオを再検討させ，十分成果をあげていない，あるいはスケールに問題があると見られた事業部ないし子会社を処分させることとなった．一部の非医薬品企業の場合，この結果ヘルスケア関連事業を売却することになり，また一部の医薬品企業では，食品，農業関連事業，動物薬または消費者向け事業からの撤退という事態に発展していったものもある．以下でやや詳細に触れることにするが，このようなポートフォリオ再評価の結果，いくつかの企業のイギリス医薬品業界からの退出という事態が発生したのである．

　総合すると，これら2つの動向は，イギリス産業部門における整理統合を導くことになった．しかしながら同時に1980年代に始まる第三の動向があった．それは急展開を示すバイオ技術の周辺領域での多数の新たな，小規模ではあるが特殊な研究を行う企業の出現であり，同時にそれぞれの起源をパブリックセクターにもつアマシャムやセルテックのような誕生も見られた．かつては医薬品研究で自社の新技術開発を目指した，各種業界での企業の多角化戦略を通じて実現された医薬品産業のダイナミズムに，近年の数多くのバイオ企業の出現

表7 イギリスにおける海外医薬品企業

	1996年	1997年	1998年
提携海外企業数	53	56	20
(全国総企業に占める比率)	10.4	11.8	37.7
提携海外企業の従業員数	30,419	29,375	19,284
(全国総従業員数の比率)	46.9	43.4	35.5
提携海外企業の生産高 (100万£)	5,069	5,271	n.a.
(国民総生産 (GNP) の比率)	52.6	49.5	n.a.
提携海外企業の売上高 (100万£)	5,062	5,226	4,128
(全国総売上高に占める比率)	52.8	49.7	43.4
提携海外企業の付加価値 (100万£)	2,634	2,775	1,706
全国総付加価値に占める比率	n.a.	45.6	42.0

資料：OECD, Measuring Globalisation.

は，この産業に新たなダイナミズムを与えるに至っている．このようにして1990年代は，イギリス医薬品業界における重要な流れをつくりだした10年であった．表8は10年内外の間に生じた主要な所有の取得または移動の若干を示したものである．

前節で指摘したように，1960年代の規制環境の変化の結果，大企業の合理化と買収により，多くのイギリス中小医薬品企業は姿を消していった．1990年代のこの業界での世界的広がりをもった統合の動きは大型企業を巻き込んだもので，例えば1999年時点でグローバルマーケットシェア3％を超える多国籍企業は10社を数えたが，1995年時点では6社であったことと対比するとよい．そのなかの2社，グラクソ・ウェルカムとアストラゼネカはイギリスにベースを置く企業で，スミスクライン・ビーチャムはシェア2.8％で11位にランクされていた．1988年時点で世界のトップ10の企業群は25％のシェアをもっていたが，10年後のトップ10社は40％の市場を支配していた．2001年になるとグラクソ・ウェルカムとビーチャムの，そしてファイザーとワーナーランバートの合併があり，これでグローバルマーケットシェア5％を超える企業が誕生したことになる．メルクはその全組織力による成長を続けており，全世界市場の5％を超えるシェアをもった3位のメガカンパニーになっている．この間20世紀末に至ると，イギリス企業と識別できるのはわずか2社が残っているのみであるが，10年ほど前であれば，最前列に並ぶイギリス医薬品会社としては（グラクソ，ウェルカム，ビーチャム，ICI，ブーツそしてファイ

表8 イギリスにおける国内医薬品企業間での所有の変更

1989年		Beecham	SmithKline Beckman（アメリカ）と合併
1990年	1月	Medeva	Evans Healthcare（グラクソのジェネリック部門の経営権を取得してできた会社）を買収
	9月	Medeva	Thomas Kerfoot（イギリス・ジェネリック）を買収
1992年		BOC	Delta Biotechnology（イギリス麻酔薬会社）を買収
1993年	6月	ICI	Zeneca（医薬品部門）とICI（化学部門）に分割
1994年		Amerpharm	大半の株式をMerck（ドイツ）に売却
1995年	3月	Boots	医薬品事業をBASF（ドイツ）に売却
	3月	Fisons	R&D活動をAstra（スウェーデン）に売却
	3月	Glaxo	Wellcome（イギリス）を買収
	10月	Fisons	残りの医薬品事業をRPR（フランス）に売却
	12月	Smith & Nephew	同社の最後の医薬品事業をSynthelabo（フランス）に売却
1996年	5月	BOC	Delta Biotechnologyに売却
	6月	Celltech	Celltech BiologicsをAlusuisse-Lonza（スイス）に売却
	7月	Johnson Matthey	生物・生理学研究から撤退し，AnorMedを新設する
	10月	Innovex	Quintiles（アメリカ）に売却
1997年	6月	Amersham International	55％シェアをもつAmersham Pharmacia Biotechを創立するためにPharmacia（スウェーデン）とライフサイエンス事業を合併
	7月	Amersham International	Nycomed（ノルウェー）と画像化事業を合併，Nycomed Amershamに社名変更
1998年	4月	BOC	Ohmedaを売却し，ヘルスケア事業から撤退
	9月	Oxford Molecular	Cambridge Combinatorialの80％を買収するが今日はすでに所有していない
1999年	1月	Shield Diagnostics	Axis Biochemicals（ノルウェー）と合併
	3月	Zeneca	Astra（スウェーデン）と合併
	5月	Proteus International	Therapeutics Antibodies（イギリス）と合併
	5月	PolyMASC	Valentis（アメリカ）により買収さる
	6月	Celltech	Chiroscience（イギリス）と合併
	7月	Goldshield	SmithKline Beechamから一群の医薬品を買収
	11月	Celltech Chiroscience	Medevaを買収し，社名をCelltechGroupに変更する
2000年	3月	Peptide Therapeutics	医薬品配送会社MimetrixをMedivir（スウェーデン）に売却
	7月	Oxford Molecular	Cambridge CombinatorialをMillenium Pharmaceuticals（アメリカ）に売却
	9月	Peptide Therapeutics	Baxter Healthcareに株式の20％を売却
	9月	Celltech	同社のワクチン事業をPowderJect Pharmaceuticalsに売却
	12月	GlaxoWellcome	SmithKline Beecham（イギリス）と合併
2001年	2月	Xenova	Cantab Pharmaceuticals（イギリス）を買収
	5月	BioFocus	Cambridge Drug Discovery（イギリス）を買収
	6月	Johnson Matthey	Meconic（Glaxoからスピンアウトした会社でイギリス上場株式名簿に載っている）を買収
	7月	Protherics	同社のComputer-Aided Molecular Design部門をTularik（アメリカ）に売却
2002年	3月	Amersham	Pharmaciaが所有するAmersham Pharmacia Biotechの45％の株式を買収

資料：新聞報道，企業記録およびウェブサイト．

ソンズ各社）6社を数えたはずである．

　イギリスの企業は自社の技術を活用して早くから医薬品産業に参入していったが，しかしその後あのような規模での参入が起こることはなかったし，またスイス企業に見られたような長期にわたる辛抱強さ（とくに株主価値観の専制ぶりを前提とすると）もその後は見られなかった．このうち大手のすべてはその起源を染料にもっていたし，またドイツ企業の場合はその起源を化学工業にもっていたのである．ICIはもっとも代表的なイギリスの例で，現在も製薬活動を続けているという点でもっとも成功を収めている例であろう．1930年代に染料から多角化に乗り出し，1940年代に入って抗マラリア薬で最高の成功を収めたのである．同社の医薬品事業のなかでもっとも重要な成果は1960年代の世界で最初のベータ・ブロッカー，抗高血圧心臓薬の開発であった．事実，ジェームス・ブラックが1988年ノーベル賞を受賞したのはこの仕事に対してであった．アメリカでは，最重要製品テノーミンのパテント切れが間近に迫っていたにもかかわらず，研究パイプラインとの間にあったギャップのために，ICIは2つの会社に分割を余儀なくされることとなった．その結果，一方の高い価値をもつ生命科学関連分野の事業（医薬品，農業化学および特殊化学品）を担う「新」ゼネカは，いまひとつの赤字を出し続けるコモディティ的化学薬品事業を引き受けた「旧」ICIの経営的重圧から解放されることとなった．1997年におけるゼネカの医薬品事業は全世界で19位にランクされ，心臓血管と癌の領域ではきわめて強力な地位を占めていた．

　ゼネカとは違って，ファイソンズは同社の中核事業であった肥料事業部を含む不採算事業の処分に1980年代を通じて努力したものの，分裂を重ね，その社名は完全に消滅してしまった．ファイソンズの医薬品事業での関心は抗アレルギー治療薬に置かれていたが，それでもその中核製品インタールの1994年の順位はやっと5位で，グローバルのシェアはベントリン（グラクソ）のシェア15％——当時すでにパテント切れにあったが——に対しわずか5％にすぎなかった．ファイソンズの全R＆D予算はグラクソの10％以下で，これでは独立企業として生き残ってゆくには不十分であった．同社はR＆D部門を1995年3月スウェーデンのアストラに売却した．またファイソンズには，開発過程の最終段階にある医薬品の買収に専念する医薬品マーケティング会社メ

デヴァとの合併構想があったが失敗に終わり，1995年10月には，イギリスで強力な研究活動を行っているが，マーケティング力では非力なローヌ・プーラン・ローラからの買収に屈することとなった．

本来の事業分野からの多角化を通じ，イギリスの医薬品業界に参入を図ったいまひとつの企業は，工業用ガス会社のBOCであった．他のヘルスケア関連活動のなかで，BOCは麻酔薬事業を開発し，アメリカとプエルトリコに生産施設をもっていた．また1992年ノッティンガムにベースを置くデルタ・バイオテクノロジーを買収，1993年にはデュポン・メルクから血圧関係薬剤を購入することで，グループ全体売上げのおよそ18％を占めるところまで拡大していったが，BOCは1998年同社のオーメダヘルスケア事業部門を売却している．今日となってはBOCと医薬品業界との主な接点は特殊な包装機器と専門的ガスの供給を通じてということになる．ジョンソン・マッセイはイギリスの重要な高級原料会社であるが，同社もまた医薬品部門への多角化を試みた会社である．1990年代に自社の化学をベースにした研究活動により抗癌剤および抗ウイルス薬を開発したが，しかしほどなく1996年アノーメッドとしてバイオメディカルの分野へスピンアウトしている（スピンアウトした会社は現在バンクーバーにベースを置き，新規に株式公開を行い，1999年現在トロント証券取引所に上場されている）．ジョンソン・マッセイは薬理活性のある重要な供給業者として引き続き医薬品業界とのかかわりをもっている．2001年にはエディンバラにベースを置く，アヘンアルカロイドの世界的企業であるMeconicを買収している．レキット＆コールマン（現在はアメリカにベースを置くレキット・ベンキーザー）そしてブーツ，これら両社はOTC市場で強力な存在感をもっていたが，しかし1990年代におのおのの医療用医薬品を売却してしまっている．

医薬品各社の売却・合併，その結果としての設備の合理化により失業が発生していた．イギリスにおける医薬品業界の雇用がピークを打ったのは1992年であった．例えば，グラクソによるウェルカムの買収が行われた1995年では7,000人の雇用減となり，ケント州のベッケンハムにあったウェルカム中央研究所の閉鎖につながっている．また同年にはファイソンズがローヌ・プーラン・ローラに吸収され消滅したことによる失業があったし，BASFによるブー

ツ医薬品会社の乗っ取りによる雇用減もあったと思われる[11]．アストラゼネカは1999年オルダリーパークとチャーンウッドの研究開発所で450人が失業したと発表していたが，後に新たな仕事が後者で追加されたとのことである．2000年末に起こったグラクソ・ウェルカムとスミスクライン・ビーチャムの合併は，当然合併施設の再検討という問題を伴うことになるが，向こう2-3年にわたってイギリス（その他の諸国における）の各地で数百人の失業が予想されるといわれている．

現存の会社で新たな工場用地が準備されるにつれ，あるいはまったく新規の会社においても仕事の創造が始まった．例えばグラクソ・ウェルカムは，1997年Stevenageで遺伝子専任の研究開発担当役員を新設しており，ファルマシア＆アップジョンは両社が1995年に合併した後，グローバル本社をイギリスに置くと意思決定したとき[12]，およそ100の新しいポストを新設することにした．2つのニューカマー，セルテックとアマシャム，この両社のそのルーツはパブリックセクターで，過去20年以上にわたってセルテックは成長を続け，以下で述べるようにイギリスでは最大のバイオテクノロジー会社になった．アマシャムインターナショナルは，分子生物学で使用されるアイソトープトレーサーや医薬品ならびに産業のための放射性物質の開発を目的とする全イギリスのセンターとして発足した組織であった．政府機関ではあったが，それはあたかも営利企業的な動きをしており，したがってそれはイギリス政府にとっては，1982年の第一級の理想的民営化例となったのである．アマシャムはアメリカでようやく姿を見せ始めたバイオテクノロジー産業に参加しようとする企業に供給するため，1980年代に酵素の生産を開始している．1990年代の中葉，同社の医療画像事業部はノルウェーのニコメッドと合併，加えて同社の生命科学事業部はファルマシアの生命科学事業とジョイントベンチャーを組み，ファル

---

11) 5年後の2000年にBASFはイギリスのアボット・ラボラトリーズに医薬品ならびにヘルスケア関係の株式を売却している．
12) 1998年同社はグローバル本社をアメリカのニュージャージーに移したが，その結果イギリスでは若干人の余剰を生むこととなった．新聞報道は重要な経営拠点（ここではスウェーデンとイギリスであるが）から遠く離れたところにグローバル本社をもつことの利便性問題は別として，合併時点においてはそうであったとしても，1998年ではロンドンはもはや戦略的拠点ではなくなったのである．

マシア・バイオテックと名づけられた。アマシャムは1990年代の間にアメリカでの売上げは，1990年の2000万ドルから2001年にはほぼ10億ドルと大きく伸ばしている．2002年3月，ファルマシア・バイオテックの株のうち，ファルマシアの持株45％を買い取ると発表している．アマシャムはヒトゲノムの解読にかかわっており，かつおそらくはイギリスの民営化運動ではもっとも成功したものに挙げられる会社であるにもかかわらず，比較的地味な存在であった．

4 バイオテクノロジー産業

医薬品産業についての伝統的モデルは，その参入障壁は高いことを暗示している．ポーター学派の見方によれば[13]，医薬品産業を形成するビッグリーグへの仲間入りを求める革新的企業は，既存勢力からの数々の抵抗に直面することになろう．例えば彼らは規模の経済を実現し，豊かな資本を擁し，R＆Dのエキスパートをそろえ，マネージメント・スキルに優れ，流通・原材料へのアクセスや，政府の政策に精通し，加えてパテント保護の点でも優位さを享受しているはずであると（Taggart, 1993）．しかしながら時間の流れのなかで技術において，資金市場において，科学者ならびに経営者の労働市場での変化が，小規模ながら起業家精神に富んだ研究志向型企業の誕生を容易にする条件となり，それら企業はバイオテクノロジーの基盤技術（プロテオーム研究，遺伝子機能解析など）を開発し，あるいはこうした技術を用いることで，バイオメディカルな療法を創出することになっている．またバイオテクノロジーは，遺伝子操作を通じ，また連続発酵法での酵素の利用により（このことの結果時間とコストの節約が可能となる），さらにはモノクローナル抗体の生産のような細胞培養の利用により，医薬品の生産方法に大きなインパクトを与えることになっている．業界の多国籍企業は，こうした新たなバイオテクノロジー企業の実現による特許利用権の取得，資本のテコ入れ，さらには他の各種戦略的提携に

---

13) Porter's Competitive Strategy (1980, Free Press, New York)，および The Competitive Advantage of Nations (1990, Macmillan, Houndmills) 参照．

よるそれぞれの製品パイプラインの充実を期待している．

　バイオテクノロジー工業協会（BIA：Bioindustry Association）[14]によれば，イギリスのバイオテクノロジーセクターは，ヨーロッパのバイオテクノロジー産業の4分の1近くを占め（これはアメリカのバイオ産業により頭を押さえられているため），同時にヨーロッパで広くいわれているバイオサイエンス企業の半ば以上を占めている．1999年のイギリスのバイオサイエンス企業数は560社から600社と推定されており，これら企業は高い技術水準をもつおよそ4万2,000人を雇用している．協会に加盟している350社中，その3分の2は治療薬や治療法の研究開発にかかわっており，残り3分の1の大半は，環境関連や，診断技術の開発にかかわりをもつ会社である．大半の企業は小あるいは中規模企業に分類される会社である．すなわちスタッフ500人以下を雇用する企業である．Kettler and Casper（2000）は，BIAのデータは，会社数の点でも従業員数の点でも，イギリスのバイオテクノロジー業界を過大視していると語っている．というのは，発表している数字のなかには研究機関のみならず，コンサルティングやサービス会社までも含めているからである．Ernst & Young（2000, 2001）はイギリスのバイオテクノロジー業界の従業員数は，ヨーロッパの総合計6万1,000人中，1万6,000-1万7,000人になるといい，イギリスの企業数は，ヨーロッパ全体のバイオテクノロジー会社数，1999年の1,351社，そして2000年の1,570社に対し，1999年においても2000年においてもおよそ270社であったと見ている．明らかにイギリスの場合，会社数の伸びは，企業合同もあって少々停滞しているが，ドイツの会社数は1999年の269社から2000年ではおよそ330社と伸びを続けている．図2は1999年時点でイギリスとドイツの会社がヨーロッパのバイオテクノロジー業界をいかに支配していたかを示すものである．

　Kettler and Casper（2000）は，イギリスのバイオテクノロジー産業はドイツのそれに比してより成長した産業になっていると記しているが，なぜなら，1998年で見るとイギリスのプレイヤーの80%以上が在籍年数6年以上となっており（ところが1998年時点では，ドイツ企業の半数は在籍年数5年以下）

14）http://www.bioindustry.org による．

図2 ヨーロッパのバイオテクノロジー企業
（1999年）

ドイツ
イギリス
フランス
スウェーデン
スイス
オランダ
フィンランド
ベルギー
デンマーク
アイルランド
ノルウェー

□ 私企業
■ 上場企業

0　50　100　150　200　250　300

資料：Ernst & Young, 2000 より作製．

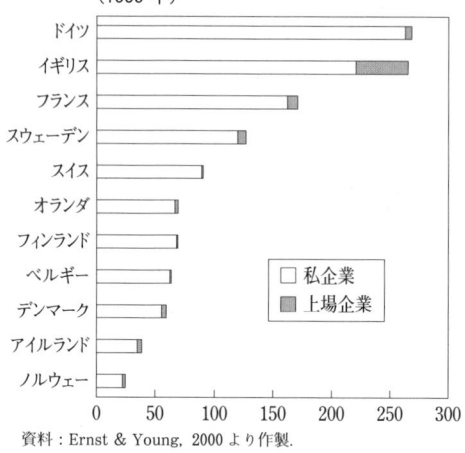

かつイギリスの場合100人以上を雇用する企業は40％を超えている（ドイツの場合45％は雇用者数10人以下となっている）からである．製品開発の点ではイギリスのバイオテクノロジー企業のほうが開発から臨床治験にまでもっていくうえでかなり成功を収めているように思われる．イギリス企業は手がけた研究のできるだけ多くをその先の臨床治験段階に送り込むべく努力しているが，他のヨーロッパ企業も力をつけてきている．1999年のイギリスの上場企業は，開発のパイプラインにある全製品の3分の2（そしてフェイズⅢにある11の全製品）を占めていたが，2000年には半分以下を占めるにとどまっている[15]．

イギリスにおいてもアメリカ同様多くの新たに誕生したバイオテクノロジー企業は，大学および研究機関からスピンアウトしたものである．しかしながらたいていのバイオテクノロジー会社は狭い製品ポートフォリオをもっており，コストとリソースの点からわずか1-2の製品にフォーカスを絞らざるをえない状況にある．このことは臨床治験の結果の遅れ，ないし好ましからざる結果の場合，それら企業を失敗の危機に立たせることを意味するわけである（Ket-

---

15) しかしながら新たに上場された会社——このうち数社は2000年現在ではヨーロッパ企業であった——そのパイプラインのなかで非常に有望な製品であったため，市場に投入される可能性はきわめて高いことは注意されるべきであろう．

表9 主要市場の製品研究パイプラインの推定成長率

	1995年	1996年	1997年	1998年	1999年	2000年	年平均
イギリス	43	58	70	78	108	119	79
フランス	35	40	44	40	54	59	45
ドイツ	16	19	24	28	36	63	31
アメリカ	145	139	156	150	161	173	154

注：年当たりのR＆Dおよび臨床治験に入った平均医薬品・製品数．
資料：BIA http://www.bioindustry.org（2002年3月20日現在）より作製．

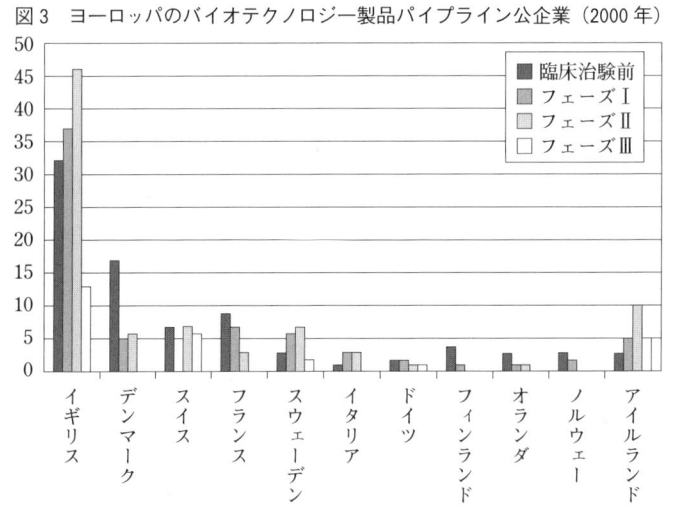

図3 ヨーロッパのバイオテクノロジー製品パイプライン公企業（2000年）

資料：Ernst & Young, 2001より作製．

tler and Casper, 2000)．バイオテクノロジー企業間に見られる高い撤退率は，「創造的破壊」という言葉をつくったが，正しく的を射た言葉である．Kettler and Casper (2000) はこの見方を支持するような各種ソースからのデータを引用しているが，そのなかに1980年から1998年の間にグローバルベースで開発過程にあったすべてのバイオテクノロジー関連のプロジェクトのうち，82％は失敗に終わったという事実があった――この失敗率は主要医薬品会社プロジェクトの場合より高い比率であった．残りのプロジェクトは依然開発過程にあるか，あるいは（少数ではあるが）市場に到達することができたものである．これまで市場に到達できたバイオテクノロジー製品の数は限られており，たいていのバイオテクノロジーの会社は深手を負い，したがって開発資金を使い果たし，倒産かそうでなければ他社による買収というコースをたどることになり

がちである．イギリス企業による製品失敗例が高いことのなかには，ブリティッシュ・バイオテックの膵臓治療のための治験を断念した例があり，プロヴァリスは Macritonin の治験を断念している（Ernst & Young, 2000）．2001 年に苦境に立ち至った目立つ会社としてはバイオグランとエランがある．明るい側面では，1999 年セルテックは，長時間作用する局所麻酔薬キロカインについてアメリカでの市販承認を得たが，イギリスのバイオテクノロジー会社では承認第 1 号となった．そして 2000 年にはこの成功に続いて白血病治療薬マイロターグの市販承認を得ることができた．

　Ernst & Young（2000）はパテントや技術関係がより複雑になるにつれ提携数が急激に増加しているという事実から，1999 年におけるヨーロッパバイオ事業の性格の変化について述べている．今日の環境下ではバイオ企業が単独で存続できる余地はほとんどなくなっていると彼らは述べている（同，p. 7）．例えば，アメリカのシェーリング・プラウは，ブリティッシュ・バイオテックの有望な癌治療薬の研究についてグローバルな権利を取得し，その見返りとして同社株式の 0.7% を購入し，前払い金と開発過程の経過金とロイヤルティで 5,200 万ユーロを限度として支払うことを約束した．もっと以前の協定であれば，パウダージェクト・ファーマシューティカルズとグラクソ・ウェルカムとの間の提携があり（スミスクライン・ビーチャムとの合併以前の提携である），これは HIV 治療のための DNA ワクチンについてのものである．また，ケンブリッジ・アンタイボディ・テクノロジーとワイス・アヤスト・ラボラトリーズ（アメリカのアメリカン・ホーム・プロダクツの一事業部である）との間の人間の抗体をベースにした医薬品の研究開発についての協定があり，さらには急性腎不全予防薬をめぐってロシュとヴァンガード・メディカ（今日ではヴァーナリスとして知られている）との間の協定がある（DTI, 1999）．

　Ernst & Young（2000）は，最大手バイオ企業相互間の力を目指した合併に向かう動きについて報告している．すなわち彼らはクリティカルマスを求め，絶望的研究のなかでの最後の一勝負をはったといったたぐいの合併ではなく，相手のもつ追加的資源，技術あるいは製品を期待したうえでの合併であった．セルテックのカイロサイエンスの合併やシャイアーのロバーツ（アメリカ）の取得——これらの取引は 1999 年に起こっている——これらはバイオ企業間の

前向きな合併戦略の例として評価されたものである.このように主要な医薬品企業は必ずしもバイオテクノロジー企業がとくに好んでパートナーに選ぶ相手ではなかった.このことは,一部には小さなバイオテクノロジー企業は,自分たちの技術の価値を適切に評価してくれる多国籍医薬品企業との間で協定に到達するのは容易ではないと恐れたためである.「伝統的」医薬品セクターがそうであったように,この合併合同のプロセスは,やがてクリティカルマスを超える限られた数の大型のイギリスのバイオテクノロジー企業と,他方ではきわめて多数からなる零細企業群との二極化へと導くこととなろう.

　イギリスバイオテクノロジー産業の発展を支援することは政府の政策スタンスとなっているが,このことは1999年DTIが出版した報告書"Genome Valley : The Economic Potential and Strategic Importance of Biotechnology in the UK"のなかで明示されている.この報告書は多くの産業を活性化させる技術として,イギリスにおけるバイオテクノロジー技術の開発促進はきわめて重要であることを強調している(現政府のバイオテクノロジーに対する積極的姿勢は,1980年代から1990年代の初頭に及ぶ間を通じ,関心を示さなかった保守政府とはよきコントラストをなしている).Howells and Neary (1995) は,イギリスのこの分野には予算をつけようといった研究予算の戦略的配分方式を,欧州連合(EU)のバイオテクノロジー計画もこれを踏襲することが容認されようとしていると一部関係者は感じ始めていると述べている[16].バイオテクノロジーの商業化に際して,1995年以降ドイツ政府は積極的関与策をとったが,イギリスはドイツと異なりむしろアメリカ型の国家政策の途をとろうとしており,法規制面ではバイオテクノロジー組織の立ち上げは大学,ベンチャーキャピタルさらにはサービス会社自身になるようにインセンティブが配慮されている(Kettler and Casper, 2000).前でも触れたセルテックについては後に詳細に取り上げるつもりであるが,同社はイギリスでは例外的ケースで

---

16) 1980年代の大半を通じイギリス政府の政策は独特のR&Dの研究に対し支持することはやぶさかでないが,マーケットの近くの活動には生理的嫌悪感を抱いていると彼らは見ていた.したがって政策当局は,そのことは早くから指摘されていたことであるが,うまく進んだ基礎研究とイギリス産業の利益のための商業的利用との間のいわゆる「開発ギャップ」にいらだちを感じていた.

あった．技術移転機関を財政的に支援できる公的資金はきわめて限られている．公的基金で運営される学術的研究の利用にかかわる法律は1985年に改正され，大学が知的資産を利用し保護する技術移転局を創設する責任を負うよう改められた．ライセンス収入は科学者個人と彼らが属する大学学部，そして大学自身の三者でシェアされる．しかしアメリカの大学であれば受けているであろう多額の寄付金をイギリスの大学は受けていないことは，技術移転局は多くのプロジェクトに投資できる十分な原資をもっていないことを意味している（Kettler and Casper, 2000）．しかしながらその他の点ではイギリスの自由な法体系のため非常に好都合であった．例えば治療上のクローン関係法は，幹細胞研究にとっては，イギリスを世界の中核へと転換させることになった．イギリスの初期段階でのクローン治療の成功は1997年のドリー（クローン羊）の誕生であったが，これはPPLセラピューティックスとスコットランドの国立ロスリン研究所との共同研究の成果であった．

　イギリスではバイオテクノロジー企業群は，イギリス政府が第一級の研究センターと分類した大学や研究機関の周辺で発展することになったが，そこはケンブリッジ，オックスフォードおよび中央スコットランドであった．その理由は生まれたばかりの新会社は彼らに次々と種を生んでくれるアカデミックな研究機関との密接なつながりを確保しておくことを望んでいたためである．BIAデータは，イギリスのバイオテクノロジー産業のおよそ40％は南東部（ロンドン，オックスフォードを含む）に立地しており，さらに17％は東部地区（主としてケンブリッジ）に集まっているとしている．これら地域内の企業間の支援ネットワークや相乗作用面でのつながりはきわめて重要であるが，研究所の分離新設のためのスペース問題――すなわち現存企業成長のためのスペース問題――は一部地域では深刻な問題となりつつある．しかしながら全般的には，ビジネスプランのコンサルティングに応ずるとか，テクノロジーパークの維持，さらには新たに分離独立させたブランドニューの会社に対するインキュベーター施設など，プライベートセクターのサービス会社は，支援が制度に基づいて行われているドイツのケースと対比するとき，イギリスのアントレプレナーバイオ企業による支援のほうがはるかに行き届いたものとなっている（Kettler and Casper, 2000）．立ち上げようとする企業に対するベンチャーキ

ャピタルの資金援助も，ヨーロッパ大陸との比較ではイギリスは総じてうまくいっているが，しかしアメリカとの比較となると，比べるべくもないことは確かである．

4.1　セルテック株式会社

　ここではイギリス医薬品産業にとっては比較的ニューカマーに属する企業に関する簡単なケーススタディを行うこととする．同社は，ひとつはバイオテクノロジーについてのパイオニア的研究を，そしていまひとつには的を絞った合併という，2つの対をなす戦略を通じ，国際的成功を収めた企業である．セルテックはもともとイギリスのバイオテクノロジー企業であった．2000年時点で，同社はDTIのデータ（表10）によると，医薬品関連のR＆D支出では7位の企業であった．同じ表を見ると，売上高では全体で12位になるが，イギリス以外の会社を除くと売上高4位の企業であることが分かる．

　セルテックは1980年イギリスのナショナル・エンタープライズ・ボードからの基金で設立されており，このボードは政府のインキュベーターとして役割を果たしていたところである．今日セルテックは自身を次のように説明している．「当社は完全に統合された，国際的なR＆Dを中核とする組織体で，幅広い医薬品化学ならびにバイオ医薬品開発についての研究報告を世に問うており，抗体技術では指導的地位を確立している」[17]．

　セルテックは，メディカル・リサーチ・カウンシルの許可を得た研究を使って，最初細胞培養によるタンパク製造，診断薬，抗体工学，食品加工技術，人体治療薬等々の分野で仕事をしていたが，1986年アメリカン・サイアナミッド（現在アメリカン・ホーム・プロダクツの一部）と協定を結び，単一クローン系抗体および抗体工学製品の開発を行うこととなった．しかしながら研究の投入にもかかわらず，そこから具体的製品が出てこなかったため，セルテックとしては発見と開発活動に専念するため，コア以外のビジネスを手放さざるをえなくなった．1990年時点においても，セルテックは依然赤字経営を続け，かつベンチャー向け資金の利用はほとんど不可能な状況にあった．新たにイギ

---

[17]　会社ウェブサイト http://www.medeva.co.uk による．

表10 イギリス医薬品産業R&D支出別順位表（2000年）

	2000年 R&D支出 (£m)	(増減率%)	対売上高 R&D支出費率 (%)	売上高 (£m)	従業員1人当たり R&D支出額 (£'000)	各年R&D投資額 1999年 (£m)	1998年 (£m)	1997年 (£m)
Glaxo SmithKline	2526	10	14.0	18,079	23.3	2,286	2,073	1,148
Astra Zeneca	1937	-1	16.0	12,119	34.0	1,957	1,656	1,453
Pfizer	373	14	39.2	952	84.3	329	261	313
Merial	95	16	8.4	1,125	14.8	81	31	n.a.
Roche	92	20	17.3	531	33.1	77	65	51
Eli Lilly	78	n.a.	7.8	1,000	22.9	n.a.	n.a.	n.a.
Celltech	70	22	29.7	236	38.9	57	20	19
Aventis	58	1	7.3	787	13.0	57	48	47
Shire Pharmaceuticals	47	47	13.8	344	49.0	32	22	5
Novartis	40	-7	7.2	560	14.7	43	40	30
BMS	35	-10	6.6	530	12.0	39	30	20
British Biotech	24	-23	802.5	3	79.5	31	42	36
Oxford Glycosciences	22	23	247.0	9	136.4	18	13	7
Powderject Pharmaceuticals	22	53	720.8	3	108.7	14	7	1
Vernalis	19	16	620.6	3	138.9	16	21	22
Cambridge Antibody	16	16	157.3	10	97.7	14	9	7
Cantab Pharmaceuticals	15	18	246.4	6	105.6	13	11	7
Amarin	14	19	107.4	13	126.9	12	12	9
Skye Pharma	13	87	54.6	24	35.1	7	6	7
Acambis	13	-10	211.9	6	119.9	14	8	10
Johnson & Johnson	10	-49	1.2	789	2.0	19	21	25
PPL Therapeutics	9	-29	n.a.	0	60.2	13	14	11
ML Laboratories	9	58	77.2	12	48.8	6	8	6
Protherics	9	-8	451.5	2	48.3	10	5	5
Bioglan Pharma	8	47	8.3	101	14.7	6	5	4

4　バイオテクノロジー産業

Galen	8	102	9.3	86	6.7	4	3	2
Quadrant Healthcare	8	62	395.6	2	87.9	5	3	1
Ce NeS Pharmaceuticals	8	58	111.2	7	70.8	5	4	4
Xenova	7	-34	n.a.	0	130.2	11	16	13
Gemini Genomics	7	25	n.a.	0	111.8	6	4	n.a.
Antisoma	6	44	323.6	2	231.1	5	2	0
Merck	6	-13	3.4	168	6.2	7	6	3
Alizyme	5	43	n.a.	0	433.3	4	4	3
Weston Medical	5	67	256.1	2	61.7	3	2	n.a.
Oxford Biomedica	5	34	503.3	1	102.7	4	3	2
Servier	5	10	67.7	7	57.1	4	4	4
Provalis	4	-76	55.7	7	31.5	17	17	12
Phytopharm	3	-30	169.7	2	117.0	5	4	3
SR Pharma	3	-1	300.1	1	125.0	3	2	2
Pharmagene	3	10	271.0	1	45.9	2	2	1

注：イタリックで社名を示したのは海外企業が所有するイギリス子会社．
資料：『フィナンシャル・タイムズ』紙 R＆D 投資額一覧，2001 年 9 月 27 日，通産省データに基づくもの．

リスのロシュから迎えた最高経営責任者（CEO）は，同社を2つの部門（医薬品の発見を目指すセルテック・セラピューティックスと契約生産を行うセルテック・バイオロジックス）に再編し，資源をリサーチプログラムに集中すると同時に，リスクを分散するべくさまざまな共同研究に加わることとした．例えばバイエルとかメルク，シェーリング・プラウといった，いわば巨大医薬品企業が主要な協力企業となり，これら企業はセルテックが大いに必要としていた経営ノウハウと同時に財務面での支援を提供した．たいていの若いバイオテクノロジーで発見を志向する企業同様，巨大医薬品企業の世界であればすべて備えているはずのマーケティングスキルを，セルテックはもっていなかったのである．

1993年12月のロンドン証券取引所（LSE）の規則改定後，「科学的リサーチ志向の主要企業は，必要とされていた事業報告なしで」資金調達が可能となり（Kettler and Casper, 2000 は LSE の規定を引用している），そこでセルテックは株式公開に踏み切った．LSE はバイオテクノロジー企業に対し過去3年間の利益報告を免除したが，しかしそれら企業は臨床治験段階にある製品を少なくとも2製品はもっていること，またそれは「立派な」投資対象物件であることの根拠の呈示，さらにその製品を市場にまでもちこむための資金計画を求めていた[18]．セルテックは，1株250ペニー額面で上場することにより，1,765万ポンド（およそ3,000万ドル）を調達することができ，同社の財政面での自給体制への途を切り開くことになり，イギリスの他のバイオテクノロジー企業とは異なって，セルテックは以後資金調達のため証券取引所に再び戻る必要はなかった．

セルテックの生産部門，すなわちセルテック・バイオロジックスのアルスイス・ロンザに対する1996-97年の売上げは4,200万ポンドに達し，おかげで同社を純粋に医薬品の研究企業へと変えることを可能にした．すなわち，セルテ

---

[18] 1995年の Alternative Investment Market（AIM）の設立はバイオテクノロジー企業にとって市場からの資本調達を容易にし，かつ個人投資家にとっては市場から退出しようとするときこれを容易にしたことになる．ことに後者は，イギリスのベンチャーキャピタル産業の発展にとって重要な意味をもち，新たなイギリスのバイオテクノロジー企業へのその後の資金供給の機会を拡大することとなった．

ック・セラピューティックス部門が具体的な成果をほとんど出せないまま開発活動を続けることが可能であったのはバイオロジックス部門の契約生産活動のおかげであった．たしかにセルテック・セラピューティックスが1996年に稼ぎ出した売上高は100万ポンドにすぎなかったが，セルテック・バイオロジックスは1,220万ポンドを売り上げていた．しかし，バイオロジックスの売上げは1996年急落することとなり，1999年までの間でここまで売上げが低下したことは一度もなかったことである．臨床治験段階にあってもっとも期待されており，バイエルの手で開発中の敗血症治療薬が失敗に終わったため，1997年セルテックは大打撃をこうむることになったが，同社の強力なリサーチパイプラインのおかげで白血病およびクローン病治療薬へとターゲットの転換が可能であった．

1999年のカイロサイエンスとの合併であるが，カイロサイエンスは1992年の創立で，1994年2月には株式を公開していたが，この合併により同社の長時間作用する局部麻酔薬キロカインがセルテックの製品パイプラインに組み込まれることになった（キロカインはずっと以前ゼネカがアストラを買収するまで，ゼネカで開発中の製品であったが，やがて両者の合併によりアストラ自身の鎮痛剤と競合を起こす結果となった）．カイロサイエンスは，1996年シアトルにベースを置くダーウィン・モレキュラーを買収したが，この買収により目標とする遺伝子解析の研究プログラムに加わることができることとなった．合併したセルテック・カイロサイエンスという統一企業体は，ヨーロッパ最大のバイオ薬品の研究開発企業のひとつとなり，1999年8月にはキロカイン麻酔薬はイギリスのバイオテクノロジー企業が生産し，アメリカでマーケティングする承認を受けた最初の医薬品となった．

重要な第二の合併は2000年1月に行われたメデヴァとの合併で，この合併によりセルテックに550人の強力なマーケティング部隊と一群のジェネリック薬がもたらされることになった．メデヴァは1990年メディレースとエバンズ・メディカル両社の合併でできた会社で，創立10年を迎えたことになる．ほとんどイギリスを中心とした企業でワクチンの開発，生産および販売にあたっている．メデヴァの戦略は，現在市場にある製品，開発のパイプラインにある製品，さらには販売および製造のインフラの国際的買収を通じ医薬品のポー

トフォリオをつくりあげていこうとしていた．同社の買収案件のなかには，ウェルカムの人体用ワクチンがあり（1991年），加えてファイソンズの一群の製品とアメリカにあった生産設備であるが，これら生産設備は1996年にローヌ・プーラン・ローラから買い取ったものである．だがアメリカ進出のはしりはファイソンズによるこの買収が最初ではなかった．メデヴァのヨーロッパでのインフラはイギリス，アイルランド，フランス，スペインそしてベルギーをカバーしていたが，2001年のセルテックの現金によるThiemann（ドイツ）の買収は，そのマーケティング力の及ぶ範囲をドイツにまで拡大することになり，同時に新たなリサーチプロジェクトをそのパイプラインに加えることになったのである．

　セルテックはカイロサイエンスおよびメデヴァの買収にあたって，その支払いは現金ではなく株式をもって行っている．これら両社のポートフォリオにはコアビジネスとは見なしがたいものが含まれており，これらの売却によりセルテックの財務体質は一層強化されることになり，他方グループ全体の活動を新薬の発見と開発にいま一度焦点を絞り込むことになったのである．カイロサイエンスの子会社カイラルテック（キラル化学製品とサービス）およびシアトルにベースを置くラピジーン（DNA分析）の両社はアスコット（イギリス）およびキアジーン（ドイツ）にそれぞれ売却されたが，他方メデヴァのワクチンはパウダージェクトに6,000万ポンドで売却され，アメリカのアームストロング（吸入剤の契約生産）はアンドルクスに売却された．

　この疾風のような吸収合併を境として，セルテックはイギリス（スロウとケンブリッジ）とアメリカ（シアトル）に研究施設をもち，600人の研究スタッフ，そしておよそ9,000万ポンドの年間研究予算をもつセルテックR&D部門と，マーケティング組織であるセルテック医薬品事業部という組織で構成されることになった．2000年の急性骨髄性白血病薬マイロターグの発表はアメリカ市場に参入できた最初の抗体をターゲットにした化学療法薬であったが，これに続いたのが2001年4月アメリカ食品医薬品局（FDA）の承認を受けたメタデート（注意欠陥・多動性障害薬）であった．この後者製品はライバル製品の市場参入に直面し，当初予想した市場浸透速度を下回ったが，しかしながらセルテックの2001年の年間売上高は，合併企業分を含めて29％増で3億

310万ポンドに達し，税引き前利益は4,780万ポンド（リストラおよび買収コスト差し引き後では5,550万ポンドの損失となる）となり，数少ないヨーロッパの利益を上げるバイオテクノロジー企業のひとつとなっている．

2001年のリサーチ部門での重要な成功といえば売上高10億ドルと予想される「大型」新薬，リウマチ性関節炎治療薬CDP-870の権利に関しファルマシアの同意を取り付けたことであった．この権利をめぐって，グラクソ・スミスクライン，ファイザー，アベンティス各社を向こうに回してのファルマシアの戦いで，同社は一時金として5,000万ドルを，目標売上高に到達したときはさらに2億3,000万ドルを，加えてすべての重要市場でのセルテックのコプロモーションの権利を容認することで収めた勝利であった．CDP-870がもつ競争力は大手医薬品企業がそれぞれの新薬パイプラインを補充し続けるうえでバイオテクノロジー企業からの援助の必要をどう認識しているかを示していると思われる．

企業の経営サイドでは，セルテックは大手医薬品企業で経営の方向づけを行っていた経験豊かな一群の人々を集めており，そのなかにはCEO（以前はロシュにいた），R&Dディレクター（グラクソ・ウェルカム），開発ディレクター（GSKおよび英国ノボノルディスク），そしてセルテック医薬事業部のCEO（英国ノボノルディスク）がセルテックに加わった連中である．若いバイオテクノロジー企業のなかには，往々にして必要な経営スキルを欠くことがあるが，しかし大手医薬品企業間の合併により，経験豊かなマネージャークラスが労働市場に現れるようになっており，その数は増加傾向をたどっているように思われる．

新製品発売で大成功を収め，かつ同社のリサーチパイプラインには強力なものがあるにもかかわらず，2001年にはセルテックの株価は50％も下落し，2002年3月には同社株はFTSE-100（イギリス株価指数）の計算から外され，セルテック自体が企業買収のターゲットにされかねないといった投機を引き起こすに至ったのである．すなわち短期の勝負を基本スタンスとする投資家は，短期の成果のためには長期の可能性を犠牲にすべきと会社に迫り，会社批判を展開したためであった．

5 プレッシャーと挑戦

　ここではイギリス医薬品産業の展開過程を取り上げ，イギリス経済にとってこの産業がもつ重要性を見ることとする．イギリスの科学は目覚ましい成功を実現し，グローバル市場では，イギリスの医薬品企業は国内市場におけるその売上げから想像されるものに比して，はるかに大きなシェアを達成しているのである．イギリスのバイオテクノロジー産業は，ドイツのそれと相まって，ヨーロッパではもっとも活気に満ちた産業となっている．ただ両国のそれもアメリカとの比較ではかなりの後れをとっているのは否めない．

　イギリス医薬品産業にとっておそらく最大の挑戦目標はアメリカの成長とパワーであろう．1990年代のニューエコノミーのもとでのアメリカの技術進歩は，他の諸国家に見られるところをはるかに凌ぐヘルスケア市場の成長と相まって，アメリカを医薬品研究およびマーケティング活動の真の中核に変えていったのである．1996年，イギリス政府が「欧州医薬品審査庁」（EAEM：The European Agency for the Evaluation of Medical Products）のロンドンへの誘致をめぐる戦いで勝利を収めた時点では，イギリスは医薬品多国籍企業にとって依然戦略的に重要なロケーションを占めると考えられていた．だがその地位がいま脅威にさらされている．それはイギリスが効率的なインフラをもち，誇るに足る環境維持に失敗したというより——いや若干問題がないわけではない，例えば基礎研究や高等教育水準を守るため，政府による助成が十分でなかったため科学水準の停滞を懸念する向きがないわけではない——が本当の理由は，①1990年代の主要医薬品企業間の吸収合併の嵐に続く施設の合理化・リストラ，この要因が医薬品産業でイギリスのように久しく多国籍企業としての歴史を重ねてきた諸国家の硬直性に大打撃を加える結果となったことである．いまひとつには②アングロ・アメリカン市場での株主の価値観を挙げなければならない．そこでは医薬品業界で相対的に低い利益しか実現しえない企業からは投資を引き揚げ，同時に，より一段の規模の経済の実現を目指し，新たな投資先を探索する連中を生み出していることである．さらには③価値連鎖の細分裂で，これはそれを可能とする技術が生んだ結果であったが，すなわちその技術は価値連鎖の各要素の地理的分散と，これら各要素をインターネットや他の

精密技術を介しての完全統合という，分散と統合の双方を可能にしたことである．グローバルな世界を見つめる人は当然，まず第一にアメリカ市場に目を向けることになろう．GSK の医薬品事業部の売上げの 52% はアメリカ市場から生まれたものであり，同社の全ヨーロッパ向け売上げは 26% であった（イギリスでの売上げは 10% 以下）ことと対比されるし，アストラゼネカも，2001 年においては売上げの半ば以上はアメリカ市場で達成されたものであった．

イギリスのヘルスケア産業の制度的枠組みは国内医薬品産業の発展にとっては決定的要因であった．1999 年の NICE の発足は，イギリスで新薬を発売しようとするものにとって，もうひとつのハードルとなったことは明らかであった．というのは，コスト効率分析を求めるのは他に例がなく，したがって医薬品各社は市場としてのイギリスの魅力を削ぐことになると不満を述べていた．もっとも NICE を導入せんとした政府の狙いは，NHS に入る近代的薬品は適切な価格でなければならないことを確保しようとすることにあったが，しかしイギリスはすでに新たな治療に対し低価格（他国に比して）の処置に着手しており，したがってこれ以上の改善は期待できないという見方が一般的であった．さらに悪いことには，国内当局者がある医薬品のマーケティングについて承認を拒否することは，海外市場のマーケティングで支持を得ようとする夢を打ち砕くことになりかねないのである．GSK の本社がイギリスを去った理由としては，イギリスのどちらかといえば厳しい制度上の枠組みと，研究面と市場サイズ双方の点から見たアメリカの魅力とを勘案した結果と思われる．

イギリスのバイオテクノロジー企業の成長は重要な展開であり，リサーチパイプラインにあるプロジェクトで市場導入を間近に控えているその数の増加に如実に示されている．活気に満ちたバイオテクノロジー産業はイギリスにおける科学研究領域の商業化という面でも重要な役割を果たしている．またバイオテクノロジー分野での合併合同は，それら企業があるプロジェクトで失敗してもそのつまずきに耐え，また資金面でも苦境を切り抜けうるだけの，いわば発見および開発におけるクリティカルマスを追求するはずであるから，今後も続くと思われる．また合併合同においても，大手医薬品企業はもはや大手バイオテクノロジー企業にとっての第一候補の提携相手ではないであろう．しかしながら過去にほとんど商業上の経験をもつことのなかった小規模バイオ企業にと

っては,大手医薬品企業との間では相互の利益はかなりのものとなるかもしれない.

最後に,最近10年間に起きたイギリス固有の産業における二極分化は,今後も緩やかなかたちで続くと思われる.というのは,セルテックとかスカイ・ファーマのような「新」会社がイギリス,ヨーロッパさらにはアメリカでの合併を繰り返すなかで,スケール拡大を通じ成長することになると思われるからである.しかしながら投資家は株式市場を通じて失敗の危険性を感じ取るや否やただちに企業にペナルティを加えるであろうから,生き残りのカギは潤沢な在庫をもつリサーチパイプラインの維持に尽きるといえよう.

参考文献

Angelmar R and Pinson C (1992) Zantac (A) Case Study. Fontainebleau : INSEAD.

Corley TAB (1999) "The British Pharmaceutical Industry since 1851," University of Reading Department of Economics, Working Papar No. 404 : Reading.

Department of Health (2000) "PPRS Fourth Report."
〈http://www.dh.gov.uk/assetRoot/04/06/74/85/04067485.pdf〉 Department of Health.

DTI (1999) Genome Valley : The Economic Potential and Strategic Importance of Biotechnology in the UK, London : Department of Trade and Industry.

Dunning JH (1978) *Multinationals, Technology and Competitiveness*, London : Unwin Hyman.

Ernst & Young (2000) *European Life Sciences 2000 : Evolution*, London : Ernst & Young International.

Ernst & Young (2001) *European Life Sciences 2001 : Integration*, London : Ernst & Young International.

Firn D (2001) "Bitter Pill for Aids Researchers as Roche Axes British Development Base," *Financial Times*, 1 June.

Gambardella A, Orsenigo L and Pammolli F (2000) "Global Competitiveness in Pharmaceuticals : A European Perspective," Report for the Directorate General Enterprise of the European Commission.

Howells J and Neary I (1995) *Intervention and Technological Innovation : Government and the Pharmaceutical Industry in the UK and Japan*, Houndmills : Macmillan Press.

Jones B (1977) *The Future of the Multinational Pharmaceutical Industry to 1990*, London : Associated Business Programmes.

Kettler HE and Casper S (2000) *The Road to Sustainability in the UK and German Biotechnology Industrties*, London : Office of Health Economics.

Lake A (1976) "Foreign Competition and the UK Pharmaceutical Industry," National Bureau of Economic Research, Working Paper No. 155.

Makhija MV, Kim K and Williamson SD (1997) "Measuring Globalization of Industries Using a National Industry Approach : Empirical Evidenceacross Five Countries and Over Time," *Journal of International Business Studies* (Fourth quarter): 679-710.

PICTF (2000) *Access and Competitiveness Report*, London : Pharmaceutical Industry Competitive Task Force.

PICTF (2001a) *Competitiveness and Performance Indicators 2001*, London : Pharmaceutical Industry Competitiveness Task Force.

PICTF (2001b) *Pharmaceutical Industry Competitiveness Task Force Final Repaort*, London : Pharmaceutical Industry Competitiveness Task Force.

Redwood H (1987) *The Pharmaceutical Industry : Trends, Problems and Achievements*, Felixstowe : Oldwicks Press.

Sukkar E (2002) "UK Pricing under Scrutiny," *Scrip Magazine* (February): 8-9.

Taggart J (1993) *The World Pharmaceutical Industry*, London : Routledge.

Thomas LG (1994) Implicit Industrial Policy : the Triumph of Britain and the Failure of France in Global Pharmaceuticals, *Industrial and Corporate Change*, 3(2) : 451-489.

3章　ドイツの医薬品産業

吉森　賢

はじめに

　ドイツは第1次世界大戦以前において「世界の薬局」（Apotheke der Welt）と評されるほど医薬品および医学において世界における主導的地位を保持していた．1899年バイエルが開発した鎮痛・解熱剤アスピリンは今日に至るまで販売されており，世界でもっとも有名な薬品とされる．バイエル，BASF，ヘキスト，メルク（本章において特記ない場合はドイツのメルク社を意味する）各社など大規模な化学・医薬品企業，1930年代におけるこれらにより構成される緩い経営統合組織であるイーゲー・ファルベンへの集約，これらの研究所と密接に協力しつつ研究する大学研究者とその研究成果は後述するようにノーベル医学賞の受賞者を生み出した．
　しかし1999年ヘキストはフランスのローヌプーランクとの合併によりアベンティスとして再編され，新会社はドイツではなくフランスのストラスブールに設立された．これにより1世紀以上続いたヘキストの社名は消滅した．そのアベンティスも2004年，後述するようにフランス政府の強力な支援と圧力によりフランスの中堅医薬品企業サノフィ・サンテラボにより買収され，旧ヘキストによるドイツ色はさらに希薄となった．
　ドイツの医薬品産業はバイエルを除けばシェーリング，メルクなどほとんどが同族企業であり，その規模が国際的に大きく劣ることが深刻な問題とされてきた．この点で日本の医薬品産業と共通点がある．2006年におけるメルクによるシェーリングに対する敵対的買収はこの状態を打破するための戦略であった．しかしシェーリングはバイエルを「白馬の騎士」として選択し，これによ

り統合されることになった．メルクによる同社の買収は失敗したが，その結果によりバイエルは世界12位の規模を実現することになった．

　本章において医薬品産業および医療保険制度の概観と，主要製薬企業5社の概況，歴史，法的形態および所有・支配構造，経営理念，企業統治，戦略，研究開発体制の視点からその特質を明らかにすることを試みる．主要企業としては公開企業として上記の買収以前のアベンティス・ファーマおよびバイエル，シェーリング，メルクの4社を，非公開企業としてベーリンガー・インゲルハイムを取り上げる．

1　医薬品産業および医療保険制度の概観

　今日のドイツの医薬品産業を歴史的視点からよりよく理解するために，最初に技術的側面と制度的側面を概観する．

1.1　技術的側面

離陸期

　1850-60年代におけるドイツの医薬品産業は，イギリスやフランスのタール染料技術の模倣から始まった．「世界の工場」(The Workshop of the World) としての当時のイギリスは，あらゆる製造工業において世界的優位性を確保していた．19世紀前半においてドイツは国家の助成を得て，イギリスの工場へ企業家や技術者を視察に派遣することが大規模に実施された．またイギリスの熟練工をドイツに招聘し，その優れた機械設備を輸入した．このためイギリス政府は1825年熟練工の国外移動禁止令，1842年機械輸出禁止令を実施するほどであった．

発展期

　上記のイギリス，フランスのタール染料の技術は，後にヘキストやベーアーエスエフが医薬品へ進出する手がかりとなった．このことは第2次世界大戦後最近に至るまで使用されたヘキストの当初の社名ファルベウェルクヘキストのなかに染料 (Farbe) を意味する言葉が入っており，またアニリン染料やイン

ディゴ染料合成に成功し，今日製薬企業から撤退し化学製品に特化したベーアーエスエフの社名の元であるバディシェアニリン-ウント・ゾーダーファブリクベーアーエスエフ，さらに第1次世界大戦後アメリカの医薬品・化学産業に対抗するため実現されたこれら大医薬品企業の合併体イーゲー・ファルベンインドゥストリーアーゲーにその名残をとどめていた．そして19世紀後半にはドイツの医薬品，化成品における国際競争力はイギリスを凌ぐようになった．

同様に当時の先端産業として台頭した自動車，電気機械，通信技術などにおいてドイツはイギリスを追い越すに至った．ドイツの優位性とイギリスの劣位性は，とりわけ医薬品および化成品で顕著であった．イギリスは世界最大の繊維産業を誇り，したがってその染料需要も世界最大であった．またイギリスは石炭ガス，コークスの製造過程で生じるコールタールの生産でも世界最大であった．このように合成染料に進出するもっとも有利な環境に恵まれていたにもかかわらず，その主導的地位をドイツに奪われてしまった．イギリスでは，コールタールは産業廃棄物としか見なされなかったのである．

ドイツはそのイギリスのコールタールを輸入し，染料およびタール派生品において世界的な市場地位を占めるに至った．かくてイギリスは染料の供給をドイツに依存するようになり，イギリスの歴史家が書いているように，イギリスの兵隊はドイツのカーキ染料で染色された軍服を着て第1次世界大戦を戦わざるをえなくなった．

発展の要因

ドイツのこの競争優位性はいかにして獲得されたのか．歴史家によればドイツの大学教育の特色にその主要原因を求める説が支配的である．医薬品，化学製品を含む当時の先端産業はいずれも体系的理論の習得と応用，実験，研究に不可欠な高度な知識，経験を必要とする点で，それまでの伝統的な現場での試行錯誤的方法とはまったく異なる科学的方法を要求した．ドイツの工科大学（テヒニシェホホシューレ：テーハー）の設立はこの要求に対する回答であった．

その特質は，1891年ドイツを視察したマンチェスターの経営者らによるドイツの科学，技術教育の水準の高さを賛嘆した次の報告によく表現されている．

今日のベルリン工科大学の前身であるシャーロンデンブルグポリテヒニクを例にとれば，「金に糸目をつけずに設計，建設された大学の建物は，宮殿のごとく壮麗で，86人の教授が化学，建築，機械工学，造船，基礎化学などにおける高度な教育を行い，実験用機器が完備され，図書館には5万2,000冊の蔵書があり，大学には機械実習工場と化学実験所が隣接している」と報告した．これらイギリスの視察者は，これがかつて資金不足のためイギリスに追いつくことは決してありえないとイギリス人が報告した国の現実だと，視察報告を締めくくったのである．

医薬品・化学製品企業の研究開発体制についても大学のそれに劣らず優れたものであったことは，イギリスの視察者による次の報告により明らかである．すなわちエバフェルトのある工場では（バイエルと推定される――筆者），60人の化学技術者が設備の完備した研究所で研究に従事し，BASFでは少なくも75人の研究者が働いていた．これに対してイギリスではこのような企業における研究者は何もしないといわれるが，ドイツでは「研究する」といわれるとし，イギリスでは6人以上の化学技術者を使用することは稀であり，これらを雇うことはばかげた支出と考えられた．1901年ドイツでは4,500人の化学者が勤務していたが，イギリスでは1,500人足らずであった．

これら大企業と大学との基礎研究における協力も密接であり，後述するヘキストの歴史に明らかなように，同社の研究所と協力していた大学教授ベーリング，コッホ，エーリッヒはいずれもノーベル医学賞を受賞した．

第1次世界大戦以降の後退

しかし第1次世界大戦におけるドイツの敗戦と，それに伴う一切の海外における特許権および海外資産の接収により，ドイツの医薬品における覇権的地位は失われた．第2次世界大戦はこの状況にさらに追い討ちをかけた．経済雑誌の *Wirtschaftswoche* によれば，今日かつてのドイツ医薬品産業の面影はアベンティスと中小製薬企業にしか見られないという．これはやや厳しすぎる評価であろう．少なくも日本の医薬品企業に比較すれば，ドイツの医薬品企業はその伝統，グローバル化，規模，経営成果の点で抜きんでているといわざるをえない．

1.2 制度的側面

ドイツの社会保障制度は世界の先駆として著名である．19世紀後半，世界の先進国イギリスよりも早期に，ビスマルク首相により以下に述べる3種の社会保障制度が実施された．その伝統は今日まで継承されている．もとよりこの社会政策は単なる温情主義からのみ制度化されたのではない[1]．その大きな背景には，1870代後半から盛んになった社会主義運動がある．マルクスの『資本論』第1巻が発行されたのは1867年であり，資本主義の発達は労働者階級の窮乏をもたらし，階級間対立が激化した．1871年ドイツ帝国成立とともにビスマルク政権は秩序維持のため，飴と鞭による政策を実施した．飴は一連の社会保障制度の実現であり，鞭とは社会主義運動禁止例である．社会保障制度の理念はプロイセンにおいて古く，すでに1794年に生活困窮者への援助，失業者への職の提供，怠け者を強制的に働かせることを国家の義務とした．

ビスマルク首相による社会保障制度の第一の柱は1883年の健康保険法であり，当初は工場労働者，鉱山労働者，その他の労働者が対象であったが，後に農業従事者，手工業者，その他にまで拡大された．第二の立法措置は1884年制定の傷害保険法である．この拠出金は全額雇用者により負担された．このため経営者は誰からいわれるまでもなく工場の安全制度の確立に努力するようになった．傷害者はまず健康保険による給付を受け，この期間終了後は傷害保険による給付金を受ける．被保険者が障害者となった場合は終身年金を受け取ることができた．被保険者が死亡した場合，寡婦と子供が終身年金を受け取ることができた．この死亡に対する保険は当時の事故による死亡率が1888年で15.6%であったことから見て重要な意義をもつといえる．

ビスマルク首相の第三の社会保障制度は1889年制定の老齢障害年金である．年金は70歳から支給され，拠出金は雇用者，被雇用者同等であり，これに政府が1人当たり50マルクを拠出した．しかし失業保険制度の制定は1926年まで待たねばならなかった．

---

1) 以下のドイツの社会福祉制度の歴史的視点からの技術的，制度的特質は吉森賢『西ドイツ企業の発想と行動』(1982) による．

以上のドイツ公的医療保険制度は国際的にも高く評価され，日本のそれにも大きな影響を今日まで与え続けてきた．しかし後述するように今日のドイツにおいては，人口の高齢化による医療費および社会福祉費の増加により厳しい対応に迫られている．このためコール政権下の政府は，医療費抑制と加入者が負担する保険料を安定化させるために競争原理と効率を重視する諸改革を実施した．この理念転換はハノーバー大学シューレンブルグ教授によれば，上記のビスマルク型医療保険制度の終焉を意味するとさえいえた[2]．しかしこの改革への試みは1998年シュレーダー首相の率いる社会民主党政権の出現により，大きく後退した．今後ともに医療効率と医療費用との両立をいかに実現するかがドイツの課題であることに変わりはない．技術，制度両面において世界の先駆者であるドイツの経験は日本に対しても教訓を与えるように思える．

産業構造

　以下の統計数値は特記なき場合はドイツ製薬工業連合会（BPI：Bundesverband der Pharmazeutischen Industrie e. V.）が毎年発行する *Pharma-Daten 2005* および他の年の各号による．2001年ドイツにおいては500社の医薬品企業が存在する．そのうち従業員数500人以上の医薬品企業は8％，100-499人が21％，残り99人以下が71％である．したがって90％の医薬品企業は中小企業である．2004年においてこのうち300社のバイオテクノロジー（以下バイオ）企業を含む医薬品企業がBPIに加盟している．これらのうち3分の2の企業は所有者自身により経営されている．

　2004年における医薬品工業の就業人口は11万4,000人であり，前年比4％減少した．1996年以来約6,800人減少した[3]．

市場構造

　2000年における医薬品企業工場渡し価格による総売上高は180億ユーロに達し，1999年に対しては5.7％の伸びを示す．このうち14％が病院向け，86

---

2) http://www.pfizer.co.jp/contents/forum/forum38.htm
3) BPI, 2005.

％が薬局向けである．この総売上高に卸業者の利幅2.2％，薬局の利幅13.9％，付加価値税7.5％を加算すれば，薬局の小売価格による総売上高となる．これは270億ユーロである．このうち234億ユーロ，86％は処方医薬品であり，残り37億ユーロ，14％がセルフメディケーションである．処方医薬品のうち90％，211億ユーロは公的健康保険医薬品市場で消費され，残りは自己負担者その他である．

　2000年における薬局市場の成長率は5.9％であり，病院市場のそれは4.2％であった．最大の医薬品市場を形成する薬局市場は，2000年において8％の成長率を記録した．特許医薬品が11.3％と前年比横ばいとなったが，その原因はいくつかの大型薬剤の特許期限が切れたためである．処方薬は8％の成長率を示した．

生産

　2004年におけるドイツ医薬品工業の生産高は209億ユーロであり，対前年1％の増加で2001年の202億ユーロ以来ほとんど変わらない．

　工場渡し価格による小売医薬品売上高はドル換算かユーロ換算か，また医薬品の定義により異なるが，ドル換算のIMS Healthの統計によれば，世界の主要医薬品市場において1999年ドイツはアメリカ，日本に次ぐ3位の地位を占める．ドイツの成長率は6％でアメリカの半分であり，かつ12ヵ国平均の9％を下回る．アメリカの成長率は13％とずば抜けて大きく，ドイツを含むヨーロッパの医薬品企業がアメリカ市場を最重視する理由がここにある．欧州製薬団体連合会その他の団体による，標準国際貿易分類（SITC）の医薬品定義に基づく別の統計によれば，1999年ユーロ換算でドイツの医薬品売上高はアメリカ，日本，フランス，イギリスに次ぐ5位である．1985年以降1993年と1995年を除けば2000年まで生産高は増加基調である．生産高は価格，輸入，およびドイツ企業の海外への生産拠点移転あるいは外需などの要素により，大きな変動を受ける．

ジェネリック医薬品の比率

　ジェネリック医薬品が薬局売上高の処方医薬品に占める比率は，ヨーロッパ

ではドイツが最大で2002年27％に達する．イギリスがこれに次ぎ20％である．特許期間が切れてから数週間後にジェネリック医薬品が上市され，競争が激化し，価格が低下する．このためジェネリック医薬品は医療費用の軽減に寄与するとされる．

世界におけるドイツ医薬品企業の地位

2005年における売上高による世界の上位20社の医薬品企業のなかに入るドイツの医薬品企業はバイエルの15位，ベーリンガー・インゲルハイムの16位，シェーリングの20位の3社が入る．それ以下にはメルクの24位，アルタナの38位が続く．

医薬品の輸出入と貿易収支

2004年ドイツは前年比29％増の287億ユーロを輸出した．同年の輸入額は220億ユーロであるので，出超である．ドイツへの輸出国はアイルランドが最大で，アメリカ，スイス，フランスと続く．2000年以降2002年を除きドイツは輸出超過を記録しており，大きな国際競争力を示している．

アイルランドが首位の対ドイツ輸出国である理由は，欧州連合（EU）が同国に多額の開発補助金を供与した結果，その立地条件が他のEU諸国に比較して非常に有利となったためである．この結果ドイツの医薬品および化学品企業はアイルランドで中間製品を生産し，輸出する戦略を実施した．

同年ドイツの医薬品輸出対象国はアメリカが首位でスイス，オランダ，フランスがこれに続く．日本はイギリス，イタリア，スペインの後の8位である．

競争状況

国内，国外の医薬品企業の多数の医薬品企業がドイツ市場に参入していることにより，厳しい競争が見られる．その場合価格競争が主要な競争手段である．既述のように，近年顕著な動向は低価格のジェネリックの急成長であり，競争激化の要因となっている．薬局の2000年における総売上高に対する国別の占有率はドイツが40.9％であり，一国としては最大であるが，残り60％は外国の医薬品である．そのなかでアメリカの占有率は23％であり，大きな差をつ

けてスイスの10%が続く．日本はフランスに続き6.3%を占める．
　BPIによれば，処方医薬品に関する情報は医学雑誌ないし医薬品雑誌により医者および薬剤師その他の医療専門家に対して提供される．製薬企業はこのために学術的なビデオ，印刷物，AV資料，説明会，あるいは個別説明を通じて販売促進を行う．OTC（一般薬）医薬品に関しては56%がテレビで，31%が雑誌などを通じて宣伝が行われる．

集中度
　上位10社の医薬品企業で薬局による総売上高の33%を占める．BPIによれば，この集中度はドイツの他の産業と比較しても，また他の主要製薬国と比較しても低いと評価する．しかしドイツの医薬品企業により実施されている吸収・合併の動きにより，この集中度はさらに増大すると予測される．

医薬品の価格構造と薬価
　ドイツにおける医薬品価格の構造は他のEU諸国に比較して，付加価値税がデンマークに次いで14%と高いこと，この結果卸しのマージンが低いこと，医薬品企業の販売価格がもっとも低いこと，の特質を呈する．
　このような価格構造の違いのほかに，ヨーロッパ諸国においては薬価の違いも大きな問題である．この価格差は以下の要因により生じるとされる．
　(1) 価格規制
　ドイツにおける薬価規制は後述する参照価格により実施されるが，BPIによればドイツにおける薬価規制は恣意的に規定され，これが最終的薬価に決定的な影響を及ぼす．すなわちドイツにおいては薬価は医薬品企業の経営状況ではなく，消費主体である病院の経営状態，政治的思惑などにより決定されるからである．
　(2) 為替変動
　EUのなかで11ヵ国においてユーロが2002年より導入されたことにより，これら諸国間の医薬品価格は為替変動の影響を受けなくなった．しかしBPIによれば，このことは今日のユーロ加盟国における医薬品が為替相場の影響から免れていることを意味しない．なぜなら各国間の交換比率が決定される以前

に，例えばイタリアにおけるドイツの医薬品の価格は，その時点でのマルク対リラの為替相場により決定されている．この価格がユーロ導入後は機械的にユーロに換算されたにすぎない．つまりユーロ導入前と導入後の価格が本来調整がされるべきなのに，これがなされていない場合は為替相場の影響を残していることになる．

(3) 付加価値税

EU 25ヵ国の間には依然として付加価値税の統一がなされていない．付加価値税は各国の財政方針と密接に関連があり，その統合はEU閣僚理事会の全会一致の賛成を必要とする．したがって今後ともかなり長期間に付加価値税の違いは維持されると予測される．したがって同一医薬品でもドイツにおいては16％の付加価値税であるが，例えばベルギーでは6％となる．

(4) 生産原価

医薬品企業の生産原価もヨーロッパ各国における医薬品価格差に大きく影響することは当然である．この点でドイツの医薬品の価格競争力は他の諸国に比較して大きく劣るとBPIは主張する．しかしこれは医薬品産業のみの問題ではなくドイツの輸出産業すべての問題である．すなわちドイツの労働費用は国際的にもっとも高く，ドイツ経済研究所の調査によれば，ドイツの労働費用はポルトガルの4倍，ギリシャの3倍とされる．

(5) その他の要因

国による医者の医療措置の違い，販売マージン，競争状態なども医薬品価格に影響を与え，EU諸国間の価格差の原因となっている．しかしこれは医薬品のみならず多くの製品についても該当し，例えば2001年欧州委員会による調査結果によれば，民生電子機器についてはEU諸国間の価格差は平均50％に達し，生鮮食品については119％，トラックについては20％であった（以上BPI）．

医療機関

連邦政府統計によれば，1999年ドイツの人口は8,200万人であり，医師1人当たり人口は282人，開業医1人当たり652人，病院勤務医師1人当たり597人であった．医療関係従事者は29万5,000人で前年比1.2％増，開業医

数は12万9,000人で同2％増，病院勤務医師は同1.5％増，その他2万6,700人で同3.6％減であった．同年，病院数は2,251，病床数は56万5,000，平均病床利用率は82％で微増傾向にあり，平均入院日数は1996年の11.4日から毎年減少し，1999年に10.4日となった．

研究開発

　BPIによれば，2004年ドイツ医薬品企業は386億ユーロを研究開発に投資し，前年比8.7％増を記録した．この増加傾向は2000年の300億ユーロ以来続いている．2003年における医薬品企業における研究開発要員は1万6,413人であり，2001年に比較して5.8％の伸びを記録した．その資金のほとんどは医薬品企業が自ら調達したものである．ドイツにおける研究開発費用は，近年において安全性の強調と承認手続きの厳格化と政府による薬価の切下げにより増大したとされる．

　BPIによれば，1996年以来世界で販売されるバイオ医薬品は10倍増大した．将来においては革新的医薬品の3分の1はバイオ技術に関連するといわれる．すでに今日のドイツで遺伝子技術により製造された医薬品が79種上市されている．ヨーロッパの上場医薬品企業において研究開発段階にある同種医薬品は278種に上る．

　2005年までには各年に承認される有効成分の50％はバイオ技術に関連すると予測される．バイオ医薬品の年間成長率は18％と予測され，これは全医薬品の成長率の2倍に達する．2005年には全世界でバイオ医薬品の占有率は8％に上昇するとされる．このためこの分野における特許出願件数が増大しつつある．ドイツはアメリカに次いで2番目に大きな特許出願国である．

　新薬が迅速に患者に利用されるためには，その承認に要する時間が短縮されねばならない．ヨーロッパにおいては欧州医薬品庁がバイオ技術分野の新薬に関してはEU加盟国において開発された新薬を一元的に承認する．同機構は1999年までに126種の新薬を承認した．

医薬品の特許

　2004年ドイツ医薬品企業によるドイツで有効な特許登録件数は1,520であ

り，アメリカの3,934件に次ぐ．日本は1,008件でドイツに次ぐ3位にある．バイオ関連医薬品の特許登録件数についても同様の傾向が観察され，アメリカの684件に次ぎドイツが172件，日本が143件で続く．

新規化学・バイオ化合物における発明特許については1990-94年間においてはヨーロッパが89件，アメリカ49件，日本74件であったが，1995-99年間ではアメリカが77件へ急上昇し，日本は36件と急減した．ヨーロッパは89件と不変であった．2000-04年間においてはヨーロッパの件数が57件と急減し，アメリカは70件とほぼ前期間並みである．日本は25件とさらに減少を続けた．

新規化学およびバイオ化合物の発明はきわめて複雑で長期間と多大の費用を要する．開発期間は過去10年間変わらず8年から12年であり，承認審査機関は1年から1年半を要し，1件当たり平均的開発費用は8億ユーロである．またすべての開発段階における平均成功率は6,000対1である．

ドイツにおける特許有効期間は20年であるが，実質的な特許による保護期間は平均8年足らずである．すなわちこの特許期間中，動物実験，臨床実験，承認出願などに要する合計期間がほぼ10年に達するからである．新薬の承認が得られるまでの審査期間が法的には最長7ヵ月と規定されているものの，実態は2年を超えることもある．このため高額の研究開発費を回収するための販売期間は10年以下しか残らない．

このような事態を是正するため，EUの閣僚理事会において，承認済みの医薬品に関して，権利保護証明が発行され，最長15年間の補足保護期間（zusätzliches Schutzzertifikat, SPC）が与えられるようになった．

EUにおける特許出願は2つの方法によりなされる．申請者は各加盟国の特許庁に出願し，優先権が確立した後1年以内にヨーロッパ特許を出願する．他の方法は，出願者がミュンヘンにあるヨーロッパ特許庁へ直接に特許出願を行うことである．

1.3 医療保険制度とその改革

医療保険制度はドイツの5種の社会保険のひとつであり，これらは冒頭に述べた労災保険，年金保険，失業保険，それに1995年導入の介護保険である．

ほとんどすべてのドイツ国民は公的医療保険に加入しており，89％は公的健康保険制度の被保険者で，残りは民間保険会社の加入者，公務員などである．一定の所得以下の被雇用者は強制加入であるが，これを超える被雇用者や自営業者は任意被保険者となり，公的医療保険制度または民間の医療保険のいずれかを選択できる．公的医療保険制度における保険者は疾病金庫（Krankenkasse）と称し，地区疾病金庫，企業疾病金庫など8種類ある．

2000年における公的健康保険制度の支出額は2,610億マルクであり，前年比2.3％の増加であった．収入は2,610億マルクであり，前年比1.7％の伸びを示した．国際比較によれば，対国内総生産（GDP）全医療費の比率はドイツがアメリカに次いで高く1998年に10.6％に達した．同年日本のそれは7.6％と低い．逆にドイツの全医療費に対する薬剤費の比率は国際的に低く，12.2％と日本の20％を大きく下回る．

65歳以上の高齢人口の比率は，1950年の9.7％から2000年には16.6％に増加したため，医療保障制度に大きな影響を与えている．このため医療費抑制を目的として1977年の医療保険費用抑制法を皮切りに，これまで数次の立法措置がとられてきた．これらを以下に概観する．

医療保険改革法——1989年　Gesundheitsreformgesetz, GRG

これは医薬品，入院などの患者自己負担の引上げ，医薬品に対する定額給付制度，すなわち参照価格制度の導入を規定し，薬効が明確でない医薬品の保険適用からの排除などにより保険給付範囲の限定，縮小を目的とした．参照価格制度によれば，有効成分が同一の医薬品を2つ以上の医薬品企業が異なる価格で販売している場合，医療保険制度からの償還が定額給付となる．この定額を参照価格と称する．参照価格が設定されている医薬品は，保険薬剤のうち1998年において約60％である．参照価格が設定されている医薬品について，より高価な医薬品を選択した場合，差額は患者負担となる．以上により明らかなように，この法は基本的には患者側を中心とする医療費抑制策を意図したものである．以上の施策により，同法実施最初年には医療費が1.9％減少した．しかし翌年から再び医療費は増大に転じた．このために次の第2次改革が実施された．

医療保険構造法——1993 年　Gesundheitsstrukturegesetz, GSG

　上記同様にこの法は医薬品，入院などの患者負担の引上げを規定し，開業医の診療報酬，病院医療費，薬剤費の各分野で予算枠を設定した．開業医や病院の診療報酬に予算枠が設定された理由は，従来の実費補填原則のもとでは開業医と病院による自主的な医療費抑制への誘因が薄いため，これを是正するために導入された．患者1人1日当たりの定額給付など新しい診療報酬体系を導入したことに見られるようにこの法は，基本的には医師側に主眼を置いた医療費抑制策である．これにより経営効率の高い病院は黒字が，そうでない病院は赤字が生じることになり，給付の効率化が図られることとなった．

　外来薬剤費支出についても上限が設定され，これを超えた支出額については保険医協会と製薬企業から一定額を上限として償還されることになった．1994-97 年までは州ごとに支出上限が決定され，各州の保険医協会が上限の遵守に責任を負っていた．また非参照価格医薬品については5％の薬価切下げを行った．この効果は1993年に前年比18.8％の外来薬剤費の減少となり，この60％は医師による処方量の減少と低価格の薬剤の使用によるものと推定されている．

　さらに重要な改革の目的は，保険者間の競争促進である．従来，加入者は疾病金庫を選択する自由がなかったが，新法は加入者にどの疾病金庫に加入するかについての選択権を与えた．これにより保険料率と給付の有利な疾病金庫への加入者は増加するため，疾病金庫間に競争原理が導入され，保険料率引下げ，給付の質的向上が図られることになった．これにより疾病金庫は被保険者を顧客と見なさざるをえず，私的企業に近い経営態度が要求されることになる．これにより医療給付の効率化が向上するものと期待された．

　最後に，過剰地域における保険医の許可を制限し，保険医の定年制68歳が制定された．

1997 年第1次医療保険改革1　GKN, Neuordnungsgesetz
第2次医療保険改革2
負担軽減法　Beitragsentlastungsgesetz

　これらの改革は上述の2法に続く第3次医療保険改革として第1次および第

2次医療保険改革は1997年1月，負担軽減法は7月に実施された．疾病金庫の保険料引上げを医薬品，入院などの患者負担の引上げにリンクさせるとともに，被保険者による疾病金庫の選択の自由度拡大を図った．開業医診療報酬，病院費用，薬剤費の支出上限は1998年から廃止されることになり，実費方式が復活した．

医療保険連帯強化法——1999年　Solidaritätsstärkungsgesetz
　1998年の選挙によりシュレーダー首相が率いる社会民主党政権が誕生し，既述の競争原理による保険料率上昇を抑制する諸施策の多くは廃止されることになった．すなわち旧コール政権により導入された患者負担の諸制度を廃止するとともに，医療費支出抑制を中心とする新法が施行された．すなわち保険医，歯科保険医，病院，薬剤の支出はそれぞれについて法的上限が設定された．

医療改革2000　GKV, Gesundheitsreform 2000
　この改革の第一の目的はこれまで保険医，病院，医薬品について別個に設定されていた予算を総医療費としてひとつの支出項目にまとめ，全国規模で決定することであった．この予算は基礎賃金の上昇率に連動して決定されることになっていた．第二の意図は従来外科診療科目に限定されていた定額報酬支払額方式をすべての診療科目について適用することであった．病院が投入する医療資源とは無関係に償還額は定額であるため，医療機関は費用削減に努力するようになり，医療費効率化に有効であるとされた．
　第三にこれまでの病院の投資は州の公費で，経常的費用は疾病金庫から支払われる二元的財政方式によっていたが，これを一元化し，いずれも疾病金庫が負担することとなった．その狙いは病院が病床への過大投資などを疾病金庫による監視で抑制することである．
　第四はこれまで保険適用薬剤は給付対象外医薬品を明示するネガティブリストにより規定されていたが，これを疾病金庫が承認する処方可能な薬剤のみを列挙したポジティブリストに変更した．
　その他家庭医の役割強化，被保険者の健康増進活動の強化，外来医療による過剰診療の解消，歯科の予防強化などがあった．

しかしこの改革案は野党その他の反対により，包括予算制の導入および病院部門の一元的財政方式は削除され，実施されたのは家庭医の役割強化などわずかの分野に限られる．

公的医療保険近代化法 2004 Gesetz zur Modernisierung der GKV

この法は増加の一途をたどる公的医療保険の運営費用を抑制するために2004年1月から段階的に施行され，そのひとつが日本の診察料（Praxisgebühren）に相当する10ユーロの定額支払いが初めて導入された．これは被保険者が4半期ごとの初診時に10ユーロを支払う制度である．また入院時，薬剤，各種療法，交通費，分娩などにおける患者負担が増額された．これによる医療給付支出に対する患者の負担は5.2%と試算され，スイスの13.9%，フランスの9.0%，デンマークの8.4%に次ぐ中位程度の負担率とされる[4]．

2　結論

結論として既述のドイツ5社が日本の医薬品企業に意味するものは何かを考えたい．第一に選択と集中である．これは業界的規模で実現されており，2000年にはヘキスト，バイエル，BASF3社が世界的に有する繊維染料事業をDyeStarグループへ集約した．医薬品に特化しないことを選択したBASFはこの部門を2000年初頭にアメリカのアボット・ラボラトリーズに売却し，化学製品事業に特化する戦略を選択した．集中は程度の差はあるものの5社すべてに共通している．集中度が比較的低いバイエル，メルクは市場での評価が低く，株主から絶えず集中の強化が要求されている．ベーリンガー・インゲルハイムとシェーリングに見られるように，規模的にはアベンティスや他のアメリカ，ヨーロッパの大医薬品企業に劣るものの，もっとも得意とする中核分野への集中戦略により世界的市場地位を獲得している．

第二は集中の方法であるが，5社すべてが大型のM & A戦略は採用せず，同業他社，独立研究機関，大学などとの協力関係，ライセンス契約，委託・受

---

4) ドイツ医療関連データ集2004年版．

2 結論

託研究，戦略的提携を重視するネットワーク組織化の傾向が顕著である．

第三はアメリカ市場の重視であり，いずれの医薬品企業もこの市場に焦点を置いたグローバル化を展開しつつある．これはとりわけアメリカにおける企業買収に表れている．5社すべてがアメリカ企業を買収した経験があり，その際に株式交換によることが多く，これがアベンティス，ニューヨーク証券取引所上場のひとつの誘因となっている．またシェーリングのように他社の買収による研究開発の強化を意図して，同族の持ち株の一部を公開する企業も見られる．

第四はリスク管理の重要性であり，バイエルのアメリカ，ヨーロッパにおける高脂血症治療薬バイコールの副作用とその回収とこれによる訴訟，ベーリンガー・インゲルハイムのかつてのダイオキシン公害などがある．

最後はグローバル化であり，この点ではヘキストとローヌプーランクによる合併は世界の医薬品業界における画期的な出来事である．とくに医薬品における輝かしい伝統と世界的な知名度を有するヘキスト社が，その社名と商標を放棄してまで，フランスの企業との合併に踏み切った決断は，毀誉褒貶の多くの議論をドイツ国内で引き起こした．しかし合併後の同社の業績は向上しつつあり，この戦略は成功であったと評価できよう．

同社CEOのドルマンは次の厳しい批判を表明する．

- ヨーロッパの経営者は今日なお非常に自国中心的で，この状況はドイツにおいても変わらない．
- これはドイツに限らず，ヨーロッパの多くの産業分野は改善の余地が多く，ヨーロッパ統合への道は遠い．
- したがってヨーロッパにおけるM＆Aはまだ終結しているとはいえず，今後5-6年は医薬品産業における合併・吸収は続く．
- このような変化に適応しようとしない経営者は，短期的に失敗しないことを重視する．これはヨーロッパの社会構造の一部の反映であり，ユーロの流通開始はこのような事態を十分に改善しない．
- ドイツの代表的企業DAX 30社のうち3社が買収により消滅すれば，変化への動きが早まるであろう．なぜなら世界には投資機会を求める資金が大量に存在するからだ．
- わが社はドイツ，フランスの強い伝統的特質を有している．事業の展開は

ヨーロッパ以外においてなされるが,例えば企業統治においてはヨーロッパ的特質を有する.
- そのためには勇気,想像力,寛容が必要だ.政治の分野ではこのような産業集中を阻害するのではなく容易にし,促進すべきだ.

ドイツおよびヨーロッパ製薬企業の置かれた状況は日本のそれと類似性が多い.日本の製薬企業は今後もこの国と地域に注目する必要があろう.

付　主要医薬品企業の概要

以下において,ドイツの主要医薬品企業について経営的視点から概況,歴史,法的形態と所有・支配構造,戦略,研究開発を概観する.

付.1　ヘキスト→アベンティス→サノフィ・アベンティス

アメリカ,ヨーロッパの医薬品企業のなかで,ヘキスト社ほどめまぐるしい変遷を経験した企業は少ない.1863年創設のドイツを代表する伝統ある医薬品企業のひとつがフランスのローヌプーランクと合併し,フランス最大の医薬品企業アベンティスが誕生したのは1999年であった.それから4年後の2004年には,この企業はさらにフランスのサノフィ・サンテラボ(以下サノフィ)と買収し,サノフィ・アベンティスとして世界の医薬品企業のなかでアメリカのファイザーとグラクソ・スミスクラインの次に位置する3番目に大きい医薬品企業となった.その後の同社の概況については4章の「フランス」を参照されたい.

これはサノフィがアベンティスに478億ユーロによる敵対的買収を行った結果である.アベンティスはスイスのノバルティス社を「白馬の騎士」として救助を仰いだが,これを阻止するため,フランス政府がサノフィに買収価格を最初の価格の14%増しの545億ユーロに増額することを命じたとされる.

この結果,アベンティスがやむをえずサノフィの陣営に屈した.アベンティスの最高経営責任者(CEO)であるランドゥ氏は2,400万ユーロのゴールデンパラシュートを受け取ったとされる.この背後にはフランス政府のナショナル・チャンピオン育成への強い意図がある.当時のサルコジ財務大臣はサノフ

ィが買収条件を提示する以前に，この動きを歓迎する旨を公言した．またラファラン首相はこの政府の立場を「両者の統合は意思決定の拠点と雇用がフランスとヨーロッパに残るので，戦略的利益に合致する」と歓迎した．ノバルティスがアベンティス・ファーマの買収への意向を発表すると，フランス政府の高官は同社に少なくとも 3 回にわたり電話により手を引くように警告したといわれる．

　この敵対的買収におけるフランス政府の自国優先の態度は，株主活動家はもちろん他の EU 加盟国から厳しい批判を浴びた．フランスの株主活動家コレット・ヌビルは，アベンティスに買収の受諾の是非をまかせるべきであった，少なくもノバルティスの提案する買収価格を待つべきであった，その場合はより大きな価格での買収が可能であったであろう，と述べた[5]．『ウォールストリート・ジャーナル』紙はこの動きを「経済ナショナリズム」と批判した[6]．

　以上の所有構造の変化にもかかわらず，ヘキストのフランクフルトの主力工場を含むドイツ国内の工場の生産能力は引き続き大きな比率を維持するので，以下においてはヘキストと，アベンティスの歴史について概観する．

概況

　上記のようにアベンティスがサノフィに買収されるまでは，アベンティス・ファーマはフランスに本社を有する親会社アベンティスのドイツ子会社であった．アベンティスは健康と食品を中心とするバイオ分野においてアメリカのメルク，イギリスのグラクソ・スミス・クラインに匹敵する世界的有力企業となることを目的として，ドイツのヘキストとフランスのローヌプーランクの 2 社合併により 1999 年創設された．本社所在地はフランスのストラスブールで，会社の最高経営組織はドイツ，フランス両国の会社法に共通する二層型取締役会を採用していた．

　この合併は，ヘキストの CEO ユルゲン・ドルマンの主導により実現された．合併後同氏は本社の執行役会会長（CEO）となり，旧ローヌプーランク側か

---

[5] http://www.icmr.icfai.org
[6] http://www.mindfully.org

らジャン・ルネ・フルトゥが同副会長として選任された．またその基本的戦略も合併以前にドルマンが追求した中核分野への集中路線である．その意味でヘキストはその CEO ドルマンにより，ヨーロッパの医薬品企業のなかでもっとも劇的な戦略的転換とグローバル化を遂げた企業である．その規模とドイツ・フランス大医薬品企業の合併の点で，ドイツの経済史に残る企業改革と評された．

親会社における社内の公用語は英語である．親会社のグローバルな性格はドイツ子会社のアベンティス・ファーマにも反映されており，その CEO はアメリカ人，その補佐はフランス人であり，大部分の従業員はドイツ人である．しかし社内の公用語は親会社と同じ英語である．

歴史——ヘキスト[7]

アベンティスの中核分野のひとつは医薬品であるが，その原料，製品はほとんど旧ヘキストの工場を引き継いだドイツ子会社アベンティス・ファーマで生産されているので，以下同社の歴史に関してはヘキストに焦点をあてる．

ヘキストの前身は，1863 年タール合成染料の製造を目的として，創立者の名前をとり当初の社名はマイスタールチウスウントコンパニーとして，5 人の作業員と 1 人の事務員を従業員として創設された．最初に製造販売した合成染料は赤紫色のフクシンであった．その後画期的発明が続き，1880 年に法的形態を株式会社に変更し，社名をアクチェンゲゼルシャフトフォルブウェルケフォアマールスマイスタールチウスウントブリューニングに改め，1888 年に上場した．1880 年代モスクワ，パリ，リバプールに染料工場を設立，1883 年に鎮痛剤アンチピリンの開発を機に合成染料から医薬品へ進出，1897 年に解熱剤ピラミドンの製造を開始した．

1902 年から 1914 年にかけて同社は大きな発展を遂げる．その研究開発戦略は優れた大学研究者と緊密な協力関係を築くことにあり，この産学協力は医学の進歩に世界的貢献をする．すなわちローベルト・コッホによる結核菌発見，これに続く結核診断薬の開発，エミール・フォン・ベーリングの研究により，

---

7) http://www.archiv.hoechst.de/deutsch/hoechst-ag/geschichte/ に基づく．

当時は死亡率の高いジフテリアと破傷風のワクチン開発，パウル・エーリッヒとの協力による梅毒菌の発見などである．これら3人はいずれもノーベル医学賞を授与される．この時代のヘキストは「世界の薬局」と称され，それは冒頭に記したようにドイツの医薬品産業全体に対する国際的評価となった．

第1次世界大戦後，有機色素，インスリン，硝酸の合成に成功するが，敗戦の結果，同社がアメリカを含む連合国に保有したすべての特許を失い，同社およびドイツ医薬品企業の世界的な指導的地位に終止符が打たれた．代わって1920年代アメリカとイギリスにおける医薬品企業は発展，大規模化し，ドイツの医薬品企業と世界市場で競争するようになった．これに対する対抗策としてヘキストはバイエル，BASFその他の医薬品企業と緩いカルテルイーゲー・ファルベンインドゥストリーアーゲーを設立した．

第2次世界大戦後同社は連合国占領政府によりヘキスト，バイエル，BASFなどに解体される．その後石油化学および合成樹脂，合成繊維分野に進出，1970年代多くの企業買収を行う．伝統的な製品である染料以外への多角化を積極的に推進し，社名から染料を外すため1974年ファルブウェルクヘキストの社名をヘキストアーゲーに変更した．1984年アメリカのセラニーズを買収し，アメリカ・ヘキストと合併させ，ヘキストセラニーズに改組．1997年フランスのルセル・ユクラフを完全買収（それまでは50％の資本参加）．同年アメリカにおける市場地位を強化するため，ダウ・ケミカルの子会社であるマリオンメレルダウを買収．1998年バイオ分野への特化を重点戦略として，それ以外の化成品分野の事業をほぼすべて売却した．同年フランスのローヌプーランクとのバイオ部門の合併を発表，1999年12月に合併が完了した．これに伴い純粋なバイオ企業として出発するため，これ以外の事業はほぼすべてセラニーズアーゲーへ移管した．

法的形態と所有・支配構造

アベンティスがサノフィにより買収以前は，アベンティス・ファーマの本社はフランクフルトに所在，アベンティスの最大の子会社として，全世界の同社の医薬品事業の戦略を統括する純粋持株会社であり，事業部門をもたなかった．なお親会社の筆頭株主は持株比率13.7％のクウェート国営石油化学会社で，

監査役会に1人の役員を派遣していた．これは旧ヘキストにおける同社の持株がそのまま引き継がれた結果である．

戦略

親会社アベンティスの中核分野は処方医薬品，ワクチン，治療用タンパク質，動物用医薬品の4分野である．このうち処方医薬品の全世界における研究開発，生産，販売を担当する子会社が，旧ヘキストであるアベンティス・ファーマである．本社の戦略を反映して，アベンティス・ファーマの戦略も集中と選択で表現される．すなわち処方医薬品への集中化と規模拡大を中心的戦略として，集中化に伴うリスクは多種の症例に有効な薬品を開発することにより回避可能とする．これによりひとつの新薬が失敗しても，その損失は他の新薬で十分補塡可能となる．アベンティス・ファーマの売上げ寄与による主力医薬品は，花粉症薬剤アレグラ，心筋梗塞治療薬ロベノックス，抗癌剤タクソテーレの3医薬品であり，今後もこの部門を重視する．今後は2001年アメリカ市場で上市され，効力が長時間持続する糖尿病用途のインスリン，ドイツにおいて発売開始された呼吸器炎症治療薬としての新抗生物質，日本で2000年に上市された抗アレルギー剤への資源投入が強化される．

上記の集中戦略を徹底化するため，非中核分野からの撤退が着実に実施されつつある．2002年農薬部門をバイエル社へ72億5,000万ユーロで売却し，動物用栄養剤は2002年4月に売却された．これら売却により得られた資金は，新薬開発，新技術，主要市場における販売網の強化，バイオ企業への資本参加に投資される．

地域戦略としては世界の4大医薬品市場であるアメリカ，ドイツ，フランス，日本が重視される．2001年これらの市場における同社の売上寄与率は中核医薬品において63％に達した．とくにアメリカは単独で37％を占めるので，2004年までに同市場の売上寄与率を40％までに向上させる方針である．

アベンティスの全社的目標は2004年まで売上げの年成長率平均11-12％，同期間に純利益成長率を25-30％としている．ドルマンCEOによれば，成長戦略としては他企業の買収は行わず，ネットワークを組織することを重視するという．

研究開発

　アベンティス・ファーマの研究開発は治療分野別にドイツ，フランス，アメリカの3ヵ国に分担されている．ドイツのフランクフルトでは心臓・循環器，新陳代謝，リウマチ，免疫の諸障害，フランスのロマンビルでは炎症，骨格障害，アメリカのニュージャージーでは中枢神経，癌，呼吸器の障害と治療に関する研究開発の役割分担が行われている．世界ベースで2000年における研究開発費は27億ユーロで，研究所要員は1万5,000人，そのうち3,500人が研究者である．フランクフルトの研究所要員は1,200人である．ドイツ国内の大学，病院との共同研究件数は40件であり，臨床実験中の新薬は50に上る．同社の目標は3億ユーロの年間売上げを実現する新薬を毎年最低2つ上市することである．既述のように親会社の方針であるネットワークによる戦略に従い，遺伝子の研究はアメリカに集中し，2000年にミレニウムフォーマセティカルズと戦略的提携を締結した．世界的にはアベンティス・ファーマは約100の研究機関および企業と共同研究を行っている．

付.2　バイエル

概況

　世界的医薬品・化学製品企業として，全世界に750の生産拠点を有する．同業のヘキストがアベンティスを設立して医薬品事業に集中化しているのとは対照的に，多角化の程度は高く，医薬品，農薬，高分子化学，一般化学の4事業部門に従事する．従業員2万4,000人を擁する本社，グループ最大の研究開発，生産拠点はレバクーゼンにあり，ここの630の工場で医薬品，有機・無機化成品，染料，ポリウレタン，ゴムなどを生産する．売上げの比率では高分子化学製品が最大で，小差で医薬品が続く．医薬品分野ではアスピリン，アルカ・ゼルツァーなどで知られる大衆薬，防虫剤，診断薬を世界の35ヵ国で生産する．バイエルは医薬品への集中戦略が不十分かつ遅いとして株主から常に圧力をかけられており，株価は企業価値に比較して低い．そのうえ2001年に同社の高脂血症治療薬バイコールの副作用が指摘され，アメリカ，ヨーロッパで50人以上の死者が生じたとされた．このためこの薬剤の回収をせざるをえなくなった．これにより株価は20％低下した．この薬剤の2001年の売上げ見込みは

10億ユーロであったが，これの欠落と代表訴訟や告発に伴う対応費用や損害賠償支払いのため，同社は原価低減を進めている．その一環として，同社は15の生産拠点の閉鎖を決定し，2005年までに2万5,000人の従業員削減を実施しつつある．この事故の後，バイエルは医薬品事業からの撤退を検討したといわれるが，2001年の秋の監査役会で従業員・労組代表が反対したため，今後も中核部門として継続することを決定した．このため同社は2001年に予定していたニューヨーク証券取引所への上場を延期した．

歴史

1863年にアニリン染料の生産を目的としてブッパタールに設立，数年後にはヨーロッパ諸国，アメリカに工場を建設するまでに発展する．1888年株式会社に変更，その後数年間で多数の特許を取得し，1889年アスピリンの販売開始，1913年同社の特許数は8,000に達し，従業員は1万人に達した．1925年イーゲー・ファルベンインドゥストリー・アーゲーにヘキスト他数社と合併，第2次世界大戦後同社の解体に伴い，ファルベンファブリケンバイエルアーゲーとして再出発する．ヘキストやメルクと同様にバイエルの特許，商標，商号も第1次世界大戦後アメリカを含む連合国に接収され，このため後述するように第2次世界大戦後も同社はアメリカ市場で大きな障害を克服せざるをえなかった．

法的形態および所有・支配構造

株式会社．所有構造は銀行，保険会社52％，投資会社16％，製造・商業企業3％，個人投資家24％，その他5％である．従業員持株は2.5％，外国人株主は44％に達するが，これらは主としてアメリカ，イギリスの投資家である．

戦略

バイエルの基本戦略は医薬品と化成品の2つの事業分野に集中すべく，それ以外の事業部門は売却しつつある．写真フィルムのアグファーゲベルトの売却およびドイツBPとの合弁会社である石油化学企業エーツェエルドエルシミゲーエムベーハーの持株50％のドイツBPへの売却はその例である．また非中

核事業については戦略的提携や合弁会社を実施している．アメリカ市場を重視し，活発な買収戦略により，同市場での市場地位を向上させてきた．2000年アメリカのリンデルケミカルを買収し，これによりバイエルは世界最大のポリウレタンの原料を生産する企業となった．同年診断薬のOSIファーマセティカルズを，1990年代中期には大衆薬のスターリングを買収した．これによりバイエルはアメリカにおける大衆薬における最大企業のひとつになった．このため2000年5月，大衆薬および家庭用殺虫剤の生産・販売の統括部門をドイツの本社からニュージャージーへ移した．したがって同社においては，アメリカ市場の売上成長率がもっとも高く，全米50ヵ所に上る生産，販売拠点で2万3,000人を雇用し，100億ドルの売上げを計上している．

アメリカにおける業績拡大に伴い，これまでいくつかの大きな問題に直面した．そのひとつはバイエルの文字を十字架状に配置した商標の使用権である．第1次世界大戦においてアメリカとドイツは敵対関係にあったため，バイエルに限らず，ヘキスト，メルクなどドイツの医薬品企業は戦後アメリカにおいて保有していたすべての商標，商号，特許権，資産がアメリカ政府により敵性財産として接収された．このため第2次世界大戦後も同社はBayerの商号，商標を使用することができず，アメリカ子会社の商号，商標で製品を販売せざるをえなかった．したがって収益性の高いアスピリンでさえ，バイエルの名前では販売できなかった．バイエルはこの商号，商標の使用権を取り戻すため長年にわたり法的に争ってきた．1990年代中期にようやくこの問題が決着し，バイエル社はこれらの使用権を得たが，そのために10億ドルの巨額な代償を支払わざるをえなかった．したがって1995年に至ってようやく，同社はかつてのバイエルコーポレーションの商標およびその商標を使用できるようになったのである．

他のひとつの問題は，アメリカ食品医薬品局（FDA）が2001年8月発表した既述の高脂血症治療薬バイコールの副作用の指摘である．

研究開発体制

バイエル全世界の25の研究開発拠点では1万2,000人，うちドイツで8,500人の研究者が研究に従事する．主要拠点はアメリカ，ヨーロッパ，日本

であり，これらを含む外国研究所への研究開発予算の配分は45％に達し，アメリカのみで30％に上る．今後もグローバル化と費用低減の視点から，外国の研究開発拠点を強化，拡大する方針である．バイオ分野で他の研究機関との共同研究を積極的に進めており，アメリカのバイオ技術の研究機関ミレニウムファーマセティカルズ，エクセリクシスファーマセティカルズ，ドイツのラインバイオサイエンスなどと提携している．

付.3 ベーリンガー・インゲルハイム有限会社

概況

ドイツの非上場，同族医薬品企業としては唯一世界最大医薬品企業20社に入る．同族企業でありながら他社に吸収されることなく，独立を維持し，大規模医薬品企業に比肩する規模と高い経営成果を実現してきた．今後15-20年間はこの同族支配体制を変えないとされる．その基本的経営戦略はアメリカにおける買収を別にすれば，M＆A（企業の合併・買収）によらず内部成長重視であり，海外活動の拡大であった．またドイツの同業他社に先駆けて中核技術に経営資源を集中化し，このため1998年にはベーキングパウダー・食品事業部門をオランダの企業へ売却した．世界的に生産，販売，研究開発拠点を積極的に設置し，その全世界の生産，販売，研究開発拠点は150ヵ所以上に上り，医薬品の生産拠点は22ヵ国，化成品は4ヵ国である．日本ではエスエス製薬の買収を行い，関西の川西に臨床研究所を設置している．全世界の同社の従業員中，ドイツ国内の事業所の総従業員数は33％にすぎない．

世界でもっとも販売されている医薬品50のうち5種は同社の医薬品である．鎮痛薬トマピリン，喘息・呼吸器炎症に対する医薬品においてはイギリスのグラクソ・ウェルカムおよびイギリス・スウェーデンのアストラゼネカと並び世界の大手に入る．またエイズ治療薬をアフリカ諸国で無料配布し，母子感染のリスクを半減した．同社の目標は，5年以内に世界の15番以内の製薬企業に達することである．

同社のハンブルク工場は殺虫剤の主力工場であったが，これによるダイオキシンの廃棄はドイツ戦後最大の公害事件のひとつとして有名である．同工場は1984年に閉鎖され，製造装置はスペインの企業に売却された．この不祥事は

マスコミにより大きく取り上げられたため，今日なお同社と聞けばダイオキシンを想起するドイツ人は多いといわれる．しかしこの経験は同社による環境問題に対する対応をドイツにおける模範的な水準にまで引き上げた．これは同社の経営理念，持続可能な企業成長，責任ある医療，責任ある行動，に要約される．これに従い，工場他の拠点が設置されている地域や国で環境保全と安全向上のための措置がとられている．世界の拠点で400人がこの活動を担当している．

また従業員の動機づけと実績に応じた報酬制度を取り入れている．1990年代半ばから7人から15人の固定構成員より形成される「自主作業集団」が組織され，これらにはこれまでより大きな行動および意思決定の自由度が与えられている．この作業組織は全工程に対して責任を負い，自主的に作業のやり方や組織を決定する．また「ベーリンガー・インゲルハイム・ヨーロッパ・フォーラム」が形成されていて，ヨーロッパで同社が拠点を有する14ヵ国における1万4,000人の従業員の代表者が経営参加の機会を与えられている．

歴史

同社の歴史は1885年シュツットガルト出身のベーリンガーがインゲルハイムに工場を買収し，薬局および染色工場用途の酒石および酒石酸を製造したことに始まる．その後社名をツェー・ハー・ベーリンガーゾーンへ変更し，乳酸の製造方法を偶然に発見したことにより，この製品の有力企業となった．さらにアルカロイド生産に進出，1905年にモルヒネとコカインの生産開始，1912年には鎮痛剤ラウダノン，その後心臓および循環障害用途で有名となるガデコルとペリコルを開発した．第1次世界大戦後インゲルハイムはフランス占領下に入り，同地からの退去を命じられたためハンブルクに本社を移し，アルカロイド，アヘン剤の生産を行う．1931年インゲルハイムへ復帰，工場の規模は1,500人の従業員に達する．クエン酸，喘息治療薬アルドリン，合成カフェイン製造を開始した．

第2次世界大戦後2ヵ月の休業の後，生産を開始，鎮痛剤トマピリンの上市，殺虫剤へ進出する．1960年代外国市場へ積極的に進出した．

法的形態と所有構造

　ベーリンガーおよびバウムバッハ両同族による100％所有の有限会社ゲーエムベーハーである．クレープス社長によれば，今後10年は上場する意思はないとし，上場するとすれば，ドイツメルクと同様に資本金の4分の1を公開し，残りの過半数を同族が所有する方式をとるという．同社の頂点にツェー・ハー・ベーリンガーゾーンがあり，全社の経営を統括する．その下に直接的な資本参加はないが，経営政策上の規定によりベーリンガーインゲルハイムゲーエムベーハーが従属する．ベーリンガーインゲルハイムインタナショナルゲーエムベーハーは国際部門を統括する．

戦略

　世界の売上げの85％は医薬品であり，残りはファインケミカル，バイオ，動物用医薬品，特殊品である．医薬品は呼吸器障害，心臓・循環器障害，胃腸障害，その他の用途である．同社の医薬品の売上げにおいて処方医薬品は85％，ジェネリック医薬品は残り15％を占める．クレープス社長によれば，医薬品業界における合併・吸収は株価，市場占有率のいずれも向上させていないとして，これまでの独立路線を維持し，他社との合併・吸収は行わず，また大規模な企業買収もやらないと言明する．利益率の向上を目標とし，現在の営業利益13％に満足していない．全社的生産性の5ポイント向上により利益率の向上を図るが，それでもアメリカ医薬品企業の売上利益率30％には及ばないとする．新薬導入により売上成長率年10％を達成したいとする．同社は1997年にアメリカの注射用製品の企業を買収し，アメリカにおける病院向けおよび医薬品の市場開拓の基盤を構築した．

　製品戦略としては自社開発のほかに小規模な他社買収，ライセンス契約による新薬の導入，研究機関との提携，および外部研究者との協力が今後ともに追求される．すでに同社は多数の大学および研究機関と協力関係を結んでいる．売上高に対する研究開発費率は18％である．

研究開発

　ドイツではヨーロッパ最大の研究設備である細胞培養などを行うバイオ技術

用途の大型発酵設備を6基新設し，2000年 *Wirtschaftswoche* 誌の最良工場として表彰された．これらの設備の自社利用率は約50％で，残りは他社からの受託研究に活用している．例えばシェーリングのMS治療薬，アメリカン・ホームのリウマチ性関節炎治療薬の実験などである．これらの設備拡張工事は2004年完成予定である．

　既存の呼吸器，心臓・循環器，中枢神経の治療に加え，免疫，腫瘍，ウイルス，炎症その他の40件に達する研究開発計画を実施中である．さらに代謝障害の治療薬研究へも乗り出す．今後ドイツにおける研究開発は本社所在地に近いビベラッハに集中し，カナダのラバル，アメリカのリッジフィールド，ウィーンの4研究所に集中し，日本の研究所は基礎研究に特化する方針である．世界の研究拠点における研究者数は4,000人に達する．

付.4　シェーリング株式会社　シェーリングAG→メルクによる敵対的買収
　　→バイエルによる吸収

概況

　シェーリングは医薬品売上げにおいてこれに劣るドイツメルクに2006年3月敵対的買収を仕掛けられた．シェーリングはこれに反対してバイエルを「白馬の騎士」としてこれにより買収された．これによりバイエルは世界12位の医薬品企業となった．この買収は300年以上の同族企業の伝統を誇り，その意味でもっともドイツ的な企業が，同じ国内の競争企業を敵対的買収により支配しようと試みた事実は，多くのドイツ人観測者に時代の流れの変化を体感させた．

　シェーリングはドイツにおけるもっとも革新的医薬品企業と評価され，集中と選択が戦略として世界的に注目される以前の1990年代初頭から医薬品に経営資源を集中した最初の医薬品企業と自負していた．すなわち低収益部門であった一般化学と電気鍍金装置事業を売却し，農薬部門を分離してヘキストとの合弁会社を設立するなどを実施した．同社は多発性硬化症治療薬のベータフェロン，避妊薬，レントゲン造影剤などにおいて世界的市場地位を占める．大医薬品企業がもっとも買収したい企業といわれ，買収標的企業としての風評が絶えなかった．シェーリングの医薬品が後述するように独自性と競争力の点で魅

力があり，業績が好調で，そのうえ浮動株主の比率が90％と大きく，国際的に見て同社の時価総額が小さいためである．したがって同社にとって敵対的企業買収の可能性は決して低くなく，これをいかに回避するかが大きな問題であった．このため防衛手段として自社株買い，特別配当，情報開示により株主を味方につけることを方針としていた．しかしこの程度の防衛対策では不十分であった．

歴史

1864年エルンストシェーリングがベルリンに設立，1871年株式会社に変更，農薬，エストロゲン製剤，レントゲン造影剤，メッキ装置の各分野におけるドイツの先駆的企業として1920年後半から1930年代前半にかけて，急速に成長する．その後多数の企業を吸収して発展を続け，1961年にヨーロッパでは最初の避妊ピルアノブラーを上市，造影剤その他の医薬品において世界の主導的地位を確保するに至る．1994年農薬部門を分離し，ヘキストと合弁会社を設立，ヘキストがアベンティスに発展的解消を遂げた結果，同合弁会社はアベンティスクロップサイエンスエスアーに改組，シェーリングの持株比率は24％となる．アベンティスはこの持株の取得を強く望むが，その際の譲渡額は50億ユーロに上るとシェーリング経営首脳は予測している．1995年アメリカの造影剤注入装置の世界最大企業メドラードを買収する．2000年三井製薬を買収する．1997年ハンブルクの企業と腫瘍治療分野に進出．1998年ヒトゲノム研究を目的とする会社を設立した．

法的形態，所有・支配構造

株式会社で2000年ニューヨーク証券取引所に上場．保険・金融のアリアンツが11％を保有する筆頭株主で，他は国内，外国の浮動株主で機関投資家が74％，個人株主が17％であり，浮動株主は90％を超える．外国人投資家の持株比率はイギリスが11％，アメリカが7％，スイスが6％と続く．

戦略

シェーリングは4つの医薬品分野に専門化している．第一が避妊およびホル

モン療法である．避妊の分野で同社は世界的にほとんどの形態を販売している．ホルモン療法においては，にきび，女性の更年期障害のための代替ホルモン，月経障害などの薬剤を生産する．第二は心臓・循環器，中枢神経系，腫瘍における難病のための治療薬であり，遺伝子操作およびバイオ技術に基づく．この分野での近年におけるもっとも成功した成果が多発性硬化症治療薬ベータフェロンである．第三が診断薬およびレントゲン，MRI，超音波による診断用製剤であり，この分野で主導的市場地位はアメリカのメドラードの買収によりさらに強化された．第四が皮膚病治療薬である．

同社の売上げの90%はドイツ国外市場における売上げであり，とりわけアメリカ市場の比率が22%ともっとも大きい．同社CEOが「シェーリングの最重点市場は3つある：アメリカ，アメリカ，アメリカだ」というように，アメリカは同社の最重点市場である．新任のCEOエルレンはアメリカでの経営経験が豊富であるので，今後もアメリカ市場重視は継続し，アメリカの売上比率を30%まで伸ばす方針である．日本においては三井製薬の買収により同市場における市場地位の向上を意図する．ドイツ国内の事業は，ドイツ市場に関する意思決定の迅速化と顧客サービスの強化を目的として，子会社のシェーリングドイチュランドホールディングゲーエムベーハーにより統括される．

各生産拠点の生産性向上を目的として少数の製品に専門化させるため，拠点数を減少する方針を実施しつつあり，すでに多数の生産拠点が閉鎖された．すなわちドイツは造影剤，イタリアは医薬クリーム，スペインはレントゲン造影剤，フランスは錠剤の生産に専門化しつつある．専門化の基準は医薬品の物理的形態である．ベルリンの工場が生産していた液状および半固体状医薬品の生産はスペインおよびイタリアに移転された．このためベルリンの2つの工場が閉鎖された．また海外拠点ではベネズエラ，タイ工場が閉鎖された．2001年において15ヵ国に20の工場を有するが，2005年までに14まで減らす計画である．

研究開発

世界ベースで4,000人の研究開発要員を擁し，半数がドイツの研究所に在籍する．常時50件の研究開発プロジェクトに従事．同社最大の成果は，遺伝子

操作により開発された多発性硬化症治療薬のベータフェロンである．4年間にわたる臨床試験にヨーロッパとアメリカで1,600人の患者が参加，これまで5万5,000人以上がこの治療薬による処置を受けた．2000年においてこの新薬だけで6億ユーロの売上げを記録した．日本においては発売して1年以内にこの疾病の治療薬として主導的地位を獲得した．その他の優れた医薬品としては，診断薬イオパミロン，婦人科症病用ディアーネ，ベータペース，避妊薬ヤスミンがある．

付.5　メルク株式合資会社

概況

　株式公開企業であるが，実質的には同族支配企業である．同族企業でありながら最近においては一部資本金の公開をはじめとし，積極的な経営戦略を展開しつつある．これまで同社の特質は，同族所有構造にありがちな情報開示の不透明，リスク回避的経営ないし堅実経営とされてきた．したがって同社の基本的問題は，同族の長期的利益重視の方針と市場の短期的利益の向上をいかに両立させるかであるとされてきた．しかし以下に述べるように，最近非同族の経営者がCEOに就任し，同社は近代的な企業へと大きな改革を遂げつつある．

　これまで35年間にわたり物理学博士で同族のラングマン氏がCEOであったが2000年74歳で引退し，エー・メルク持株合名会社の無限責任出資者およびその会長に就任した．それまで同氏は同族企業の経営者に典型的な長期的利益を重視する保守的・閉鎖的，リスク回避的経営に徹し，機関投資家には年2度の業績発表時以外は会うことはなく，マスコミを極力避けていたとされる．ドイツのある機関投資家によれば，同社は同族による投資ファンドのごとく考えられ，資本の減少をできるだけ避けることが基本的方針であったという．

　最近同CEOの後継者としては同じく物理学博士である47歳のショイブレが選任された．この最高人事は新任のCEOが同社の歴史において2つの点で画期的であった．第一に初めて非同族の専門的経営者がCEOとして選任されたこと，第二にショイブレCEOが経営刷新のための措置を次々と実現したことである．とりわけ同CEOが株主利益を重視する方針を実施したことは，市場において高く評価されている．同氏は経営者として優れた業績を残しており，

1990年初頭，液晶と特殊色素のニッチ分野を立ち上げ，これを赤字部門から医薬品以外の分野ではもっとも収益率の高い事業へと育てた．これらの分野は2000年営業利益の75％を計上し，売上利益率はメルク社全製品分野で最高の20％に達する．

ショイブレCEOはすでに1977年医薬品部門の最高責任者として株主を重視する経営を行った．すなわち短期的利益のみならず中，長期的利益をも追求すると言明し，それまで同族経営者は機関投資家に定期的に会うことは皆無であったが，ショイブレCEOはフランクフルト，ニューヨーク，ロンドンなどへ出張し，機関投資家に業績を説明した．4半期報告書の業績報告の作成開始，同社の新薬の研究開発状況について機関投資家への報告を開始した．

また医薬品部門，とくにより将来性の高い糖尿病治療薬と癌治療薬へ経営資源をより集中する方針を打ち出し，1997年収益性の低い皮膚病治療薬の売却をラングマンに説得し，実施した．またアスコルビン酸などの製品を他社との合弁会社へ譲渡した．

ショイブレCEOは説明・結果責任と情報開示による透明性の向上を重視する．このため会計の不透明性を是正し，年次報告書の作成を迅速化し，これまでより3ヵ月早く2月に発表する方針を決定した．株主関係におけるショイブレの最大の成果はアメリカ・イギリスの機関投資家より先にドイツの機関投資家に情報開示を行う習慣を止めさせたことであるとされる．さらに1998年ラングマン氏を説得して株主関係担当の責任者を置いた．

この結果，同社の株価は2001年1月において2000年7月同CEO就任以来45％上昇し，これまでの最高値を更新する50ユーロをつけた．しかしそれでも他のヨーロッパ医薬品企業の株価に比較すれば約30％低い．このため非同族の株主はもとより同族株主のなかからも不満が表明された．市場はメルク社が化学品部門を売却すれば，現在の他の医薬品企業の株価に比較して30％の株安は解消されるであろうとする．

ショイブレCEOとラングマンは週に1回会合をもっているが，後者が代表する同族出資者は収益性向上よりは安定した収益を重視するので，どの程度経営革新に成功するかは予断を許さないと観測する向きもある．管理者の意欲向上のため200人を対象として1暦年内に30％以上株価が上昇した場合にはス

トックオプションを行使できる制度を導入している．

歴史

1668年にフリードリッヒ・ヤコブ・メルクが買収した薬局が同社の前身とされ，300年以上の伝統を有するドイツ屈指の老舗医薬品企業である．その後薬局から医薬品企業へと後方垂直統合を遂げた．1827年エマヌエル・メルクがアヘンからアルカロイドの特性を発見し，モルヒネの生産に乗り出した．エマヌエル・メルクはほとんどすべてのアルカロイドを生産するに至り，ドイツにおけるアルカロイドの工業的生産の先駆者となった．1855年従業員50人から1900年には1,000人まで成長，その後も国際的に発展し1883年にロンドン支店，1895年にニューヨークにメルクアンドカンパニー，1899年モスクワ支店を設立し，その他の多く外国市場における代理店網を構築した．

第1次世界大戦前後，ドイツのメルクは軍需用に鎮痛剤を供給し，発展する．第2次世界大戦中も同じく軍用途の鎮痛剤の生産に従事する．戦時中工場の生産能力の70-80%が爆撃により破壊された．第1次世界大戦中1917年アメリカの対独宣戦布告によりアメリカ現地法人メルクアンドカンパニーはアメリカ政府に接収され，以来今日に至るまでドイツのメルクとは資本的にも法的にも無関係のアメリカメルクメルクアンドカンパニーとなる．戦後1949-50年殺虫剤の生産を開始，以後同族支配のもとで活発な国際的な企業買収により成長を遂げた．

1995年ドイツ，アメリカの両メルク社間の協定により，アメリカのメルクのみがアメリカとカナダにおいてはメルクアンドカンパニーの商号を使用し，ドイツのメルクはこれら2国においてはイーエムインダストリーズまたはイーエムフォーマセティカルズを使用することになった．2001年同社はこれら北米2ヵ国においてはイーエムディー（エマヌエルメルクダルムシュタットの略語）を使用することに決定し，新しいロゴを発表した．ドイツのメルクはアメリカ，カナダを除く全世界でメルクの商号を独占的に使用する権利を得た．アメリカ以外においてはアメリカのメルクはエムエスデー（メルクシャープアンドドーム）の商号を使用する．2001年同社はアメリカのメルクと混同されることを回避するためにメルクの社名を廃止することさえ検討したが，その世

界的知名度とメルク同族の反対を予測して現状維持にしたと伝えられる[8]. 1991年フランスのリファ (2001年メルクに社名変更) の株式を52%, イタリアのブラコのほぼ全株取得.

法的形態, 所有・支配構造

同社の法的形態は株式合資会社 (KGaA : Kommanditgesellschaft auf Aktien) であり, 無限責任出資者と有限責任出資者より構成される. この法的形態はドイツにおいてもきわめて少なく, 主として同族企業により採用されている. 日本ではこの法的形態は認められていない. 1995年資本金の26%を1株54マルクで公開し, ドイツ最大の新規株式公開であった. 一部資本の公開に踏み切った理由は, キャッシュフローのみでは他社の買収が困難であることを認識せざるをえなくなったためとされる. この新規株式公開により調達された資金により新薬開発能力を向上のためナパ, アメリカの呼吸器疾患医薬品のダイ, バイオ化学のレキシゲンファーマセティカルズコープを買収した. しかし上記の経営者交代による株価上昇以前においては, 公開後の株価は低迷, 4年後でも7%上昇したのみであった. 資本金の74%は同族所有下にあり, 120人の同族株主による協定により, 同族は非同族に保有株式を売却できない. 同族出資者はE. Merck 持株合名会社を所有し, これがメルク株式合資会社の株式の76%を所有する. 最近同族株主協定が延長され, 今後20年は同族が過半数の持株を支配することが決定された. アメリカにおいて株式交換による企業買収を実施するためには, 同族株主は保有株式を売却するか, 新株発行により同族の持株比率を50%以下に希釈することを厭わないのではないかとする観測もある.

戦略

メルクの製品分野は医薬品, 特殊化学品, 実験用機材, 実験の4部門にわたる. その強みは医薬品では糖尿病治療薬, 特殊化学品では電子表示用液晶, 自動車および化粧品用色素である. 2000年において医薬品部門の売上げは43%

---

8) *Scrip*, No. 2684, Oct. 5th 2001, p. 7.

で，利益の61%に貢献した．売上利益率は15.5%で特殊化学品に次ぐ高い収益率である．医薬品ではフォルテコルティン，鼻かぜ治療薬ナジビン，ホルモン化合物ゲスフォルティン，メノバ，抗アレルギー剤イルビン，スルフォンアミド剤パリディン，消化剤ストリジム，抗生物質レフォバシン，強心剤エンコルディンなどが主力製品である．

　自社による研究開発のほかに，約40件の小規模の企業買収により外部成長を図りつつある．またアメリカのブリストル・マイヤーズ・スクイブなど外国の医薬品企業とライセンス契約および販売契約を締結した．ショイブレCEOは今後の戦略としてアメリカにおける企業買収による成長を追求するとし，その資金は中核技術以外の事業部門の売却により調達することを明言する．しかし医薬品のみに集中する意図はないとする．同社は低収益率の70年の歴史を有する造影剤からの撤退を決定したが，アベンティス，シェーリングなど他のドイツ，ヨーロッパ医薬品企業がいずれも医薬品に資源配分を集中し，中核製品ではない化学品を分離しているにもかかわらず，製品分野の絞り込みが不十分であるとする市場の批判が強い．

研究開発

　医薬品部門への研究開発費の支出は，全研究開発支出の83%を占める．医薬品の研究開発は傘下各社によりなされており，本社ダルムシュタットの研究所が研究開発支出の53%を占める最大の規模である．同研究所の重点研究分野は心臓・循環器，中枢神経系および免疫・腫瘍である．ゲノム研究についてはアメリカに集中されている．フランスのリヨンのリファは代謝障害とアルコール疾病に専門化する．その他の研究所はパリ，バルセロナ，サザンプトン，ボストン，厚木に所在する．このほかに新薬の研究開発は横断的に行われる．世界の研究者数は1,500人である．

　参考文献

　BPI, *Pharma-Daten* 2001, 2002, 2005.
　Healthcare : Pharmaceuticals, *Financial Times*, April 30, 2002.
　Kocka, Jürgen (1978) Entrepreneurs and Managers in German Industrialization, in the Cambridge Economic History of Europe, VII The Industrial

参考文献

Economies : Capital, Labour, and Enterprise, Part 1, 492-589.
Liedtke, Rüdiger., Wem gehört die Republik? 2002, 2001.
医療経済研究機構（2005）『ドイツ医療関連データ集2004年版』.
厚生労働省（2002）『「生命の世紀」を支える医薬品産業の国際競争力強化へ向けて』.
財務省財務構造改革部中間報告資料編（2001）『ドイツ――医療制度改革』.
日本政策投資銀行（2004）『ドイツにおける医薬品製造業』.
日本製薬工業会（1999）『欧州連合（EU）の製薬業界の競争力に関するベンチマーク評価』.
吉森賢（1982）『西ドイツ企業の発想と行動』, ダイヤモンド社.
日本製薬工業協会訳（2001）『VFA 2001年統計――ドイツの医薬品産業』.
吉森賢（1989）『企業家精神衰退の研究』, 東洋経済新報社.

Aventis
Adored No More, *The Econominst*, Mar. 21, 1998.
Aventis Chiefs Watch Merger Come of Age, *Financial Times*, Mar. 5, 2002.
Aventis-Un pari franco-allemand, *Alternatives Economiques*, déc. 1999, 46-49.
Aventis Profits Outstrip Expectations (2002) *Scrip*, No. 2721, Feb. 15, 2002 : 10.
Aventi Aventis, *ManagerMagazin*, Nr. 3. 1999, 64-79.
Ganz nett eingerichtet, *Wirtschaftswoche* 8. Aug. 1999, 52-54.
"Ich setze die Werte", *ManagerMagazin*, Nr. 12. 2001, 90-97.
Repackagaed Hoechst will Let Market Decide, *Financial Times*, Nov. 7, 1996.
Stimulator, *ManagerMagazin*, Nr. 12. 2000, 180-192.
Visite chez Aventis, les jeunes mariés de la chimie, *L'Expansion*, 21 Oct. -3 Nov. 1999, 92-94.
Unmut und Nervosität, *Wirtschaftswoche* 24. Apr. 1997, 52-54.
Will Aventis Sell the Farm?, *Institutional Investor*, July 2000, 23-24.
Weit under dem Durchschnitt, *Wirtschaftswoche* 5. Jul. 2001, 62-63.

Bayer
Bayer's Health on the Line, *Financial Times*, Jan. 14, 2002.
Bayer Considers Its Future, *Scrip*, No. 2673-74, Aug. 29-31, 2001, 8.
Bayer Decided on New Structure, *Scrip*, No. 2703, Dec. 12, 2001, 9.
Ebsworth Seens No Need for a Hasty Alliance, *Financial Times*, Apr. 27, 2001.
Härtetest, Der. *ManagerMagazin*, Nr. 9. 2001, 24-27.
In den Brunnen gefallen, *Wirtschaftswoche* 13. Sept. 2001, 92-96.
Pillenknick, *ManagerMagazin*, Nr. 10. 2001, 88-99.
Neues Gesicht, *Wirtschaftswoche* 13. Dez. 2001, 76-79.
"Wir hatten einfach Pech", *Wirtschaftswoche* Nr. 51. 2001, 82-86.

Wir sind wieder Wer, *ManagerMagazin*, Nr. 11. 2001, 33-37.
⟨http://www.bayer.com/⟩.

Boehringer Ingelheim
Biotech in Biberach, *Wirtschaftswoche* 10. Aug. 2000, 56-57.
⟨http://www.boehringer-ingelheim.com/⟩.

Hoechst
Hoechst AG-Geschichte
⟨http://www.hoechst.de/files/hoechst_chronikaventis_99detusch.pdf⟩.

Merck
Guardian of the Family Fortune, *Financial Times*, Nov. 3, 2000.
Geshichte Modern aus Tradition
⟨http://www.merck.de/german/corporate/culture/ukhist.de.html⟩.
Merck takes Its Medicine, *Institutional Investor*, March 2001, 27-30.
Physiker, *Die ManagerMagazin*, Nr. 6. 2000, 22-24.

Schering
Richtung Westen, *Wirtschaftswoche* 5. Okt. 2000, 78-82.
⟨http://www.schering.de/eng/⟩.

〔謝辞〕
日本語による日本製薬工業協会，厚生労働省その他による文献の入手については，医療科学研究所山本平専務理事および斉藤修一前事務局長に大変にお世話になった．ここに感謝を表明する．本稿の内容はもちろん執筆者の責任である．

4章　フランスの医薬品産業
―― 医薬品産業とフランス経済社会：
制度，産業戦略と成長ダイナミックス

野原博淳

フランス医薬品産業の特色

　フランスにおける医薬品産業は，その経済指標から見て，もっともダイナミックな業種のひとつであり，またこの国の特色を強く反映している業界である．この特徴とは，とりわけ，大企業と中小企業との棲み分け，国際化の遅れ，国家規制の強い産業政策，国の支援による研究開発政策，さまざまなセクターに分散された大学や科学研究組織の存在等にかかわるものである．また，ヨーロッパ諸国での医薬品産業が主に化学工業から生まれたものであるのに対して，フランスの医薬品産業の起源は薬局（調剤師）であり，化学工業はそれに次ぐ二次的な起源でしかない．それゆえに，そこには今日もなお数多くの中小規模の同族企業が存在し，また細分化された産業構造が生き残っている．近年ヨーロッパにおける医薬品産業集中化の流れは，生産の合理化への動きと相まっているが，現在までのところ，この合理化の動きはフランスにおける産業・雇用構造に大きな影響を与えていない．

　医薬品業界とは，ファインケミストリー（抗生物質，ホルモン剤，ビタミン剤等）と呼ばれる原料の生産とその原料を医薬品に加工するセクターの両者を意味しており，後者で製造される医薬品の販売には医療用品安全庁（Afssaps：l'Agence Française de Sécurité Sanitaire des Produits de Santé）が発行する市販許可が必要となる．医薬品業界の大きな特徴は，その産業活動が国の多面的介入（保健衛生規制，価格規制，流通システム，医薬品購入費の払戻し，倫理委員会による研究規制等）により，いろいろな規制を受けることである．また，社会保障制度に深く組み込まれているため，純粋な市場原理が間

接的にしか作用せず，景気変動の影響を受けにくくなっている．

　フランスは近年その生産能力を強化しており，ヨーロッパ第一の医薬品生産国である．同時に，主にヨーロッパ諸国向けの輸出についても重要な位置を占めており，ドイツ，イギリスに次いで世界3位の医薬品輸出国となっている．医薬品の国内消費量は，世界市場の7％に及んでおり，アメリカ，日本，ドイツに次いで世界4位の医薬品市場である（年間2,939億USドル，2000年度）．1995年以来，年7％という急速な生産量の増加を受けて，医薬品産業は高額所得の熟練雇用（エンジニアやマネージャー職）を多数生み出した．

　しかしながら，医薬品産業におけるフランスの将来には，かなりの不確実も存在している．フランスの代表的医薬品企業グループについては，その国際化の遅れが指摘されており，また将来性のあるゲノム・万能細胞研究の分野での遅れも目立っている．家族経営的中小企業は，いまだに古くからの製品分野に固執しており，新製品開発に消極的である．世界市場に名前を連ねる50の医薬品企業グループのうち，フランスのグループは長い間わずかに3つだけであった．しかし，2004年に，サノフィ社（Sanofi）とアベンティスが合併して世界3位のフランス系医薬品企業が誕生した．こうした再編にもかかわらず，自国医薬品企業グループの相対的弱さゆえに，フランス医薬品国内生産の半分以上が外資系多国籍グループの手によって行われている．

　研究開発においても，イギリス，ドイツと比べるとフランスは若干後れをとっている．国による多額の研究開発費の支給（2002年度はすべての企業の国内で消費された研究開発費の12.1％）にもかかわらず，学術的な論文成果あるいは特許取得などの面で差をつけられている．また，新薬の開発過程でますます重要になっているバイオテクノロジーの分野においても出遅れている．ヒトゲノムの解読データを利用した薬理ゲノムは，多くの病気治療のための医薬品の開発を効率化し，医薬品業界に新しい革新の場をつくりだしている．従来の医薬技術では，約500のタンパク質分析に限定されていたが，ヒトゲノムの解読をすることによって，この分析対象は5,000にも拡大されつつある．このようにバイオテクノロジーは医薬品開発プロセスの質を変えつつある．最終的には，この技術革新に対する国および企業側からの努力が創薬分野における実力の差となって表れる日も遠くはないだろう．そのため，フランスでは国を挙

げてゲノムやプロテオーム分野での基礎研究やスタートアップ (start-ups) 事業を支援している.

1 保健支出と医薬品市場

1.1 保健支出と医薬品購入支出の増大

　フランスにおける医薬品の需要は，主に社会保障制度によって賄われている. すなわち，医薬品の市場は，基本的には消費者の意向を反映しているとしても，国の健康保険制度を介して間接的に生み出されてくる[1]. このことは，国が社会保障の総支出額を制限しながらも，医薬品会社にある程度の利益追求を容認し，医薬品の価格を管理するというフランスにおいては，顕著な事実である.

　フランスでは，1980年代半ばまで，保健支出の増加率が国内総需要の増加率をほぼ30％上回るという急速な伸びを示している. この急激な増加は，その後政府が試みたさまざまな医療費削減政策によって抑えられた. しかしながら，ほとんどの経済協力開発機構（OECD）加盟国に比べて，フランスはその保健支出抑制においていまだに後れをとっており，アメリカ，スイス，ドイツに続いて医療消費大国の仲間入りをしている.

　医薬品消費を例にとって見てみると，その絶対額，1人当たり消費額ともに一貫して上昇しており，医薬品が高級消費財であることが分かる. 比率で見ると，医療保健支出に占める医薬品消費の割合は2003年で21％に達している. この数字は1970年代に比べると低下しているものの，1980年中央以降上昇を続けており，とくに2000年以降は上昇速度が急になっている.

　フランスでは，医薬品消費の増加が一時期（1970年代後半に）抑えられたが，それ以降，国内総生産（GNP）のそれを大きく上回って伸びている. フランス製薬工業協会（SNIP）によれば，医薬品消費の"自然"増加率は6％

---

[1] フランスにおいては，医薬品の購入代金は社会保険によって，35％，65％，100％のうちのいずれかの割合で払い戻される. 2004年の総支出額1,254.4億フラン（191億ユーロ）についての払戻率の平均は75.4％であった. 一方，2004年度の社会保険による医薬品購入費の償還総額は保険総支出額の19.2％であった（SNIP, 2004）.

表1 フランスにおける医薬品消費

年度	GNP (10億フラン)	医療保健 総支出額	GNP比率 (%)	医薬品 消費総額 (10億フラン)	GNP比率 (%)	対医療保険 支出比率 (%)	1人当たり の医薬品 消費額 (フラン)
1970	793.5	41.4	5.2	10.7	1.35	25.8	211
1975	1,467.9	92.0	6.3	20.3	1.38	22.1	384
1980	2,808.3	192.3	6.8	33.7	1.20	17.5	625
1985	4,700.1	364.9	7.8	64.2	1.37	17.6	1,161
1990	6,620.9	514.9	7.8	96.1	1.45	18.7	1,694
1995	7,752.4	668.7	8.6	127.3	1.64	19.0	2,127
1999	8,818.8	749.5	8.5	150.1	1.70	20.0	2,560
2000	9,304.8	792.0	8.5	164.8	1.78	20.8	2,719
2003	10,242.5	947.6	9.3	199.5	1.95	21.1	3,270

資料：SNIP, SESSIより作製．

から7%であると推計されている．この"自然"増加率は，政府が設定した医薬品消費の増加率を明らかに上回っている．ちなみに，2000年度以降に政府が設定した年増加率ガイドラインは2%から3%程度であった．

　医薬品消費額の増加は，医薬品の質と価格という2つの要因に左右される．治療効用の進歩により新薬の価格が高くなるという理由もあって，医薬品消費額の増大は主に新薬の上市によるところが大きい．フランスでは現在のところ，同質のジェネリック薬の使用については，年間3-4%の増加が見られるにすぎない．

　一方，医薬品価格の変動は比較的少ない．1990年から2004年にかけて生活費指数（l'indice du coût de la vie）が28.1%の増加を示したのに対して，医薬品の公的価格指数（l'indice des prix publics）は0.2%ほど減少している．医薬品の価格が安定している理由は，社会保障制度によって被保険者への払戻しの対象となっている医薬品が，社会保障法の規定によって規制を受けていることにある．この規定は，医薬品の価格が，経済担当大臣と保健衛生および社会保険担当大臣が共同発令する政令によって決定されることを謳ったものである．社会保障制度から承認を受けた医薬品の売上が，フランス医薬品市場の売上の78.5%を占めている一方で，製造者が自由に価格を決定する医薬品，すなわちまったく社会保障の払戻しの対象とならない医薬品の売上は，市場のわずか6.6%を占めるのみにとどまっている．医薬品の最終支出については，

その66％を社会保障が，20％を補足的保険（相互保険または生命保険等）が払い戻し，残りの14％を被保険者が負担する．

1.2 薬効別に見た医薬品市場

ヨーロッパの医薬品市場については，一般的な傾向は共通している．例えば，フランス人の4人に1人が癌で死亡したり，成人病が顕著な増加を示しているのは，ヨーロッパのほかの国々と同じである．しかし，国別にそれぞれ医療習慣が異なるせいか，各国間の相違点も多い．抗うつ剤または抗生物質の消費量については，フランスが群を抜いている．SNIPが行った調査によると，フランスにおける抗生物質の消費は，他のヨーロッパ諸国の2倍にも達している．例えば，抗生物質が属する医薬品グループについて，1日当たり1,000人に対して支給される"1日の規定量"（DDD）量は，フランスでは26.2，ドイツでは10.6，イタリアでは14.0，イギリスでは13.3となっている．

治療グループ別に，長期的な医薬品消費の変化を見ると，医薬品消費の増加にもっとも貢献しているのは，鎮痛薬，抗生物質，催眠剤，向精神薬のほか心臓血管治療薬となっている．

1.3 政府による医療支出抑制と医薬品市場の合理化

1970年代末期より，社会保障費に占める医薬品消費の急速な膨張が懸念され始めた．1980年代の景気の停滞によってフランス経済の情勢は大きく変化し，国際競争力増強が政府のマクロ経済政策の決定的な要素となった．医療行為の増大は即座に健康関連支出の増加につながることから，保険料負担額の値上げさらには労働費用の増大は必至であった．そしてこれが最終的にはフランス経済の競争力を低下させることになる．そのため政府は，医療支出の増大による社会保障制度破綻に至るプロセスを阻止しようと，さまざまな政策を講じたのである[2]．

---

2) フランスでは，1980年代初めから医療システムの合理化に向け12回にも及ぶ社会保険制度見直しの政府計画が打ち出された．ほぼ毎年なんらかの施策がとられていることになる．近年では，治療費の削減や薬価基準の見直しに力を入れる傾向が強く，直接的に医療費を削減する施策がとられている．

赤字軽減のため政府が医療分野に関して行った財政施策は，とりわけ価格規制，医薬品購入費の被保険者負担額増大，社会保険による払戻額軽減というかたちで実行された．1990年代に実施された医療対抗基準（RMO）制度は，医療行為の本質まで迫って保健支出の抑制を行うという方策のひとつで，医療行為自体の正当性を問うものであった．このRMOは，国がある一定の標準化されたた医療行為リストを設定し，医師の医薬品処方の自由に制限を加えるものである．1990年中ごろから政府が実行したこの合理化対策は，医師の独立性を揺るがすものであった．

こうした政府の支出抑制対策により，医薬品産業は経営合理化と商品市場での変革を余儀なくされた．具体的に，政府は医薬品の質－価格の関係を最適化することを目的に，4,500に及ぶ医薬品公的リストの見直し，医薬品購入費の払戻率を下げ，ジェネリック薬とOTC（一般薬）の使用を促した．

フランスの医薬品市場の変遷に，このような合理化の影響が及んでいることは明らかであるが，ここでは，そのうちの主な3つの項目について触れておく．

① 一般に，医薬品価格が自由に，あるいは半自由に設定されている国では，フランスのように政府の価格規制を受けている国よりも，かなり高い価格で医薬品が販売されている．フランスにおいては，医薬品価格が長期的に下がる傾向にあり，それによって医薬品製造業者の収益性が不安定になっている．しかしながら，4，5年前から売り出されているフランスの新上市薬品については，他のヨーロッパ諸国の生産者価格との歩み寄りの傾向もある．明らかに，ヨーロッパ共同市場体の成立により，ヨーロッパの医薬品価格は均等化が進んでいる．

② 合理化の見地からはジェネリックと呼ばれる医薬品がもっとも注目されている．したがってフランスの医薬品産業界は，この動きを受け入れることを余儀なくされている．とりわけ，巨額の研究費が必要とされる新薬（エシック）市場を基盤にする医薬品製造企業グループは，より敏感にこの傾向に適応していく必要がある．フランス政府の政策的後押しにもかかわらず，現在のところジェネリック薬の使用は付随的な現象の域を脱しきれない．国内のジェネリック薬の市場占有率（市場価値）は，保険払戻し対象医薬品市場の13-14％と推定されている[3]．一方，促進策の一環とし

ては，ジェネリック薬の製造承認（AMM）申請手続きの簡略化が行われているほか，医薬品宣伝活動に関する特別基準などが設けられている．また，現在実行中のフランスの社会保険制度改革計画では，2005年に向けてジェネリック使用の割合を15％にまで引き上げるとされている．とはいうものの，医薬品の価格が比較的低いフランスでは，"ジェネリック"業界の発展には厳しさが伴っている[4]．また，フランスの医師の社会文化的行動様式も発展の障害となっている．実際には，社会保障制度の財政的な問題を以前よりよく認識している医師でも，自分が医薬品の処方をする際にはその独立性に執着しており，薬剤師による代替薬使用権利に対してかなり反発的な態度を示している．

③ 公共の保健システムの払戻し対象とはならないOTC市場の影響についても，ここで触れておかなければならない．他国の場合と同じように，フランスにおいても5大治療グループに属する医薬品の売上げが，医薬品総売上げの70％を占めている．呼吸器官治療薬（23％），鎮痛薬（17％），消化管治療薬（12％），皮膚治療薬（11％），ビタミン剤・ミネラル（6％）である．OTC市場の規模については，その定義の方法によって数字がかなり違ってくるが，SNIPによれば，1999年のフランスにおけるOTC医薬品の市場占有率は10％であるとされており，ドイツのそれは17％，イギリスは18％となっている．また，この市場の増加率はまだ年5％前後と低く，エシック薬市場の増加率を下回っている．充実した社会保障制度のもとで，エシック医薬品の消費習慣が一般化しているフランスにおいては，消費者の間にオートメディケーションが日常化し普及するまでかなりの時間がかかるであろう．

---

3) ヨーロッパにおいては，ジェネリックへの依存度は各国さまざまである．各国の依存度を見ると，ドイツでは3分の1以上，イギリスでは40％以上，オランダが50％近くに達しているが，フランスでは13.2％にすぎない（2003年SNIPの資料による）．
4) フランスでは，新薬とジェネリック薬の価格差は20％前後であるが，この価格差は他国のそれに比べて比較的少ない．消費者の関心を引き付けるには，この価格差は小さすぎると評価されている．

1.4 医薬品の流通システム

 フランスの医薬品流通システムは，医薬品業者，販売業者，卸売業者，薬剤師薬局と病院薬局の4つの流通段階からなる．医薬品業者は，製品の56%を販売業者（商品化のための子会社）に，39%を卸売業者に，わずか2%を病院に，3%をダイレクトに薬剤師薬局に販売する．卸売業者を通して売られる製品83%のうち82%は薬剤師薬局に，残り1%は病院・クリニックに納められる．

 フランスには，薬剤師薬局に医薬品を卸す13の製薬卸売業者があり，その店舗数は202に及んでいる．こうした卸売業者では，品質維持のために専任薬剤師を雇い，医薬品の取扱いと管理体制の体系化を充実させることが必要となってくる．卸売業者が在庫管理をして注文に応じなければならない医薬品の種類は3,600種類と非常に多く，商品名別に数えると，この数は約8,500にもなる．卸売業者は，市場に存在する医薬品の3分の2を取り扱い，薬局からの注文には24時間以内に応じなければならないという義務がある．こうした卸売業者の業務は現在ヨーロッパ単位で統合される傾向があり，実際，現在の医薬品流通システムでの卸売流通は，OCP-GEHE, Alliance Santé (IFP Santé), CERP, Schulze Pharma といった4つの大グループを中心に動いている．各グループとも，8,000種類以上の医薬品，約2万種類の商品を取り扱っている．

 一方，病院等医療施設への医薬品納入（医薬品消費の10%）には，規制が適用されている．内部に独自の薬局をもつ医療施設（病院，クリニック）には，原則として医薬品業者が医薬品を納入することになっている．医療施設は官民を問わず，薬価透明化委員会（Commission de la Transparence）の承認に基づいて省庁が公布する医薬品リストに掲載されている医薬品以外は，購入することができない．

 2000年の薬剤師薬局の数は2万2,689軒で，国民2,579人に対して薬局が1軒あるという割合になっている．こうした薬局の売上げの内訳は，85%が医薬品販売によるもの，残り15%は医薬品以外の商品（AMMの適用を受けない医薬部外品）の販売によるものである[5]．

2 フランス医薬品産業界の構造

2.1 フランスにおける医薬品の製造

ヨーロッパ第一の医薬品生産国

　2003年度には，2,355億フラン（358.5億ユーロ）の売上（国内プラス輸出）を記録したフランスの医薬品産業は，フランスの経済界ではもっとも活気のある産業のひとつである．この売上高は，消費財産業のほぼ3分の1に，また自動車産業の半分に相当する．医薬品産業全体売上の約90％に相当する2,110億フランの売上は，医薬品の部門によるものであり，医薬品産業就業者の85％は医薬品製造業に従事している．また輸出高においても，医薬品製造が医薬品産業全体の86％を占めている．医薬品生産高のうち95％は人体用の医薬品であり，5％は動物用である．

　2003年のフランス医薬品国内生産高は約2,058億フラン（313億ユーロ）で，フランス全体の工業生産高の4.3％を占めている．1990年以降，医薬品の生産高は大きな伸びを示している．その増加率は1990-99年の間，年平均7.2％となっているが，1997年夏以降は2003年までさらに顕著な伸びが続いている．

　今日ヨーロッパで販売されている医薬品の20％は，フランスで生産されている．1995年に，フランスはそれまでヨーロッパ一の医薬品生産国であったドイツとイギリスを抜いた．最近では，年々ドイツとイギリスに差をつけながら，ヨーロッパ一の医薬品生産国としての地位を確立しつつある．フランスは，世界中の医薬品企業がヨーロッパで次々に研究所・工場を設置するという現象をうまく利用している．事実，1990年代半ばからは，世界規模の多国籍グループが，ヨーロッパ市場向け医薬品の製造工場の移転先として，ドイツやイギリスよりはむしろフランスやアイルランドを好むようになった．このことは，フランスやアイルランドに輸出用製品の生産高の増加をもたらし，過去10年で年間平均輸出増加率が12.4％の伸びを示すに至った．

---

5) 2003年度の付加価値税を含む払戻し対象医薬品の小売平均価格の内訳構成を見ると，65.1％が製造業者，25.3％が薬局，3.2％が卸売業者，6.3％（うち2.1％は付加価値税）が国となる．

例えば，アメリカのワーナーランバート（今日の名称はファイザーの子会社であるパークデービス）は1990年代初めにフランスに入り込み，さしあたってはフランス市場向けの生産を始めた．そして1999年以降は，同グループのあらゆるヨーロッパの子会社に製品を納めている．またノボ・ノルディスク（Novo-Nordisk）グループは，デンマーク本社以外では唯一のインスリンカートリッジのヨーロッパ製造工場を，フランスに設立している．アルザスには，イーラリリー（Eli Lilly）の工場もあり，これは同グループがヨーロッパに所有するいくつかの工場のなかでも最大規模のものである．また，ヨーロッパ単位で同じ種類の医薬品の製造工場を1ヵ所に集中させようという動きもあり，そのなかでフランスがその候補地に選ばれる傾向が強い．

輸出に向かう医薬品の製造

1990年代半ばより，フランスの医薬品産業は輸出に向けての医薬品生産に力を入れ始めた[6]．事実，表2が示すように，医薬品の輸出高は1995年から3倍以上に膨れ上がった．1997年から2003年にかけて，その増加率は年間20％にまで達している．その結果，医薬品の輸出高はフランスの輸出全体のなかでかなり大きな割合を占めるようになり，2004年度では総輸出額の約5.2％にまで達している．これは，医薬品産業が自動車産業（11.7％）と航空機産業（6.2％）に次いで，フランス3位の輸出産業に成長したことを示している．

表2　医薬品輸出入額の推移　人体および動物用血清とワクチン

（単位：100万フラン）

	1980年	1985年	1990年	1995年	2000年	2004年
輸　出	5,143	10,848	16,005	27,906	63,110	100,784
輸　入	633	2,197	7,953	17,755	39,458	63,532
差　引	+4,510	+8,651	+8,052	+10,151	+23,652	+37,252

資料：税関資料．

---

6) この輸出額のなかには，同一医薬品グループ間の輸出取引額も含まれている．ここ数年来，医薬品産業界では多くの合併，吸収が行われた．ヨーロッパの国別に医薬品製造工場の専門化が行われているので，同一グループ間での国境を超えた取引が必然的に増加している．SESSIが最近行った調査の結果によると，医薬品輸出の4分の3近くは，同一グループ内の輸出取引であると考えられる．

2003年には，フランスが人体用および動物用医薬品の輸出額145.3億ユーロをもってドイツ，イギリスに続いて世界3位の医薬品輸出国となった．フランスの輸出先は，欧州連合（EU，輸出総額の53％）が主であるが，アメリカ（13％），アフリカ（12％），他のヨーロッパ諸国（11％）もその対象となっている．

これに並行して，1995年以降医薬品の輸入高も大きな伸びを見せている．需要が拡大するフランス医薬品市場の一部は，輸入医薬品によって賄われるようになった．こうした輸入は，フランスが弱点として抱えている分野の医薬品に多い．科学技術的――膨大な研究開発費がかかるという――理由から，高額を出してでも外国から買わざるをえない医薬品，とりわけエイズ，癌，成人病の治療薬が大量に輸入されている．

2.2 生産システムの変遷

医薬品製造企業の歴史

長期統計資料によれば，フランスの医薬品製造会社数は一貫して減少を続け，1950年に2,000社近くを数えたが，1980年代終わりには350社を切り，2003年に303社を残すのみとなった．1950年から1970年にかけて小企業，とくにフランス固有の薬局製剤部門（annexes d'officine）の数が大幅に減少したのである．この時期，以前の半分に満たない医薬品企業と，それまでの3分の1に減った薬局製剤部門だけが生き残った．医薬品企業については，1970年代末期にはこの減少傾向は停止し，続く20年間（1980年から1990年代）は，これら企業にとっては比較的安定した時期となった．その一方，薬局製剤部門は，時代とともに移り変わっていくフランス医薬品産業界のなかで，少しずつその影を薄くしていった．2000年初めには数件の薬局製剤部門が残っているのみである．

フランスにおける医薬品産業の変遷とは，いくつかの大企業グループ形成に向けた集中化の動きであるといえる．サンテラボ（Synthelabo）のような医薬品大企業が生まれるに至った経緯は，まさにこのプロセスの一例である．1970年初め，いずれも家族経営から始まった製剤所，ドス（Dausse）とロベール&カリエール（Robert & Carrière）が合併した．この新会社は次いで

1980年にメタビオ・ジュイエ（Metabio-Jouillé）と合併された．このメタビオ・ジュイエ自身も家族経営から始まった3つの製剤所が合併されたものである．すなわち，レキリーブル・ビオロジック（L'Équilibre biologique：通称 Egic, 1942年創設）とメタディエ・ド・トゥール研究所（Métadier de Tours）が1969年に，その後1978年にジュイエ（Jouillé, 1948年設立）が加わってできた企業である．その当時，新会社はサンテラボと社名を改める．そして最終的には，ドゥラグランジュ（Delagrange）とドゥラランド（Delalande）が1991年に，またグピール（Goupil）が1992年ここに吸収されていった[7]．1998年，サンテラボはフランス政府のイニシアチブのもとにサノフィ（Sanofi）と合併した．サノフィは，国有石油会社グループ，エルフ・アキテーヌ（ELF-Aquitaine）の医薬品子会社であり，サンテラボとサノフィの合併によってフランス第二の医薬品産業グループが誕生した．

また，もうひとつの医薬品大グループ，アベンティスはフランス化学企業ローヌ・プーランを母体にしている．ローヌ・プーランは1980年後半からライフサイエンス部門の強化を図っており，1990年にはアメリカ企業ローラを買収して北アメリカ進出を果たしている．1998年末に，このローヌ・プーラン・ローラ（Rhone-Poulenc-Rorer）がドイツのヘキスト（Hoechst）——アメリカ系マリオンとフランス系ルセル・ユクラフとドイツ系ヘキストの3社合併によって1995年に生まれた企業——の医薬品部門と合併して売上げ規模世界7位のアベンティスが誕生する．当初は，アベンティス株の53％がヘキストに，47％がローヌ・プーラン・ローラに配分されており，ドイツ系資本の支配下にあった．多様な組織文化を内包する多国籍企業アベンティスは，フランスの政治情勢を考慮して，ストラスブールに本社を置きつつ，フランス商業法に従って活動を続けることになる．アベンティスでは，フランスにおいては珍しいが，ドイツでは商法上義務づけられている二重統治型会社（société duale）の形態がとられていた[8]．

---

7) ミッシェル・リュファ（Michèle Ruffat）『製薬産業175年——サンテラボの歴史』, La découverte, Paris, 1996.
8) 二重統治型会社では監査と業務執行を分離させた2つの評議会が存在する．監査役会には，株主と組合代表が相互に過半数代表を選出して業務執行社長の監査を行う．

しかし，この2大グループ寡占体制は長く続かなかった．サノフィ・サンテラボグループは，自身より規模が大きいが収益力に劣るアベンティスに対して，2004年に敵対的公開買付けを実施する．アベンティスは，当初スイス系医薬品企業ノバルティスに援助を仰いだ（合併提案をした）が，フランス政府がこれを拒否したことで退路を断たれた．また，合併企業がフランス資本の支配下に入ることを危惧したドイツ政府からの抗議に対して，シラク大統領はアングロ・アメリカン系医薬品大グループに対抗できるヨーロッパ大陸系（フランス・ドイツ共同）グループ形成の必要性をシュレーダー首相に直接説いて政治解決を図った．フランス・ドイツ政府の合意形成ができた後，ほぼ半年後にアベンティス株の公開買付けが無事終了した．サノフィ・サンテラボはこのアベンティスの吸収合併に成功することで，ヨーロッパ1位，世界3位の医薬品企業に成長した．

このような，家族経営的小企業が合従連衡した後，中堅企業に成長していく企業行動は，フランスではそれほど珍しいものではない．また，フランス政府の国策的産業政策で超大企業が誕生していく軌跡は，フランス経済が"国家介入"を許す体質をもっていることを象徴的に物語っている．

長期的に見た産業集中度

企業数の減少傾向が続く一方で，医薬品産業界における売上高の集中度はまだ比較的低い．上位5社の売上高は15％前後，上位10社のそれはまだ30％を下回っている．近年の大規模な合併にもかかわらず，売上高の集中度はとりわけ低い．他のヨーロッパ諸国や，また半導体，航空機製造業などのハイテク産業と比べるとその違いは大きい．

医薬品産業グループ単位で売上高集中度を検討してみると[9]，ここでは集中度が傾向的に高まっていることが分かる．表3が示すように，大グループ（国際市場戦略を有するもの）の市場占有率は大きく，上位5グループが市場の3

---

[9] フランスでは，ひとつの戦略決定機関に依存する複数の企業の集まりをグループとして定義している．これは，しばしば相互に資本占有の関係をもつ複数の企業の全体である．資本の50％以上が，親会社の所有となっている企業は，この親会社と同じグループに所属することになる．

表3 グループ別フランス市場での売上高の集中度

製薬グループ	1980年		1985年		1992年		2000年
	企業数	売上げ(%)	企業数	売上げ(%)	企業数	売上げ(%)	売上げ(%)
上位5	36	30.1	34	31.0	29	30.2	33.0
上位10	49	42.3	48	42.8	43	48.1	51.8
上位20	69	58.0	72	58.9	70	65.3	70.8
上位50	118	81.8	130	83.9	128	88.9	90.3
上位100	179	95.6	211	97.7	200	99.0	98.7

資料：SNIP, 2001 より作製.

分の1を，また上位10グループが市場の半分を握っていることが分かる．こうした市場集中度は，中期的に見ればかなり安定した状態を保っているともいえるが，その上昇傾向は明らかである．グループに属している企業の数については，少なくとも大規模グループに関しては明らかに減少傾向が認められる．フランス医薬品グループ内の企業数は，現在のところ1992年までのものしか入手することができないので，その長期的変遷を示すことはできない．しかし，近年では企業グループ内で合理化が進み，系列子会社は統合再編される傾向が顕著である．

　2000年度のフランス国内市場の15％を占有しているのは，フランス第一の医薬品グループ，アベンティスであった．また，フランス第二の医薬品グループ，サノフィ・サンテラボは国内市場の6％を占めている．2004年に合併した両社は，現在国内市場の20％弱を占めていると推定される．フランスに進出している最大の外資系医薬品グループは，ファイザーで市場の7％を占有している．これらの大グループは，ピエール・ファーブル（Pierre Fabre），メリュー（Mérieux），セルビエ（Servier）などといった家族経営的な中堅企業グループ（3-4％）に大きく水をあけている．今日のフランス医薬品産業市場売上高のほとんど（99.0％）は，100グループの手によって実現されており，その半分は上位10グループのみの実績である．

フランスにおける生産システムの構造

　医薬品の生産については，大グループにその売上げが集中していることは前項で見たとおりである．医薬品産業界においては，従業員500人以上の大企業

は全体の3分の1を数えるにすぎない．しかし，これらの大企業は，医薬品産業の売上高の81％，付加価値の78％，輸出高の85％，投資額の80％，そして雇用者数では75％を占めている．これら大企業の生産力は圧倒的に強く，フランス医薬品業の命運を握っている．一方，中小企業（従業員20人以上500人未満の小および中企業）は144企業に上っているが，1999年度の中小企業の総従業員数は産業全体の4分の1にすぎず，また売上高と付加価値については，いずれも産業全体の5分の1である．当然ながら，従業員1人当たりの労働生産性および付加価値額は低く，大企業に比べて資本装備率や生産合理化で遅れている．これら中小企業のなかには経営基盤の強い優良企業もあるが，その力は全般的に縮小傾向を見せている．

増大する研究開発費，大グループとの市場競争，薬価抑制政策などと中小企業を取り巻く経済環境は厳しい．大企業の市場戦略に太刀打ちしきれない小規模企業は，バソプロテクター（vasoprotecteurs），ベノトニック（vénotoniques），ホメオパシー等の特殊市場での専門化を選ばざるをえない．この"ニッチ"市場戦略は，小規模独立企業にとっては，もっとも有効な生き残り手段である．そして第二の生き残り策は，フランスの大医薬品グループの傘下に入ることである．フランス通産省統計局（SESSI）が行った1999年アンケート調査によると，フランス医薬品中小企業の75％はなんらかのかたちで大企業グループの資本参加を仰いでおり，事実上グループに属している．

フランスの生産システムは，医薬品生産を世界規模で展開する大グループと，それを取り巻く国内生産に比重を置いた中堅医薬品企業，そして"ニッチ"市場のなかで生き残りを試みる小規模企業とに"セグメント化"されているといえよう．

経済成果と効率

医薬品製造業は，フランス経済のなかでもっとも高い経済成果をあげている業種のひとつであり，その波及効果も大きい．表4によれば，営業利益率は，長期的に見て上昇傾向にある．しかし，国家による税徴収を加味すると，税引き後営業利益率は，年によってかなり変化している．2000年代前半には，製造業の平均純利益率（taux de résultat net）が2-3％であったのに対して，

表4 医薬品産業の利益率（従業員20人以上の企業）

	1985	1989	1990	1991	1992	1993	1994	1995	1996	1997	1998	1999	2000	2001	2002	2003
営業利益対売上高比率(%)	6.0	7.4	6.9	7.3	7.2	8.0	8.1	8.4	10.1	8.8	8.9	9.0	9.6	10.7	10.4	9.9
税引き後純利益対売上高比率(%)	1.9	5.1	3.1	3.9	4.5	4.8	5.3	4.3	6.2	4.4	5.2	3.7	4.5	6.1	5.6	5.5

資料：SESSIより作製．

　医薬品製造業のそれは4-6％を示している．また，経常収益率（taux de marge）と対資本利潤率（taux de rentabilité）は，すべての他業種の2倍から3倍で，この状態は長期的に安定している．医薬品産業は，非常に高い経済効率を生む産業であることは明確である．これは，とりわけ大企業についていえることで，そこに発生する付加価値は大きく，その自己資金力も大きい．この自己資金力が，研究開発への巨額投資を支えているといえる．

　実際，フランス医薬品産業全体が研究開発のために費やした予算は2002年度売上高の12.1％にも及んでいる．全産業の投資額に順位をつければ，医薬品産業の研究開発費予算は，航空機製造業と電子産業に次いで3位に位置する．しかしながら，国の資金援助を受けている航空機製造業（2002年度は研究費総額の約37％）とは異なり，医薬品産業が受ける国からの直接資金援助は総研究費の1％以下である．医薬品の製造企業は，研究のための費用のほとんどを自己資金で賄っているのである．

　その一方で，フランス医薬品産業の純利益率が，ほかの医薬品生産大国と比べ，かなり見劣りするのも事実である．ちなみに，アメリカやイギリス等においては，医薬品製造業の税引き後利益率が平均10％を大幅に超えている．この利益率の低さは資本の過少性，ひいてはますます巨額化する研究開発投資の足かせとなっている．これが，フランス医薬品産業の弱点のひとつとして，その国際競争力の将来に不安を投げかけている．

3 医薬品産業における研究開発

　研究開発は，医薬品産業においては必要不可欠かつもっとも戦略的な活動である．また，研究開発システムの質は，一国ならびに各企業の国際競争力を決定づけるものである．新薬開発のための費用は莫大な額に及んでおり，2000年代初めに発表されたフランス企業内R＆D費用の平均額は35億フランであった．フランス厚生省がまとめた報告書によると，1970年代末以降，新薬の開発費用総額は従来の2倍以上に膨れ上がっている．これは新薬開発のための試験回数，試験の対象になる患者数が大幅に増えたためである．並行して，ひとつの新薬開発に費やされる平均時間は以前より数年長くなっている．新薬開発の研究期間が長くなることで，研究開発に費やされる資金も嵩むことになり，新薬の発売コストが大幅に増大する．したがって，医薬品企業は，成功保証のない新薬開発と商品化のために，非常に長い期間財政的リスクにさらされることになる．そのうえ，新有効成分（NCE）の発見を目的とする研究プロセスにおいては，ゲノムやバイオ情報技術，リコンビナトリー・ケミストリーなどの最新のテクノロジーが頻繁に使われる．このことによっても，新薬開発と研究設備投資には多額の資金が必要となった．

　このような研究開発費の増大を招くさまざまな要因が1990年代を通じて発生してきたなかで，多くの企業は資金不足に直面している．この技術革新競争に生き残ろうとする企業同士が，規模拡大のために吸収合併をする傾向は，近年の世界的な傾向である．しかしながら，このような規模拡大戦略は，唯一の手段ではない．フランス企業のいくつかは，次のような4つの補足的な戦略を推進することで，研究開発システムの合理化を検討している．

① 専門的化による研究成果と研究資金の分担を目的とした企業間での分業と協働（研究コンソーシアムや複数企業による多角的研究開発協定）．
② 高等教育機関，高等研究機関との産学連携・研究協力．
③ バイオテクノロジーの分野（スタートアップ企業は研究の初期段階を担うもので，必ずしも商品開発を実現するとは限らない）における大企業とスタートアップとの共同開発．
④ 研究開発のサイクル数削減や各研究段階の時間短縮をするために，研究

活動をプロジェクトとして組織化し，コンカレント・エンジニアリングや外部下請けの大幅な採用を図る．

以上のような現状認識に基づいて，次項では研究開発に関する統計を吟味したあと，フランスの産学提携協力やバイオテクノロジーの分野における現状について分析する．

3.1 フランス医薬品産業における研究開発の動向──統計比較

新薬研究開発費支出

フランス国内における医薬品研究開発費の予算は，総額および対売上高比の両方で増大している．1970年には8％であった対売上高比は，2002年には12.1％に上昇した．近年，総売上高に対する研究開発費の割合は若干低下傾向にあるとはいえ，フランスはOECD加盟国のなかでは研究開発費予算額ランキングの上位5ヵ国に入っている．

しかし，この産業レベルでの平均値は，フランス医薬品業界を代表する大企業グループの研究開発費水準を過小評価している．一般に，ある国の一業種における研究努力の程度は，その国に進出している外資系企業グループの存在によって大きく変わってくる．フランス企業に比べて，外資系企業のフランス国内での研究投資活動はかなり低水準にある．これは，進出企業グループがすでに自国において，フランスで行う研究より進んだ研究を行っているということを意味している．このことを念頭に置くならば，フランス企業グループの研究・開発投資は，外資系多国籍医薬品グループとほぼ同じ水準にあるといえる．具体的な数字を挙げれば，サノフィ・アベンティスグループやセルビエなどは，対売上高20-25％を研究・開発につぎ込んでいる．一般に，フランス資本大グループの研究投資比率は20％前後レベルであると推計される．

ちなみに，売上高に対する研究開発費の比率は，企業の規模によってその差が大きい．2002年の対売上高（国内および輸出）研究開発費支出の比率は，平均12.1％であったが，これを売上高20億フラン以上のグループに限定してみると，この比率は17.7％にまで上がる．また，フランスにおける研究費支出総額の60％は，上位3番までのフランス資本医薬品企業グループによるものである．これに対し，フランスに進出している外資系グループの子会社が使

う研究開発費は，フランス全土で使われるそれの31％を占めるにすぎない．また，フランス資本グループは研究開発総額の43.5％を外国で，とくにアメリカで支出している．例えば，旧アベンティスグループの研究費の70％は，アメリカとドイツで支出されている．

医薬品研究開発分野の人材確保

1990年以来，フランスはヨーロッパにおける多国籍企業の医薬品生産基地集約化の動きをうまく活用してきた．したがって，フランスにとって，医薬品産業は雇用を生み出す貴重な産業である（1990年代，年平均1％の雇用創出）．とりわけ研究開発活動の周辺領域職種において，その増加傾向が強い．研究開発分野での人員増加は顕著で，1990年から1998年にかけての雇用の増加率は60％を超えている．とくに，開発プロセス関係の技術者の数が大幅に増えている．従業員20人以上の企業では，総従業員数の約18％が研究開発に携わっている．

医薬品産業の従事者としては，薬剤師，医師，大卒またはそれ以上の学歴取得科学者（生命科学専攻4年制大学卒，生物学または化学の博士号取得者）が圧倒的に多く，フランス産業界を代表するエンジニアの数が少ない．研究者・開発技術者の40％弱が薬剤師，医師であり，残りを大学出身者が占める．薬剤師と医師の資格保有者の職はさまざまで，臨床研究責任者，薬物監視責任者，品質保証責任者，生産主任，製品主任等である．製品化の段階での薬剤師の存在は大きく，商品登録にまつわる法規的な内容の仕事についても主導的な役割を担っている．エンジニアは，製品開発主任，産業設備メンテナンス責任者として，新薬製品化の職に配置されることが多くなってきている．バイオテクノロジーの発展により，従来疎遠であった医薬品企業とエンジニアリング学校（フランスではグランゼコールと呼ばれ，大学とは区別されたエリートの養成機関）との教育・就職関係も活発化している．

特許と学術論文成果

フランスの製造業は，伝統的に知的所有権に対する態度が曖昧で，特許公開にも比較的消極的である．フランスの産業界では，特許よりも"秘密"が好ま

れる傾向が強い．1998年にSESSIが行った調査によると，製品イノベーションの際には，新製品を保護する目的において，特許がより効果的であると考える企業が過半を占める．しかし，プロセス・イノベーションについては，60％の企業が特許取得よりも秘密を選ぶという．

その性質柄，フランス医薬品産業は，航空機産業に次ぐフランス第二の知的財産保有（特許申請の件数において）産業である．しかし，フランス医薬品産業関係の特許件数は世界シェアの5％程度（アメリカ特許出願件数基準）であり，イギリスと肩を並べるが，ドイツの半分，アメリカの10分の1でしかない．この状況は1990年代を通じて改善していない．

テクノロジー分野別に見てみると，"医薬品，化粧品"テクノロジー分野で，フランスは比較的よい実績を収めている．1990年代に入ってからやっと伸びを見せ始めたアメリカでの特許申請件数は，1996年には総申請件数の6.2％を占めるに至った．この分野では，フランスも他のヨーロッパ諸国と肩を並べて競い合っている．その一方，先端的バイオテクノロジー分野でのフランスの地位は芳しくない．1996年にフランスが取得したこの分野での特許件数は2.7％にとどまり，他のヨーロッパ諸国と同様，アメリカに大きく水をあけられている．数年前より，フランスの戦略的脆弱性を認識し始めた政府は，バイオテクノロジー分野での特許申請の促進を支援することを決め，特許取得助成金制度や大学とバイオ企業の協力体制など直接・間接的な促進政策を打ち出した．これと並行するように，フランス医薬品大企業は，その研究開発力とイノベーション能力を強化するために，アメリカに研究所を設立し，また多くのバイオ系やバイオ・アンフォールマチクス系のスタートアップを買収している．

フランス医学・生物学界の科学水準は，医薬品テクノロジー分野で見た（特許取得件数別）フランスの国際水準とほぼ同じである．学術分野と医薬品生産活動の間では厳密な対応がないので，直接的な相関関係を導くことは難しい．しかしながら，"基礎生物学"，"医学研究"，"応用生物学"は，医薬品産業またはバイオテクノロジー産業と緊密な関係にあると考えられる．フランスの学界は，生命科学の諸分野では標準的なレベルにあり，この分野で先導的な地位にあるイギリスに大きく後れをとってはいるものの，ドイツとは同水準にある．1990年代初めからは，とくにフランス政府が多額の助成金を投入している基

礎生物学の分野において，かなり大きな学術成果をあげている．後述するように，フランス医薬品産業の問題は，これらの国産知的財産をどのようなかたちで産業移転し，実践的に医薬品開発へと結びつけていくかである．

新薬開発とフランス医薬品産業の競争力

　1970年代後半までのフランス医薬品業界は，毎年，新薬上市率15％を記録しながらアメリカに続いて世界2位の開発生産性を誇っていた．それ以降，中期的に見れば，フランスの新薬研究・開発分野での効率性は，ヨーロッパ全体のそれと同じく低下傾向にある．しかし，新薬の開発数（改良型新薬を含めて）については，フランスの貢献度は無視できず，世界3位の座を維持している．これはとりわけワクチン開発によるもので，1975年から1994年までの間に世界で承認された新薬の10％はフランスが開発したものである．

　2000年に欧州委員会の依頼で行われた調査（世界トップ50位のNCEが分析対象）によれば，1990年代にアメリカの医薬品産業が大幅な成長を続けた一方で，ヨーロッパにおける医薬品産業の開発力は低下していった事実が認められる．1995年から1999年にかけては，ヨーロッパの企業が16のNCE（うち3つはフランス企業による）を商品化しており，同じ時期にアメリカ企業が商品化したのは24成分であった．販売状況について見ると，ヨーロッパ医薬品企業の販売量が安定しているのに対し，上位50位のNCE総売上高のうち，アメリカ企業が商品化したNCEの売上高は1990年代に大きな伸びを示しており，その市場占有率はほぼ70％にも達している．1985年から1989年にかけては，フランス企業による世界トップクラスのNCE商品化は0件であったが，1995年から1999年にかけては3件で，その売上高は，上位50位のNCE総売上高の5％を占めている．

3.2　医薬品企業とフランス学術機関の協力

　多くの公的研究機関を有するフランスでは，医薬品産業に対する研究開発支援環境がよく整っているといえる．フランスにおいては，国家の科学政策として産学連携を推進していることもあり，この学術環境が多くの外資系企業をフランスに引きつける要因のひとつとなっている．フランスの公的研究機関を，

産学連携実践度別にリストアップすると，原子力庁（CEA），国立保健医学研究所（INSERM）[10]，パスツール研究所[11]，国立科学研究所（CNRS）[12]，国立大学，臨床研究病院，軍保健衛生局の順となる．

医薬品企業グループの多くは，2つの大きな研究開発資源をもっている．企業グループ内の研究および開発研究所と外部にある国立研究所や大学である．フランス医薬品企業グループは，新たな知識・テクノロジー獲得のための戦略を常にいくつか抱えている．それは，純粋に企業内で生み出される内部資源を最大活用する戦略であったり，外部資源を利用する企業買収，ライセンスまたは特許購入，人材交換などであったり，また企業提携を基本とし相互に知識を補完し合うジョイントベンチャーや研究共同コンソーシアムである．それと同時に，国立の研究所が行っている基礎的な研究成果は，医薬品企業にとってますます重要な知識資源となり，その導入・活用がこれらの企業にとって死活問題になっている．

全国製薬産業組合は1997年に，医薬品産業における『官民研究開発協力白書』を出版している．この白書は，フランス国内の主要企業と国立研究機関の関係についての調査をまとめたものである．

フランスにおける産学研究協力の形態は多岐にわたっている．下請け的短期委託契約から官民共同研究所の設立まで多彩である．しかし，一般的に，フランス医薬品企業はある特定のパートナーと長期研究契約（3年から5年）を結ぶことを希望し，この長期的信頼関係から生じる双方の利益獲得を期待している．そして，いくつかの優良パートナーを分野別に選び，多極的戦略パートナ

---

10) INSERMはその名のとおり，フランス最大の公的保健医学研究所である．年間予算は4億6,000万ユーロで，全国300近くの研究所に約1万人の職員を抱えている．フランスのバイオ研究の拠点であり，全プロジェクトの80%はこの分野に集中しており，すでに500近いパテントを保有している．

11) パスツール研究所は1887年に設立された公益研究財団である．年間10億フランの予算で2,500人の職員を抱える．免疫分野に特化しているが，バイオ関係にも力を入れている．また，医薬品企業との研究連携は歴史的に深い．

12) CNRSはフランスを代表する，科学技術省直轄国立研究所である．INSERMと違い，すべての基礎科学研究分野をカバーしており，総勢2万2,000人の職員を抱えている．そのうち，6,000人が生命科学基礎研究に従事しており，年間約650件の研究契約を主に医薬品企業と結んでいる．

ーシップを形成しながら外部資源の獲得に努めている．ときには，産学連携に慣れていないフランス国立大学のようなパートナーに悩まされることもあったが，ここ 15 年のうちに確実に産学協同の基盤制度を整えた．

大学関係では，臨床研究の分野で大学付属病院と医薬品企業の密接な長期協力体制を築く努力が行われている．大学博士課程では，生命科学分野で"医薬品"関連分野の DEA（第三期高等研究課程）の数を増やしたり，大学と企業が学生の博士論文を共同で指導したり，企業がポスドク学生を大量に受け入れたりしている．

公的研究機関との協力についても，INSERM や CNRS の場合に明らかなように，産学連携は確実にその成果をあげている．実際，医薬品産業ともっともつながりが強い INSERM は 1980 年代初期より 1996 年までの間に，民間企業との研究協力契約の数を大きく増やした．当初 35 であった契約企業の数は，今日 200 企業 450 契約に達しているが，こうした研究契約の 3 分の 2 が，医薬品とバイオテクノロジー分野の研究を対象としたもので，生物エンジニアリングと医学工学的研究が約 4 分の 1 である．契約の半数はフランス大企業または外資系多国籍企業の子会社との間で，残り半数は中小企業との間で結ばれている．

また，INSERM と医薬品企業の間ではさまざまな形態の関係が展開されている．

① 研究契約の 3 分の 1 はライセンス契約で，企業は公的機関である INSERM が行った研究成果を優先的に活用できる．INSERM の場合は，このようなライセンス契約件数が大きく増える傾向にある．

② もうひとつの契約関係（約 20％）は，サービスとしての知識供与で，これはとくに企業が必要としている技術の提供である．この委託研究形態に関しては，契約数は減少傾向にある．このタイプの分野では，INSERM は研究者によるスタートアップ（2000 年現在 15 社程度）を奨励しており，技術のみを提供するこの形態の契約は減少している．

③ 残りの契約関係は，長期の研究協力契約に基づくものである．すべての契約形態の 40％ を占め，ますます増加傾向にある．これは，企業および INSERM 両者の知識，ノウハウ，設備等を全面的に共有し，具体的な研

究・開発を目指すプロジェクト形式のものである．この協力形態は，イノベーションの国家システム論（Metcalf, Freeman, 1991 ; Nelson, 1992）の結論を支持するものである．一国のイノベーションシステムとは，企業とともに技術革新を推進する公的研究機関や教育機関の集合体がつくりだす新知識生産・新技術開発とその波及に貢献する国単位のインフラストラクチャーである．これに関与する公的機関はそれぞれに異なる使命を有しているが，企業と相補的に作用しながら医薬品産業イノベーションのプロセスを生み出していく．また，これらの科学研究機関は，産業がある共通基盤のうえで発展を遂げられるように，新テクノロジーを定義づける知識体系（バイオテクノロジーのような）を創造し，移転させ，各経済主体に配分するのである．

3.3 フランスのバイオテクノロジー

バイオテクノロジーの分野では，アメリカ，イギリスがその開発に力を注いでいる一方で，フランスは1990年代前半まで消極的な態度を示していた．しかし，それ以降は国がいろいろな施策を打ち出し，基礎生物学研究への優先的財政配分，特許取得の支援，スタートアップへの資本バックアップ等により，バイオテクノロジーの発展に大きなエネルギーを注ぎ始めた．フランス，ドイツは少なくともバイオテクノロジー企業の設立件数においては，現在イギリスに追いつこうとしている．実際，1997年から2000年にかけて，フランスではこの分野の企業の数が2倍になっている．就業者数，売上高，株式資本時価総額ではイギリスに大きく突き放されているものの，近年のフランスのバイオ産業はヨーロッパ3位という地位を獲得するに至っている．

1980年代に設立され，今日では株式に上場されている第一世代バイオテクノロジー企業のジェンセット，トランスジェーヌ，シュミュネックス，フラメルを除いたフランスのバイオテクノロジー企業の生存年数はまだ浅く，240企業中60%は設立後4年に満たない企業である．そして，その70%が従業員10人未満と，規模も小さい．また，これらバイオ企業の70%は人体医療の分野で活動している．例えば，ジェンセット，イブリジェニックス，ジョンフィ，ジェノディッセは機能ゲノム，または薬理遺伝学の分野，セレップ，システム

はドラッグ・ディスカバリーの分野，トランスジェン，ウルゴジェーヌは遺伝子治療の分野を主要ターゲットにしている．基礎科学研究とは切り離せない関係にあるこの種の企業のなかには，学術研究機関から分離して創業されたものが多い．実際，CNRS や INSERM あるいは大学では，研究者や博士課程の学生らが自分たちの研究成果を使ってスタートアップを始めた例が多く見受けられる．このため，新規スタートアップは，現在全国に十数ヵ所ある大学研究機関と大医薬品企業の研究所を集めたジェノポールと呼ばれるバイオに特化したサイエンスパークにその本拠地を置く傾向がある．ジェノポールは国が基盤整備をしたもので，不動産管理にとどまらず，TLO（技術移転機関）やベンチャー資金までも国からの助成を受けている．例えば，ビオアン（BIAOM）は国が6億フランを投資してつくったベンチャーファンドで，多数のアカデミック・スピンオフを支援している．急速なゲノム研究の進展とバイオ・スタートアップの誕生が相次ぐ現在，フランス医薬品産業界としては，相補的な3つの産業戦略を視野に入れている．

① ひとつ目の戦略は，アベンティスが行ったように，ゲノム専門の研究センターを創設または買収することである．すでに2つのゲノム研究センター（ケンブリッジゲノム研究センターとミュンヘンゲノムセンター）を所有しているアベンティスは，ゲノム産業分野での他社との戦略的提携（ミレニアム，インシット，セルラ，イジス製薬，GPC ビオテック，ジェネティックスインスティチュートほか）を強化する一方で，2001年初め，1997年の創設以来 HMR とアリッド製薬によって経営されていたホシュト・アリッドゲノム研究センターを買収している．また，フランス資本の中堅企業でも，国内でゲノム関係のスタートアップ企業を買収する例が出ている．

② 2つ目の戦略は，前述のものとは逆に，研究活動をできる限り外部のバイオテクノロジー企業に委託するというものである．この外部化には，いろいろな要因があると思われるが，新しいテクノロジーへの巨額な投資が必要であること，高いリスクをはらんでいること，また大グループ企業以外にはヒトゲノムの解読から得られた情報を使って独自で研究を行う力がないということ等に起因している．Ernst と Young が2001年に行った調

査によると，1994年，フランス主要医薬品企業の研究開発費のうち外部委託研究で消費されたのは総額のわずか4％であったが，この割合は2000年には30％になっている．

③ 3つ目の戦略は，医薬品企業が，資金不足問題とバイオ企業への過剰依存せざるをえない科学技術面での脆弱性を克服するために，企業連携研究コンソーシアムに集まるというものである．実際，多くのプロテオーム研究のコンソーシアムが，医薬品企業，スタートアップ，CNRSまたはINSERMの間でできている．機能ゲノム分析を専門にしているジョンフィト（Genfit）は，大学の教授陣とアベンティス，サノフィ・サンテラボ，メーク・リファ，UCBファルマらがつくったコンソーシアム形態のスタートアップである．

このように，バイオテクノロジーによるイノベーションは，研究開発戦略と企業間の競争の次元で，医薬品産業界に新たな産業構造をもたらしつつある．従来の医薬品市場を根本的に変える力を秘めているといえよう．

4 薬をめぐる法規制措置

4.1 フランスにおける医薬品規制機関

他の国々と同様にフランスにおいても，科学的，行政的，経済的側面を有する医薬品規制は，科学的評価と価格決定を司る機関によって行われる（「フランスにおける医薬品の上市プロセス」参照）．

その第一のプロセスは，新薬査定である．ここでは，とりわけ治療・技術的な規制側面が重要で，医薬品の製造，その薬効の許容誤差範囲，プラセボとの差別化という点で定められた基準に適っているかどうかを検査する段階である．同時に，この段階で，当該医薬品が限定処方を要するものかどうかを決定する．すなわち，AMM承認を受けた内容と消費量から逸脱することがないように，あらかじめ医薬品の流通区分を，病院使用と専門医の処方による使用とに区分限定する．

プロセスの第二段階は，薬価透明化委員会である．これは，医療サービスの

向上と医薬品の効用を評価する組織で，AMM承認プロセスのなかでも中枢的な機関である．とくに，社会保障制度による医薬品購入費の払戻率についての見解を出すので，政治経済的な駆け引きが行われる．専門委員は，医療界のエキスパートが多いが，社会保障システムを代表するものとして，国も委員を出している．プロセス全体のなかで国が直接に関与しているのは，この委員会のみである．

医薬品経済委員会（Comité Économique du Médicament）は，独自の評価によって，また全般的な経済状況を考慮しながら，医薬品の価格を決定する．

一方，このような医薬品は保健衛生上の安全性について，主に医薬品宣伝管理委員会（Commission de Publicité）と国立医薬品監督所（l'Observatoire National des Médicaments）の規制を受ける．医薬品宣伝管理委員会は，医薬品承認の申請者である医薬品企業に対して宣伝広告権の是非を決定する．国立医薬品監督所による薬物監視はこの国の医薬品規制システムの要であり，新薬は承認された後も，監督所の定期的な検査・監督を受けることになる．ちなみに，1992年に行われた薬物監視検査の件数は99件で，販売停止の対象となったものは2件であった．これが1998年にはそれぞれ186件，11件となっている．

フランス医薬品産業に対して，上記の各プロセスに統括的な規制を行うのが医療用品安全庁である．医療用品安全庁は，すべての保健衛生製品についての監査を行う，保健衛生規則に関する公的権限を有する国の機関である．公的承認の有無にかかわらず，市場流通している全保健衛生製品を規制の対象とすることができる．上記の各種委員会を通じて医薬品の治療経済評価と公示そしてその承認もまた医療用品安全庁の管轄に入る．またすべての医薬品についての鑑定と監視，それを製造する工場の検査と監督も行う．医薬品開発・製造・流通のすべての過程を総括的に規制する国の機関としては，ヨーロッパでは唯一のものである．

4.2 新薬承認のプロセス

ときにはワンステップに数年をかけて行われる医薬品の臨床評価は，数回繰り返される．これらすべての段階で集められた臨床結果は，医薬品登録機関に

提出される．そこでは，国の名において定められた AMM の基準に従って審査が行われる．

審査は，製品の成分とその量，使用法，適応症，禁忌，副次効果，製造者の管理法の詳細と物理化学，生物学，薬理学，毒物学，臨床医学の実験の結果が記載された AMM 申請書の提出によって開始される．

新薬承認 AMM

フランスの医薬品の評価は，AMM 委員会の外で行われた鑑定結果を優先して行われることになっている．この鑑定は，全医学分野から集められた 40 数名の専門家によって行われる．鑑定委員となる専門家は，独立した身分を要求されるとともに，審査の対象になる医薬品の製造者との間で利害関係をもたないものでなければならない．

申請書類は，医薬品会社が提出し，薬学検査班と毒物薬物臨床学検査班によって審査を受ける．決定は，AMM 委員会の全体審議によって確定する．決定の内容は，承認，非承認，審査期間中に追加資料を提出することを要求するもの，の3種である．最後の例の場合，企業は，指定された期間内に追試を含めた新資料を出すことが義務づけられている．委員会は，審査の対象となった医薬品の特徴をまとめたうえで，その分配法と処方の仕方について，ある程度の限定条件をつけた決定を下すことができる．AMM 委員会の役割は，意見書 (avis) を提出することにとどまる．これは，国の保健衛生機関（l'autorité de santé）による審査過程では通常のことである．最終的には，医療用品安全庁の局長が，国の名において審査決定を行う．新薬承認の有効期限は，5年でその後更新することができる．

医療用品安全庁が刊行している 2001 年度報告書によれば，2000 年度の新たな AMM 国内申請は 982 件で，その一方，1,532 件の審査回答が出されている．そのうち，683 件で認可を受けているが，この AMM 承認件数は，近年ではとくに低い数字である．また，AMM の内容変更（事務的，薬学的，医学的，その他すべてに関する変更）は，8,590 件であった．最近では，国内申請から承認までの期間を短縮し，ヨーロッパ全体の申請のプロセスに歩調を合わせようという努力が特別に講じられている．2000 年度の新規 AMM 申請の審査にか

かった平均査定期間は，118日であった．ジェネリック薬については，近年その普及を推進する政治的な動きが顕著で，2000年度の医療用品安全庁のジェネリック薬に対するAMM承認件数は，400件を上回っている．また，この傾向を一層強化するため，ジェネリック薬申請手続きの改善と簡素化，そして大幅な時間短縮が図られている．

ヨーロッパの申請プロセスについては[13]，フランスからの申請を含む相互承認の申請数が増え続けており，2000年度の件数は144件であった．中央一括申請については，欧州基準局が2000年度に受け付けた53件の新規申請のうち，12件についてフランスが委員会の審査報告者または共同報告者として選考過程に参加している．

薬効の公開性委員会

AMM委員会の後は，公開委員会が招集される．公開委員会は，さまざまな医薬品の治療効果の比較検討を行う．ここで出された意見が，医薬品経済委員会による医薬品の価格決定に重要な役割を果たす．また，医薬品の適切な使用を含め健康保険公庫の余分な出費を避けるためにいろいろな施策を立案する．

① 公開委員会の使命は以下の4つである．
   a) 社会保険が個人または団体（医療機関）に対して，払戻しの対象と定める医薬品のリストへの新登録の際に見解を示す．
   b) リストに登録された医薬品について，その払戻率を決定する．
   c) 医薬品の適切な使用を推進し，医薬品の処方についての助言を行う．

---

13) ヨーロッパ内での医薬品の登録には2つの方法がある．
　i) 企業はロンドンにある欧州保健衛生安全基準局（l'Agence européenne）に相互承認申請（あるいは地方登録申請）をすることができる．これによって，フランスの基準局で承認された新薬はEU全域で認められることになる．
　ii) 欧州保健衛生安全基準局は，AMMについても直接承認権限を有する．もっとも革新的な医薬品の登録については，欧州局の審査を受けることが義務づけられている．欧州局で承認されたAMMはEU全域で市販できる．この手続きについては，申請者である企業が作成および提出するのは唯一の申請書類でなければならない．科学評価は1回行われるのみで，その評価はEU全域で有効となる．商品化の際に，EU内で公表される当該医薬品に関する情報は統一されたものである．医薬品の価格決定と社会保障による払戻しについては，それぞれの国が主権をもつ．

d) 健康保険公庫の不当な出費を抑える．
② 公開委員会は，以下の点について厳格な医薬品評価を行わなければならない．
　a) 新薬による治療効用の進歩度の確定．
　b) 治療効果の評価．
　c) 公共の保健衛生基準を鑑み医療機関や社会への治療便益の評価を行う．
③ 公開委員会は医薬品によって得られた医学的効果（ASMR）を5段階に区分している．
　第一段階：新薬に治療効果の明確な革新性がある．
　第二段階：既存の医薬品に比べ，より高い医学的効果が見られる．
　第三段階：消極的な効用しか見られない．
　第四段階：観測できる効用が少ない，または将来性が少ない．
　（分量の妥当性，ガレノス製剤等）：
　第五段階：治療効果はないが，健康保険公庫の支出削減につながるという理由で委員会の肯定的意見を得たもの．または，逆に治療効果はあるが，委員会の否定的意見を得たもの．
④ 治療効果は，疾患の性質と医薬品の薬効の度合によって決まる．この効用測定をもとに委員会は払戻率についての意見を出すことになる．
　・難病疾患，身体障害者用あるいは特定の医薬品（抗癌剤等）については100％払戻し．
　・重度な疾患に効果が認められている医薬品については65％の払戻し．
　・重度でない疾患の症状にある程度の効果がある医薬品については35％の払戻し．

革新的新薬の使用は，医療機関（病院やクリニック）のみに限られている場合が多い．この場合には処方の規制を伴った特別な流通経路が必要になるが，この方法をとることによって，AMMの厳格な指示に基づいた新薬の治療効果の実用評価ができる．医薬品が医療機関内での使用に限られていない場合は，規制措置は健康保険制度の管轄内で実行されることになる．

治療効果の低い医薬品については，価格規制，使用量規制，予算総額枠の設定または市販価格と払戻額の分離などが経済的規制システムの具体的な内容に

なる．

　このように，AMM承認を受けたばかりの医薬品の有効性と実証治療効果については，市場での選別メカニズムは常に完璧であるとはいえず，ここに公開委員会が担うべき監査役割が生じるのである．公開委員会は，治療費用と直接的な関係にある治療便益率の向上を図るべく，薬理疫学の進歩とAMM承認後に実証される大量観察結果を常にモニターしていかなければならない．

医薬品経済委員会

　医薬品経済委員会は公開委員会の具申を得て，新薬発売企業と社会保険払戻率を確定するために協議する．また，実際の新薬価格設定については，類似製品の市場価格，開発費用等を考慮した複雑な協議・検討が企業との間で行われる．

宣伝と医薬品

　医薬品は，しかるべき規制によってその適切な使用法の宣伝が義務づけられているという点で，一般的な商品とはまったく質を異にする製品である．

　医薬品の宣伝については，行政の認可を得たうえで医学組織の承認を受けなければならない．宣伝広告は，医療専門誌などに掲載されるが，この宣伝のためには倫理規範が作成される．宣伝を許可されるのは，AMM承認を得た医薬品に限られる．

　一般大衆向けの宣伝広告（新聞雑誌，ラジオ，ポスター，商品陳列台，ショーウィンドー）に先立っては，通常，国家機関（医療用品安全庁）の検査を受けることになっている．一般的に宣伝広告は保健衛生の専門誌やテレビを媒介に行われる．

　また，公共の保健衛生上のリスクを考慮して，AMM承認あるいは医薬品の登録が宣伝広告効果に加担することがないように，一般大衆向けの宣伝広告は，医師の処方を必要としない医薬品についてのみ許可されている．したがって宣伝広告の対象となる医薬品の購入費は健康保険では払い戻されることはない．

付 主要5大医薬品企業グループ

付.1 新サノフィ・アベンティスグループ

概要

本文で記したように，新サノフィ・アベンティスグループはサノフィ・サンテラボが2004年にアベンティスを敵対的な方法で買収することによってできた新会社である．アベンティスは，当初スイス系医薬品企業ノバルティスに援助を仰いだ（合併提案をした）が，フランス政府がこれを拒否したことで退路を断たれた．新たな合併企業についてフランス・ドイツ政府の合意形成ができたほぼ半年後の2004年9月24日，サノフィ・サンテラボによるアベンティス株の公開買付けが無事終了した．サノフィ・サンテラボはこのアベンティスの吸収合併に成功することで，ヨーロッパ1位，世界3位の医薬品企業に成長した．

新サノフィ・アベンティスグループは，ニューヨーク，パリでそれぞれの株式市場に上場されている．2004年度の大株主は以下のとおり．

　　　オレアル　　　　　　　　　　　10.13%
　　　オートコントロール（自社所有）　5.5%
　　　サノフィ・アベンティス社員　　　1.3%
　　　70.5%は一般株主

旧サノフィ・サンテラボでは，株主安定化契約により2004年まで筆頭株主であるトタル・フィナ・エルフ（資本の34.9%）とオレアル（資本の26.2%）が過半数議決権をもつことになっていた．今回の合併を機に，この契約は破棄されることになった．オレアルは新グループの筆頭株主として残るが，トタル・フィナ・エルフ（2000年に民営化されたが，政府に近い石油会社）のほうは，漸時持分株を市場に放出し新会社から退出することになっている．

経営戦略

売上げ規模でヨーロッパ1位，世界で3位の製薬企業になったものの，アベンティス株の公開買付けに必要とされた160億ユーロの銀行融資が借金として

残る．この膨大な借入金は，かなり長期にわたって経営を圧迫すると思われるので，債務返済が重要な経営指針となる．また，急激な組織拡大や組織統合をしたために，内部統括マネージメントで混乱が見られる．2005年度は，組織改革の年であり，統一的な経営戦略のもとで整合性のある会社組織をつくることが課題であった．新たな組織構築のため，資源配分の大幅な見直しや，大規模な研究所および事業所の統廃合が行われつつある．ちなみに，74の主要事業所の閉鎖と，数千人規模の雇用削減が計画されているといわれる．しかし，これらの組織再編が真に合併の相乗効果を生み出すまでには時間がかかると思われる．ただし，医薬品世界市場の主戦場であるアメリカ市場では，旧アベンティスグループと旧サノフィ・サンテラボの統合で8,000人（専門訪問員）規模の販売戦力が構築できるので，その成果が早期に期待できそうである．

経営実績

2004年度の経営実績は，会計上あまり意味のあるものではないが，以下のようである．サノフィ・アベンティスグループの年間売上高は，150億4,300万ユーロに達しており，その前年比伸び率は86.9％であった（2004年8月20日以降の会計統合なので前年比は意味がない）．2003年度に30億8,000万ユーロであった経常利益は2004年度には公開株買付け特別支出もあり3億300万ユーロに急落した．地域別売上高では，アメリカ地域の伸びが際立って大きい．

新グループは旧アベンティス系医薬品のLevenox/Clexane，抗癌化学療法用医薬品タキソテール，抗アレルギー剤アレグラ/Telfastおよびアベンティスがプロクター&ギャンブルと共同開発し商品化した抗骨粗鬆症薬アクトネルと，旧サノフィ・サンテラボからの血圧降下剤Aprovel, Avapro, 抗血栓症薬Plavix，催眠剤Stilnox, Ambien, Mysleeからなる10の戦略商品（そのうち6つがブロックバスター）をもち，その2005年度高売上げが大きく経営に貢献している．

人的資源

2004年12月31日現在，サノフィ・アベンティスグループの全従業員数は9

万6,439人である．このうちフランス本土で働く従業員は2万7,663人で28％，フランスを除くヨーロッパには，2万6,912人の従業員がいる．また，アメリカに1万5,811人，日本に2,752人，そして他の地域に2万3,301人の従業員もおり，全世界100ヵ国で事業を展開している．事業別に人員構成を見ると，研究・開発に総人員の18％に相当する1万7,191人，生産部門で3万735人，そして販売部門で3割強の3万2,888人となっている．サノフィ・アベンティスグループは，世界でも最強の販売力（専門医療訪問員）を有する医薬品企業のひとつに数えられている．

研究開発

　新会社の将来と経営発展のカギはそのR＆D活動にある．サノフィ・アベンティスグループは，世界に20ヵ所（フランスのみならず，イギリス，アメリカ，ドイツおよび日本）を超える研究機関をもっており，総勢約1万7,000人の研究・開発者を擁している．2004年度では，40億ユーロもの研究費を費やし，128品目に及ぶ開発ポートフォリオを抱えている．うち，51品目についてはすでに第二段階または第三段階に達している．

　旧サノフィグループが開発した肥満治療薬のrimonabantが薬品名をacompliaに変えて新薬承認にこぎつけた．この新薬は，需要規模の大きいこの肥満治療分野における新グループの将来を決定するといわれているので，2006年度はこの新薬の上市が注目される年である．この新薬は，年間2億から6億ドルの売上げが期待される．

日本市場

　旧アベンティスと旧サノフィ・サンテラボにとって，日本市場は無視できない．両社とも，以前から日本企業と販売協定や，ジョイントベンチャー企業を設立して日本市場浸透を図っている．また研究センターでは，新薬開発も始めており，ヨーロッパ，アメリカに次ぐ第三の柱を構築する計画である．日本アベンティスと日本サノフィは，2006年1月1日から新会社日本サノフィ・アベンティスに統合され，総勢3,000人余りを擁する中堅医薬品会社に脱皮する．

付.2 旧アベンティスグループ

概要

　旧アベンティスグループは1999年末にドイツのヘキストとフランスのローヌ・プーラン・ローラが合併してできた医薬品会社である．当初は，アベンティス株の53％がヘキストに，47％がローヌ・プーラン・ローラに配分されていた．世界7位にランクされるアベンティスは，ストラスブールに本社を置きフランス商業法に従って活動を続けている．アベンティスではフランスにおいては珍しいがドイツでは義務づけられている二重統治型会社の形態がとられており，社内には監査と業務執行を分離させた2つの評議会が存在する．

　アベンティスは，ニューヨーク，パリ，フランクフルトでそれぞれの株式市場に上場されている．2001年度の大株主は以下のとおり．

　　　　クウェートペトロリアムグループ（Group Kuwait Petroleum）　13.6％
　　　　ステイトストリートコーポレーション（State Street Corp.）　5.1％
　　　　アベンティス社員　　　　　　　　　　　　　　　　　　　　　3.4％
　　　　オートコントロール（自社所有）　　　　　　　　　　　　　　0.2％
　　　　77.3％は一般株主

　国別株主では，資本の21.1％がフランス居住者，19.9％が北アメリカ在住者，13.2％がイギリス，13.2％がドイツの居住者によって占められている．

経営戦略

　アベンティスグループは，いまだにアベンティス・クロプシエンス（Aventis CropScience）やアベンティス・アニマルニュトリシリオン（Aventis Animal Nutrition）のような伝統的工業生産型の子会社を傘下にもち，医薬品会社にとっては非効率な総合型経営を続けている．アベンティス・クロプシエンス（以下agroと省略）は2002年夏，バイエルAG（Bayer AG）に譲渡された．その目的は，アベンティスが処方薬，人体用ワクチン，治療用プロテインの生産販売に専念し集約的資源投資戦略を展開するためであった．この戦略の3つの基本方針は，グループの非戦略的部門を切り捨て，現在まで特化してきた以下の3分野にとどまることなく，将来性のある医薬品開発に力を注ぐこと

で，医薬品市場に重点投資をするというものである．アレルギー治療薬のアレグラ/Telfast，抗血栓症薬の Levenox/Clexane，抗癌化学療法剤タキソテールはアベンティスの大黒柱であるが，これをアメリカおよびアジア市場で展開することも急務である．この戦略によって，経営赤字を解消し，他の有力分野で研究開発をするための資金を捻出することを狙ったのである．また，子会社の譲渡益が功を奏し，2000年末に130億ユーロであった赤字が2001年末には90億ユーロにまで減少した．2002年に実行中の子会社譲渡によって，アベンティスの負債は約30億ユーロにまで減少すると見られている．この純負債額の減少は，アベンティスの医薬品産業界での将来展開に柔軟性を与えることになり，例えば，バイオテクノロジーの分野で有力なスタートアップを手に入れたり，将来性の高い医薬品のライセンス契約を取り付けるといった動きが可能になると思われる．

経営実績

アベンティスはこうした営業戦略によって，為替変動益と企業買収による業務拡張要因を除いても，前年度比15.3％増の176億7,400万ユーロという売上げの伸びを得た．純利益について見れば，2000年度の11億7,100万ユーロを39.5％上回る16億3,300万ユーロを実現している．株価も同じく2000年度1.5ユーロであったものが2.07ユーロに上がり，38.2％の上昇を見せている．

戦略商品の売上げ促進とアメリカ市場の開拓に集中した結果，収益性は向上した．2000年度に68.4％であった戦略的部門の粗マージンは2001年度には71.2％にまで伸びており，経常利益も2.7ポイントの上昇で，前年比21.8％の伸びを示している．こうした収益性の著しい上昇は，利益幅の多い戦略商品群の販売に，またアメリカ，日本，フランス，ドイツといった主要市場に焦点を絞った営業活動の成果である．

世界第一の医薬品市場アメリカでは，為替変動益と企業買収による業務拡張要因を除いても，戦略部門での売上げは27.7％上昇し，64億7,700万ユーロに達している．これには抗血栓症薬の Levenox/Clexane，抗癌化学療法剤タキソテール等の戦略商品の好調な売上げが大きく貢献している．2001年度,

グループの戦略営業による売上高総額のうち，アメリカ市場での売上げは全体の 36.6％ となっている．ちなみに 2000 年度のそれは 33.2％ であった．

世界第二の医薬品市場日本では，アベンティスの売上高は 11 億 2,800 万ユーロ，前年比 12.4％ の伸びを見せているが，これによる利益の伸びは主として 2000 年 11 月に発売された抗アレルギー剤アレグラ/Telfast の販売促進にあてられている．抗癌剤のタキソテールについては，胃，卵巣，頭および首の癌治療に関する新適応が導入されたことにより，その販売活動に拍車がかけられるようになった．アマリール/Amarel の売上げもアベンティスの日本市場拡大に貢献している．またアベンティスがプロクター＆ギャンブルと共同開発し商品化した抗骨粗鬆症薬 Actonel は，将来武田薬品との販売提携も予定されており，アベンティスの日本市場展開により一層の活力を与えるものと思われる．

フランスにおいても，戦略商品の売上げの伸びを反映して，同年度の総売上げは前年度比 4.3％ の上昇で 22 億 5,500 万ユーロであった．ドイツにおいては，4.6％ の伸びで 12 億 4,800 万ユーロとなっている．

人的資源

2001 年 12 月 31 日現在のアベンティスグループの全従業員数は 9 万 1,729 人（2000 年度末 9 万 2,446 人）である．このうち戦略的部門に従事する従業員はフルタイム，パートタイムを合わせて世界中に 7 万 4,931 人（2000 年度末 7 万 5,174 人），残りの非戦略的業務に携わる従業員は 1 万 6,798 人（2000 年度末 1 万 7,272 人）であった．また，アベンティスが世界中でもっとも強力な販売力を有する医薬品企業のひとつに数えられるのは，こうした 9 万人を超える従業員の中に 1 万 9,400 人ものプロパーの医薬訪問員を抱えているためである．

医薬品生産

処方薬の年間総売上高は，151 億 6,800 万ユーロに達している．大きな伸びを示しながら，医薬品全体の平均利益率を上回る利潤をもたらすアベンティスの主だった処方薬は，年間 70 億ユーロという売上高を記録している．この数

字は，アベンティスグループの総売上げの3分の1に相当する．2001年度，アベンティスが好成績をもたらす原動力となったのは，以下の3つのブロックバスター"blockbusters"（売上高が10億ユーロを超える医薬品）である．

- アレグラ/Telfast の年間総売上高は，17億6,200万ユーロで，前年比 48.9％ の伸びを見せた．抗ヒスタミン剤市場に大きな変動がなければ，またアベンティスが自社の知的所有権の確保に成功すれば，この商品の売上げは30億ユーロを超えると予想される．
- Lovenox/Clexane の売上げは37.6％ の伸びを示しており，2001年度には 14億5,300万ユーロを記録した．この商品は発売以来96ヵ国において 8,200万人以上の患者に処方されている．Lovenox は，数ある低分子量ヘパリンのなかでももっとも処方範囲の広い医薬品である．アベンティスは今後，この Lovenox の売上げが25億ユーロに達すると予想している．
- 乳癌と肺癌の治療薬タキソテールは，アベンティス第三のブロックバスターで，その売上げは年間10億300万ユーロに達している．

研究開発：アベンティスのパイプライン

　2001年度，アベンティスが戦略部門での研究開発に費やした予算は29億7,700万ユーロ（2000年度は27億5,900万ユーロ）で，これは同年度の戦略部門売上高の16.8％ に相当する．研究開発費の75％ はグループ内部で，25％ は外部との協力研究開発費用にあてられているが，提携戦略の拡大に伴い，この数字は今後上昇するものと思われる．アベンティスのプロジェクトのうち，現在臨床開発の段階に至っているものは30以上あり，このことが長期的に安定した業績拡大につながるものと思われている．アベンティスは，呼吸器系，神経系，免疫学を専門とするアメリカのブリッジウォーター（Bridgewater）研究開発所，癌とアルツハイマー病を専門とするパリの研究所，そして心臓血管系，糖尿，関節症を専門に研究するフランクフルトの研究開発所と3つの研究所をもっている．近年は，東京にも開発センターを設置した．5,600人の研究者，エンジニアらが研究開発に従事しており，将来性のある治療分野での製品の早期開発に力を注いでいる．

　心臓血管系の分野では，動脈高血圧と心不全を同時に治療することを可能に

したACE/NEP 100240抑制剤が将来のモノテラピー薬であるとされている．2001年にはこの同時治療薬は高血圧治療薬として第二b段階に至っており，2004年にはアメリカおよびEU内でこの製品の登録申請が行われる予定である．

アベンティスはまた，自社が開発した糖尿病治療薬のフランチャイズ化についてもその展開を続けている．Exubera™（吸入インスリン）の普及は，この分野での画期的な進歩といえる．これは，第一タイプまたは第二タイプの糖尿病患者のためにアベンティスがファイザーと共同で開発したもので，すでに臨床試験の第三段階を終えている．腫瘍学の分野でのアベンティスのパイプラインには，癌細胞の分裂速度を減速させるという化学療法剤のフラボピリドールも含まれている．また，アベンティスは，脳腫瘍に耐性のある腫脹の治療薬タキソテールの新配合薬LIT-976の開発も続けている．この2つの製品は現在臨床試験の第二段階に到達している．

付.3 セルビエ（セルビエリサーチグループ）

セルビエはフランス最大手の独立医薬品企業である．ジャック・セルビエ博士（Jaques Servier）が1954年に設立，株式市場には上場されておらず，現在も創設者が100％その株を保有する家族経営企業である．セルビエ社の2大基本戦略のひとつは，ライセンス契約を拒否することである．すなわちセルビエ社が開発した30種の新薬はすべて自社独自の研究成果に基づいて開発商品化されたものである．もうひとつの戦略は，INSERME，CNRSをはじめとするフランスの国立研究所の研究協力パートナーとして，もっとも重要な地位を堅持するというものである．2001年度の総売上高は20億ユーロで，ここ5年来の前年比増加率の年平均は11.5％である．セルビエの総売上高の78％は外国市場での売上げによるもので，フランスを除くヨーロッパが52％，アジア・オセアニア14％，アフリカ8％，アメリカ4％となっている．治療分野別の売上高は，心臓血管系が65％，糖尿病が19％，中枢神経系が8％となっている．セルビエの4大製品（Coversyl 23％，Diamicron 17％，Daflon 14％，Vastarel 13％）の売上げが総売上高の3分の2を占めている．140の国で1万5,000人を雇用（フランスでは3,000人），うち2,400人は研究開発部門の

研究者とエンジニアで，フランス国内の主要研究所，Croissy, Suresnes, Orléansに配属されている．新規成分の臨床開発については，ハンガリー，エジプト，オーストラリア，カナダ，中国等に12の臨床開発研究センターをもっている．

セルビエの年間研究開発費は，総売上高の25％前後で，最近の数字を見ると，2001年度4億2,300万ユーロ，2000年度3億6,400万ユーロ，1999年度3億4,300万ユーロとなっている．

前述のごとく，セルビエは自社独自の新規成分開発に力を注いでおり，販売する製品はすべて自社の研究所で内部開発されたオリジナル薬である．40年にもわたる独自研究戦略の実績は，3万5,000にも及ぶ新規化学成分開発と1万5,000件の特許取得数に現れている．

専門治療分野は，心臓血管，糖尿，神経科学，癌分野，リウマチ分野である．下の表が示すように，現在セルビエのパイプラインには65の開発途中のモレキュラーがある．

すでに7つのNCEが第三段階に至っていることからも分かるように，セルビエは研究開発においても着実な実績を収めている．以下の4つのNCEはもっとも新薬承認に近い段階にある．

- Procoralanは，心筋虚血症の結節に働きかけるIF管特有の第一選択抑制剤．
- Valdoxanは，唯一のメラトニン作用薬の抗うつ剤，セロトニン拮抗薬．
- Protosは，骨の生成促進と骨の吸収の低下を促す抗骨粗鬆症薬．
- S-18886は，アテローム血栓の分野での新治療段階の初めての薬，トロンボキサンとエイコサンノイドの受容体の拮抗薬．

日本市場でのセルビエの販売活動には限界があり，日本の医薬品会社との間でライセンス契約を結んでいる製品を除いて，医薬品の販売は以下の4製品に限られている〔Coversyl-血圧降下剤，Diamicron-第二タイプの糖尿病用薬，FludexとVastarel〕．いずれも販売元はNIHON SERVIER CO..

付.4 ピエール・ファーブルグループ

ピエール・ファーブルグループはセルビエに次ぐフランス2番手の独立医薬

品企業である．薬剤師ピエール・ファーブル（Pierre Fabre）が1961年に当時としては画期的な血行促進剤を開発し，その生産，販売を担う企業として創立された．設立初期には，この血行促進剤が唯一の収入源であったが，1968年に創薬研究所を開設してから大きく飛躍した．フランス南西部にある地方都市カストル（トゥールーズの近く）に位置し，当地域最大の企業である．株式市場には上場されておらず，現在も創設者が100％その株を保有する家族経営企業である．ピエール・ファーブルグループの経営戦略上の特徴は3つある．第一に，地域に密着した企業であることである．フランスの地方都市に根を張り，現在でも本社をはじめ主要生産設備および研究開発センターがカストルに集積している．第二に，フランスの国立研究機関や大学との研究提携が伝統的に盛んで，とくにもよりの大都市トゥールーズにあるCNRSや大学とは共同研究所をつくり創薬に向けた基礎研究をしている．第三に，皮膚薬・化粧品分野が売上げの3分の1以上を占め，この分野ではヨーロッパ第一の企業である．

　2000年度の総売上高は11.6億ユーロで，ここ5年来の前年比増加率の年平均は4％弱である．ピエール・ファーブルグループの総売上高の58％は国内市場での売上げによるもので，フランス製薬企業のなかでは国際化がもっとも遅れている．しかし，ここ数年来，皮膚薬・化粧品の国外での伸びが大きく（2000年度は17％の伸び），国外市場の比率も徐々に高まっている．市場分野別の売上高は，処方薬が51％，皮膚薬・化粧品が38.5％，ホメオパシーが10％となっている．前述のごとく皮膚薬・化粧品ではアベンヌ，Ducrasy，Klorane，Galenic等の商品群でヨーロッパの首位を確保し，ホメオパシーでは傘下のドリゾス研究所が世界市場2位の位置を占めている．ピエール・ファーブルグループの年間研究開発費は1999，2000年度とも1億3,800万ユーロで，総売上高の12％を占めるにすぎない．処方薬が総売上げの半分しか占めていないということもあり，研究費は低水準である．また，研究人員は総雇用者7,939人（2000年度末）の12％にあたる950人で，トゥールーズ近郊にある3つの研究所と最近できたジュネーブ近郊のバイオテクノロジー研究所に配属されている．しかし，最近処方薬市場にも力を入れており，心臓血管系，中枢神経系，癌，免疫系等の分野で研究開発が行われている．とくに，1989年にCNRSと共同開発した癌抑止剤NAVELBINE（植物成分から抽出）は当社の

ヒット商品であり，その後継品を大きなターゲットとしている．また，バイオテクノロジー投資にも力を入れ，専門研究所のほか，アメリカのセルラ社とも組んでDNA分析を始めている．

これら新技術投資や新薬開発に多大の費用を必要とすることから，規模の経済性が求められる．そのひとつの回答として，ピエール・ファーブルグループは2000年末，後述ビオメリューと合同合併をした．この合併により，ファーブル・ビオメリューグループは一時期売上げ規模でセルビエを抜きフランス3位の医薬品企業になった．しかし，市場の補完性，規模の経済やエネルギー相乗効果も発揮することなく，この合併は2002年6月に解消された．

付.5 ビオメリュー

ビオメリューはセルビエ，ピエール・ファーブルグループに次ぐフランス3番手かつ生化学検査薬に特化した独立医薬品企業である．この分野では，世界の8番手につけるメーカーである．その沿革は，アラン・メリューが1963年にアメリカ企業Becton Dicknsonと合弁で創立した検査薬企業に辿ることができる．しかし，前述2同族企業とは違い，アラン・メリューは積極的な企業買収によってその規模を拡大してきた．まず，1974年にBecton Dicknsonの持株分を買い取りBiomerieuxの実質支配権を獲得する．その後，主な企業買収として1986年のフランス検査薬大手企業APIsystemの獲得があり，ヨーロッパ検査薬市場に確固たる地盤を形成した．次に1988年にアメリカ社VITEK吸収によりアメリカ市場に進出を果たした．また，2001年には，AKZO Nobelの生化学検査薬部門のOrganon Teknikaを買収して企業規模を飛躍的に拡大した．そのほかに，バイオ分野にも関心があり，フランスの代表的バイオ・ベンチャー企業Transgene（ジェーヌテラピー）を1994年に傘下に吸収している．これらの積極的外部成長戦略には，当然潤沢な資金源が必要だが，ビオメリューはフランスでは有名な投資会社CGIP（Compagnie generale de Industrie et de participation）をパートナーとしている．2002年7月現在では，1年弱にわたるファーブルグループとの合弁を解消したあと，アラン・メリューが支配権を復権しているが，証券市場には上場していない．アラン・メリューを中心にしたメリュー家が過半の議決権をもち，投資会社CGIP

のホールディングカンパニー Wendel Investment が33％の議決権を所持している．

2000年度の会社報告によれば，総売上高は6億ユーロで，前年比増加率の16％である．ビオメリューの総売上高の77％は外国市場での売上げによるもので，フランスを除くヨーロッパが39％，アジア・オセアニア9％，アメリカ23％となっている．140の国で3,800人を雇用し，そのうち880人は研究開発部門の研究者とエンジニアで，14の開発研究センター（フランス国内の主要研究所やアメリカのDurhamm，シカゴ，セントルイス，ブラジル等）に配属されている．ビオメリューの年間研究開発費は，総売上高の12％前後で，最近の数字を見ると，2000年度7,300万ユーロ，1999年度7,100万ユーロとなっている．当社の研究開発は，いろいろな分野で行われているが，とくに癌のダイアグノシスにもっとも力が注がれている．また，バイオテクノロジー投資にも力を入れ，複数のプロテオーム専門のアメリカのベンチャー企業との共同開発が活発化している．

参考文献

Afssaps (2001) Rapport Annuel 2001, Paris.
Barral PE (2002) 26 ans de resultats de la recherche pharmaceutique dans le monde, Aventis, Paris.
Blondeau A (1992) Histoire des laboratoires pharmaceutiques en France et de leurs drugs, Le Cherche-Midi.
Cohen WM and Levinthal DA (1990) Absorptive capacity : a new perspective on learning and innovation, Administrative Science Quarterly, n°35, mars.
Dumoulin J (1994) Innovations pharmaceutiques et réglementation : le paradigme de l'explication, Economie Appliquée, tome XLVI, n°1, p101-126.
Edquist C (ed.) (1997) Systems of innovation. Technologies, institutions and organizations, London Pinter.
Ernst and Young (2001) Biotechnologies en France-2001.
Fédération Européenne des Associations de l'Industrie Pharmaceutique (2001) The Pharmaceutical industry in Figures, Bruxelles.
Juès JP (1998) L'industrie pharmaceutique, Presses Universitaires de France.
Lundvall BA (1992) National systems of innovation : towards a theory of innovation and interactive learning, London Pinter.
Moreau A, Rémont S and Zeinmann N (2002) L'industrie pharmaceutique en

mutation, documentation française.
Ministère de l'Education Nationale et de la Technologie (1995) Research et Développement dans les entreprises. Net profits.
Nelson R and Winter S (1982) An evolutionary theory of economic change, Cambridge, Cambridge MA, Harvard University Press.
OCDE (1996, 1998, 1999, 2000) The knowledge-based economy, Paris.
OST (2002) Science et technologie, Indicateurs, Economica.
Pilling D (2000) Is Europe losing the drug war?, Journal of Health care and society, Vol. 10 Numero1.
Ruffat M (1996) L'histoire du Synte-Labo, La découverte, Paris.
Scriban R (1993) Biotechnologie, Editions Lavoisier, 4º édition.
SESSI (1998) L'innovation technologique en France : 1993-1997.
SESSI (1998, 1999, 2000) Production industrielle.
SNIP Pharmaceutiques : Revue mensuelle, Santé drug et industrie, Paris.
SNIP (1996) Répertoire des métiers de l'industrie pharmaceutique.
SNIP (1997) Des éléments nouveaux de l'environnement R & D dans l'industrie du drug.
SNIP (1997) Livre blanc de la coopération en R & D entre l'industrie pharmaceutique et le secteur public.
SNIP (1998, 1999, 2000, 2001, 2002, 2003, 2004) L'industrie pharmaceutique, réalités économiques.

5章　スイスの医薬品産業
——スイスの医薬品産業の構造分析

Oliver Gassmann, Gerrit Reepmeyer, Maximilian von Zedtwitz
（斉藤修一訳）

1　スイス医薬品産業の紹介

1.1　背景

　医薬品産業は伝統的に化学産業の一部とされてきた．その主な理由は医薬品および研究開発の多くが化学に由来し，化学物質と医薬品の生産プロセスが今日でも多くの点で類似しているためである．

　産業報告書のなかには，化学産業と医薬品産業を医薬・化学産業として統合しているものがある．医薬品産業について論じるには，まず医薬・化学産業についてのいくつかの資料を紹介することが適切であろう．

　スイスでは長年にわたり医薬・化学産業は経済的富を生み出す主要な手段であった．ある調査機関（BAK：Baseler Konjunkturforschung AG）の最近の研究によると，医薬・化学産業はスイスに国内総生産（GDP）の5％に相当する経済的富をもたらしている．多くのヨーロッパの国々およびアメリカでは，医薬・化学産業はGDPの2％前後である．

　医薬・化学産業は多岐にわたる製品群からなる．医薬品，ビタミン，化成品，農薬，動物薬，特殊化学品である．詳細な製品分類によると，医薬・化学産業では医薬品売上げが大きい割合を占めている．販売額の55％は医薬品である．農薬と動物薬，ビタミンおよび化成品の2分野とともに医薬品は広い概念で生命科学製品と呼ばれ，生物の代謝過程に作用する製品である．特殊化学品を含め医薬・化学産業の4分野は次の特徴をもつ．

●医薬品群は主に特許を保有し，処方によってのみ使用できる革新的医薬品

である.最近,OTC 薬(一般薬)や診断薬の重要性が高まっている.
- 農薬群は除草剤,殺菌剤,殺虫剤である.動物薬群はペット薬および家畜薬である.
- ビタミンおよび化成品群は 13 種類のビタミンとその誘導体,風味添加品,香料である.消費者に直接販売する製品ではなく,製薬・食品加工・動物飼料生産用のバルク製品である.
- 特殊化学品群は個々の顧客の特殊な要望に応じるため,比較的少量で頻繁に生産される特殊性の高い製品で,顧客に対する専門的アドバイスが非常に重要である.

1.2 生産性と雇用

スイス化学工業協会(SGCI:Schweizer Gesellschaft die Chemische Industrie)によると,1995 年から 2000 年の間にスイスの医薬・化学産業の生産性は実質 8% 以上成長し,労働時間当たりの生産性は最高記録の 210 スイスフランに達し,スイス全産業平均の約 4 倍である.金融分野の労働時間当たりの生産性は 100 スイスフランであった.国際的データで比べると,スイスの医薬・化学産業の生産性は世界最高である.アメリカの労働時間当たり生産性は 180 スイスフラン前後を維持しており,ヨーロッパの多くの国では 130 スイスフラン未満である.高い生産性は医薬・化学産業に比較的高い賃金(労働時間当たり 50 スイスフラン)を可能にしている.

しかし 210 スイスフランという高い生産性に比較して,賃金が労働時間当たり 50 スイスフランと比較的低い理由は,この産業が研究開発に集中投資を必要とするためである.

2000 年時点で,医薬・化学産業はスイスで 2 位の雇用規模をもち,従業員は 6 万 8,000 人を超えた.これはスイスの産業労働力の 10% に相当する.公的統計によると,医薬・化学産業の従業員の 62% は質的により高い能力カテゴリーに分類されており,全産業の能力分類の平均値である 42% より高い.医薬・化学産業では,全従業員のうち 7,500 人または 9% が大学卒業者である.

医薬・化学産業では,とりわけ医薬品産業が重要度を高めた.1995 年から 1998 年の間に従業員数は 2 万 2,200 人から 2 万 5,800 人に増加した.化学産

業のみの企業では対照的に従業員数が減少した．

1.3 地理的傾向

　スイスの医薬・化学産業は国際化志向が強い．スイス企業は何十年も国際市場に存在してきた．大多国籍企業のみならず，ニッチ戦略をうまくとり続けてきた中小企業も同様である．その結果，スイスの医薬・化学産業はヨーロッパとアメリカにおいて総売上げのいずれも40％，アジアでは17％を占めているが，スイス国内市場は非常に小さい．つまり全世界マーケティングは，スイスの企業戦略に必須である．

　スイスの医薬・化学産業は，20世紀の初めから100を超える国々で直接投資を行い，その革新的製品の国際的存在感を確立した．直接投資額は1998年に340億スイスフランを超え，スイス産業の直接投資の40.7％を占めた．

　スイス国内では，医薬・化学産業は地理的にバーゼルを中心とする北西部に集中している．この地域では，創造される経済価値の約4分の1が医薬・化学産業によるものである．

　他の地方にはこの差を埋めようとしているところもある．とくにスイス・ミッテルラント地方，レマン湖地方，チューリヒ地方が，医薬・化学産業にとってとりわけ重要になりつつある．スイス北西部地域とともにこれら3地域も，大学や企業の非常に優れた研究センターに近接したバイオテクノロジー研究の中心として発展した．

1.4 バイオテクノロジーの影響

　バイオテクノロジーは，とりわけ医薬品の研究開発に新しい視点を与え，スイスで急速に成長する重要分野となった．バイオテクノロジー企業が医薬品企業の研究開発活動に重要な影響を及ぼしている理由は，バイオテクノロジー企業が研究により強い焦点をあて，生細胞を複製またはその機能を変化させ，生細胞の作用が予測しやすく，コントロールしやすい新製品の発見に努めているためである．そのためバイオテクノロジー企業は，その多くが現在はまだ最初の製品を開発中であるが，近い将来，強力な医薬品に完成させると思われる．

　1998年から2000年の間にスイスのバイオテクノロジー企業は70社から130

社に増加した．バイオテクノロジー産業で，製品の中間体または機器を生産する企業，さらに医薬品企業のバイオテクノロジー部門を含めたこの分野は，30億スイスフランの売上げをあげ，17億スイスフランの経済価値を創出した．

スイスのバイオテクノロジーによる経済価値創造は，スイス全体の0.4％にすぎないが，全研究開発支出の約10％をバイオテクノロジーが占め，約8,900人が同産業に従事する．

Reuters（2002）によれば，バイオテクノロジーの進歩は，医薬品バリューチェーンに2つのルートで影響を与える．第一に，バイオテクノロジー新製品の成長が従来の医薬品による成長を凌駕し続けるため，総合医薬品企業は，バイオテクノロジー企業との間で，ライセンス契約や提携により，この新技術への進出を確実にしてきた．第二に，主要バイオテクノロジー企業は重要製品の開発を通じて，既存の総合医薬品企業を相手に，直接競合するために最低必要な開発機能およびマーケティング機能をバリューチェーンのすべてにわたって蓄積した．

しかし，スイスのみならず世界中の大部分のバイオテクノロジー企業は，今なお比較的小規模で研究により強く集中している．したがって医薬品企業には，提携を通じてバイオテクノロジー企業の技術にあずかろうとするところもある．Ernst & Young（2002）によれば1996年以降，医薬品企業とバイオテクノロジー企業との間で毎年400-500件の提携が結ばれており，提携の性格は多様である．例えば医薬品企業が研究コストを前金で支払い，バイオテクノロジー企業が特許医薬品の独占的販売権を医薬品企業に与える例がある．その種の契約は，医薬品企業の生産流通チャンネルの限定的利用を含むこともある．またバイオテクノロジー企業の将来予想される収入の一部および，または同企業の株式取得と交換に医薬品企業が現金投資を行う例もある．このタイプの関係では，上記のマーケティングと流通提携を伴うことが多い．そのため大医薬品企業がバイオテクノロジー企業の資本を取得して，実質的に自社の企業活動の一部とすることは珍しくない．例えばノバルティスはカイロンの40％，ロシュはジェネンテックの約60％を保有している．

最近の研究によれば，バイオテクノロジー企業と医薬品企業の提携は，より洗練され成熟したものになっている．医薬品企業は提携の頂点にいて，バイオ

テクノロジー企業が科学知識を特許技術に変換する役割を演じている（Ernst & Young, 2002）.

しかし，バイオテクノロジー企業は主要な医薬品企業と提携するだけではない．バイオテクノロジーによるベンチャー資本調達は今なお強力である．2001年に世界的にバイオテクノロジー投資が低下したが，それでも史上2位の投資規模の年となった．その後，2002年の第一4半期にはかなりの投資が行われた．2001年には，ひとつのIPO（新規公開）の成功を含め，スイスバイオテクノロジー企業の数社がベンチャー資本調達に成功したものの，他の数社は次のIPOの機会を待つことになった（Ernst & Young, 2002）.

Ernst & Young（2002）によれば，スイスのバイオテクノロジー公開企業はパイプラインに24品目を保有しており，それらは現在開発中で，近い将来に製品として発売されると思われる.

ヨーロッパ各国のパイプライン品目数比較でスイスは4位に位置している．1位はイギリスで154品目，2位はデンマークの33品目，3位はフランスで27品目である．ドイツは11品目で7位である.

1.5 産業団体

スイスの医薬・化学産業は協会組織になっている．主な団体は次の4協会である．これら4協会について概説する.

スイス化学工業協会（SGCI）

スイスの医薬・化学産業の中心的な協会は，スイス化学工業協会（SGCI）で本部はチューリヒにある．1882年に創設されたピラミッド組織の協会で，傘下に19部門があり，250前後の企業および商業会員で組織されている．各部門が個々の問題や製品分野を担当する．同協会は政府および社会に対して会員企業の意向を代表している.

SGCIは次の団体を含む多数の国内組織および国際組織に所属している．連邦医薬品委員会（Eidgenössische Arzneimittelkommission），連邦州経済供給局産業部化学・医薬品課（Sektion für Chemie und Pharmazeutika des Industrieamts im Bundesamt für Wirtschaftliche Landesversorgung），欧

州化学品製造企業評議会（CEFIC：European Council of Chemical Manufacturers' Federation），そして欧州製薬団体連合会（EFPIA：European Federation of Pharmaceutical Manufacturers' Associations）などである．

SGCI は会員に対して次の各種のサービスを提供する．
- 輸出および投資リスクの保障
- 広報サービス
- 法務サービス
- 製薬に関する技術情報
- 技術
- 経済計画

インターファーマ（Interpharma）

インターファーマは，医薬品研究を実施しているスイスの3大企業（ノバルティス，ロシュ，セローノ）が1933年にバーゼルに設立した協会である．インターファーマの理事会は，3社から各1人の理事と他の1人の理事により構成されている．

インターファーマはスイスの国内外において，既存技術および新技術を活用して研究開発を支援し，革新を育てるための全般的条件および体制の確立に取り組んでいる．この協会は，スイス医薬品企業が新しく革新的な費用対効率の高い疾病予防薬・治療薬の研究開発において，世界に一歩先んじる地位を維持し先端に立つことを期待している．医薬品の研究開発は，長期間にわたり大きい投資と重大なリスクを伴うため，インターファーマは医薬品研究に関して社会的，政治的，経済的に良好な環境確立に努力している．

スイス医薬品輸入業者協会（VIPS）

スイス医薬品輸入業者協会（VIPS：Vereinigung der Importeure Pharmazeutischer Spezialitten）もまた重要な協会である．ほとんどの VIPS 会員は外国医薬品企業のスイス子会社である．2000年にスイスで販売された医薬品の69％が輸入品で，VIPS は産業全体にとって一定の重要度をもつ協会である．VIPS は他の協会とよき連携を維持しながら，政府に対して輸入業者の

利益増進に努めている．

インタージェネリカ（Intergenerika）

インタージェネリカは，スイスでジェネリック医薬品を生産するすべての企業の協会である．ジェネリック薬は普通，特許が切れた薬効の確立した医薬品の模倣品である．スイスではジェネリック薬市場は急成長しており，近い将来インタージェネリカの重要性は高まるであろう．

2 スイス医薬品産業の分析

2.1 産業の定義

化学産業と医薬品産業の間には，類似性があるものの，両者を分離し個別に取り扱う傾向がある（Pfeiffer, 2000）．化学事業を経営しながら医薬品事業を経営する企業は現在も多数あるが，資本市場は，そのような企業が医薬品事業を分離することを一層強く要望するようになった．医薬品企業は収益性が高く周期性が低いため，株主価値志向を強く促すためである．そのうえ医薬品産業では，バイオテクノロジーと遺伝子技術がますます重要性を増し，化学に代わろうとしている．

医薬品産業はいくつかの治療領域に分類することができ，治療領域がロシュやノバルティスなどに見られるように，企業の組織構造の基盤にもなっている．

それぞれの治療領域にはさまざまな製品がある．図1にスイス医薬品産業のもっとも典型的な治療分野を示す．

スイスの医薬品企業であるノバルティス，ロシュ，セローノは次の領域の製品で成功を収め国際的に主要な位置を占めている．

- ●抗マラリア薬（ロシュ），●抗ウイルス薬（ロシュ），●抗癌薬（ノバルティス，ロシュ），●心血管疾患（ノバルティス，ロシュ），●セファロスポリン抗生物質・抗感染症薬（ロシュ），●皮膚科領域，レチノイド（ノバルティス，ロシュ），●骨疾患（ノバルティス），●呼吸器疾患（ノバルティス），●中枢神経系疾患（ノバルティス），●抗エイズ薬（ロシュ，セロ

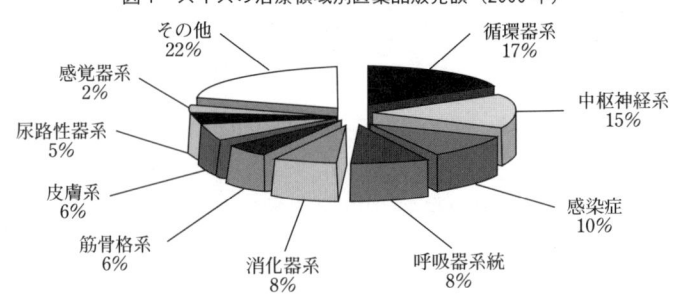

図1 スイスの治療領域別医薬品販売額（2000年）

- その他 22%
- 感覚器系 2%
- 尿路性器系 5%
- 皮膚系 6%
- 筋骨格系 6%
- 消化器系 8%
- 呼吸器系統 8%
- 感染症 10%
- 中枢神経系 15%
- 循環器系 17%

出所：Pharma Information (2001) より作製.

ーノ），●内分泌障害（ノバルティス），●成長障害（セローノ），●血液領域（ノバルティス），●ホルモン置換療法（ノバルティス），●多発性硬化症（セローノ），●眼科領域（ノバルティス），●パーキンソン病薬（ロシュ），●生殖医療（セローノ），●リウマチ（ノバルティス），●移植（ノバルティス）．

　ロシュは診断薬分野（臨床化学，免疫化学，分子診断薬，関連機器）においても世界の主導的製造業者である．ロシュおよびロンザは，化成品とビタミン製品，例えば動物飼料添加物（ロシュ），カルチノイド（ロシュ），ディケテンおよびその誘導体（ロンザ），活性物質・化成品の独占生産および生命科学産業向けの中間体製品（ロンザ），また各種ビタミン類（ロシュ）の世界的リーダー企業である．医薬品業界をより詳細に把握するには，さまざまな製品タイプがあるため，製品の細分類が必要である．

2.2 製品分類

　スイスの州間協定（IKV：Interkantonale Vereinbarung）は医薬品を次のように定義している．「物質または物質の混合物で，疾患の診断，予防・治療または人体組織に影響を与え医療目的で使用されるもの」（Leutenegger, 1994）．一般に医薬品は処方薬と非処方薬に区分される．処方薬はジェネリック薬と診断薬を含む．

処方薬

　処方薬は医療用医薬品とも呼ばれる．処方薬は薬局，病院，調剤医師（self-dispensing physician）のみを通じて流通する．調剤医師はスイス医薬品市場に特徴的な存在で，個々の医薬品を処方するのみならず，薬局・薬店でよく行われる医薬品の調剤を許されている．2000年の処方薬販売額（生産者価格）は，前年から10.6％増加して24億スイスフランとなり，すべての医薬品販売額の76％を占めた．

非処方薬

　非処方薬は，薬局および薬店店頭で購入するかまたは調剤医師あるいは病院で処方される．そのため非処方薬は，処方箋なしで薬局および薬店で購入される薬剤と，開業医および病院で処方される薬剤より構成される（Pharma Information, 2001）．OTC薬は，処方箋なしに純粋にセルフメディケーションの目的で使用される薬剤で，通常は頭痛，インフルエンザなどの軽度の疾患に使われる．

　2000年の非処方薬の販売額は7億5,200万スイスフランで，医薬品全体の24％に相当し，前年比較で0.3％減少した．

　純粋なセルフメディケーション薬は，処方箋なしに薬局または薬店で入手できる医薬品のことで，5億1,100万スイスフランでスイスの医薬品販売額の16％を占めた．

ジェネリック薬

　医療用医薬品はブランド薬とジェネリック薬に分類される．ブランド薬は通例，特許により保護される医薬品で，薬剤を研究開発した企業が生産する．そのような企業は高額な研究開発費用に見合った利益が必要なため，比較的高い価格を正当化する目的でブランドの確立に努める．

　しかしジェネリック薬はブランド薬の模倣品で，特許保護がないかまたは特許期限を過ぎている．そのためジェネリック薬は自社開発ではなく，特定成分の医薬品の販売権を有する企業が販売する．ジェネリック薬はブランド薬と同等の効果を示すが，価格は大幅に安い．

スイスのジェネリック薬市場は長年にわたり大きく成長した．過去10年で価格ベースで193％成長し，2000年の生産者価格は7,970万スイスフランである．包装個数による販売数量は1990年に210万個であったが，2000年には600万個に増加した．

スイス市場ではジェネリック薬のシェアは比較的小さく，2000年には2.6％であった．医薬品市場の59.4％は特許で保護されており，ジェネリック薬の潜在市場は約38％である．その潜在市場の約4分の3である28.5％は，特許期限が切れかつジェネリック薬が未登録のオリジナル薬市場である．つまり，特許期限が切れた医薬品市場でジェネリック薬がカバーしているのは，全市場の9.5％である．特許が切れたオリジナル薬とジェネリック薬が実際に競合する市場でのジェネリック薬シェアは，1995年に14.4％であったが，2000年には21.1％に伸びた．

2.3 市場の特徴

市場の基本的特質

近隣諸国に比較して医薬品価格が高いにもかかわらず，スイスの医薬品市場はとりわけ魅力的である．市場は1995年の23億スイスフランから2000年に31億スイスフラン，2001年には34億スイスフランへと7年間に大きく成長した．世界の医薬品市場は2001年に3,300億ドル（4,800億スイスフラン）を超え，スイスの市場規模は世界市場の0.7％となった．

1995年以来，販売包装数は1億8,000万個から1億8,500万個の間で停滞しているが，スイスの市場全体は，同期間において年率平均で6.3％成長し，今後5年間は年率7.7％の成長が見込まれている．

IHA-IMS Healthのデータによると，スイスでは790社の医薬品企業が活動している．スイスで最大級のノバルティス，ロシュ，セローノが国内市場の約18％を占める一方，世界的に大型のグラクソ，メルク，ファイザーなどは合わせて約70％のシェアをもつ．残りの12％は主としてジェネリック薬を提供する中小企業が占めている．

スイス企業であるノバルティスの市場シェアは約10％で，スイス市場で首位であるが，2001年は市場全体が8％以上伸びたのに対して，同社の成長は

5.1％であった．

スイス企業であるノバルティスとロシュは，世界市場でそれぞれ6位と12位である．2000年のIMSによると，ファイザーが世界のトップ企業である．スイス企業中3位のセローノは2000年に約11億5,000万ドル（17億スイスフラン）の販売を計上した（Pharma Information, 2001）．

このようにノバルティスとロシュはスイスでは市場シェアが1位と3位だが，もっとも成功した医薬品はすべて外国企業が生産したものである．

スイスにおける新薬発売は大いに期待がもてる．スイスの医師は新薬処方をためらうことで知られていたが，そのイメージは劇的に変化した（Schlatter, 2002）．1996年以降に市場参入した医薬品は，2001年にはすでに全市場の40％を占めた．

ジェネリック薬市場は大きく成長した．2001年に販売された医薬品の約80％は特許期限が切れており，同年，ジェネリック薬の販売包装数は17％増加して72億個であった．しかしブランド薬に対するジェネリック薬のシェアはきわめて小さい．その理由は，特許期限後に価格が大きく低下し，ジェネリック薬の販売が経済的魅力を失うためであると考えられる．またジェネリック薬メーカーが，販売額およびマージンを短期間に高水準に到達させようとして，販売規模が大きい医薬品に集中することもその理由であろう．

スイスの3大医薬品企業，ノバルティス，ロシュ，セローノは世界的主要プレーヤーであり，その製品は世界で広く販売されている．スイスの医薬品市場は比較的小規模のため，これら3社は精力的な医薬品輸出業者となっている．

輸入・輸出活動

2000年にスイスで販売された医薬品の約31％は，スイス国内で生産されたもので，9億7,400万スイスフラン（生産者価格）である．インターファーマの会員企業であるノバルティス，ロシュ，セローノはその58％を占め，スイス全医薬品市場の18.1％に相当する．

したがって，スイスで販売された医薬品の69％は輸入である．VIPSによると，スイス医薬品市場では67社が活動している．既述のとおり，これらの企業は外国医薬品企業の子会社またはスイスの医薬品輸入業者である．全体と

して，VIPS会員およびその他の輸入業者による販売額は，21億スイスフラン前後（生産者価格）である．

輸入医薬品の輸出元はアメリカ27.1％，ドイツ13.6％，スカンディナビア10.2％，イギリス8.8％であった．フランス，ベネルクス，イタリアからの輸入は格段に小規模であった．輸入と対照的に，スイスは長年にわたり医薬品の輸出超過国である．

スイスの医薬品輸出額は1990年から2000年で3倍に伸びた．同じ期間，スイス全体の輸出の伸びは56％であった（BAK Baseler Konjunkturforschung AG, 2001）．

2000年の医薬品輸出は約221億スイスフランであった．これはスイスの化学品全体の輸出の62％で，スイスの全輸出の16％に相当する．スイスは2000年に，医薬品の輸出から輸入を差し引いても117億スイスフランの貿易黒字を得た．スイスで生産された医薬品の90％以上が輸出に向けられたことになる．ヨーロッパが最大の購入者で139億スイスフラン，アメリカ・アジアがそれに次いだ．輸入医薬品のうち80％はヨーロッパで生産され，83億スイスフランであった．

1999年のデータによると，スイスは医薬品については，どの国よりも輸出黒字であった．小国だがスイスは世界で最高額の輸出を行っている国で，ドイツやアメリカに優っている．スイスの貿易収支黒字は，世界市場におけるスイス医薬品産業の競争力による．1999年のアメリカおよび日本の医薬品貿易収支はマイナスであった．

2.4 市場構造

図2は，製品，情報，金の流れを含む医薬品市場および関係者の相互関係の実態を示す（Leutenegger, 1994）．スイス医薬品企業は，病院，医師，卸業者，調剤医師を顧客と捉えている．

生産

医薬品生産者の市場は大変に細分化している．既述のように，比較的大きい研究開発費を調達するために，790社の医薬品企業が市場シェア獲得競争を展

図2　スイス医薬品産業の市場構造

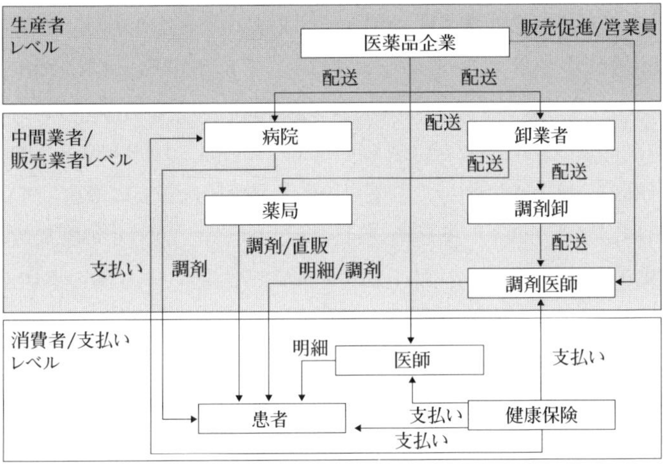
生産者
レベル
医薬品企業
販売促進/営業員
配送
配送
中間業者/
販売業者レベル
病院
配送
卸業者
配送
配送
薬局
調剤卸
調剤/直販
配送
支払い
調剤
明細/調剤
調剤医師
消費者/支払い
レベル
明細
医師
支払い
患者
支払い
健康保険
支払い

出所：Leutenegger（1994）より作製.

開している.

既述のように，スイスで販売される医薬品のうち31％のみがスイス国内で生産された．つまり海外医薬品企業の子会社の多くは，スイス医薬品市場の主要な供給者である．しかし子会社はしばしば別の役割をもつことがあり，スイスで登録資格をもった流通企業であったり，または純粋な研究所であったりする．しかし，ほとんどの外国企業はスイス市場に直接販売するため，またスイス規制当局の販売承認を得るために進出している（Leutenegger, 1994, p. 25).

一般にスイスでは生産・製造に関する費用と利益が医薬品小売価格の最大部分を占めている．2000年に製造企業は平均して小売価格の59％を占めたが，卸と小売業者は41％であった．しかし“成果志向（performance oriented)”の新価格構造は，次のように価格構造に大きい変化を起こしつつある.

流通

スイスの医薬品産業の流通組織は伝統的に2つの階層をもつ．第一層は卸業に代表され，第二層の取引業者へ商品を供給する．第二層の取引業者はさらにきめ細かい流通組織をもつ．第二層の典型は薬局，薬店，調剤医師である．病院は通常，第一と第二の両方のルートを活用して医薬品企業に直接注文を出す

こともまた卸に注文することもある（Leutenegger, 1994, p.27）．卸は医薬品の取扱いを許可された企業または個人に配送する．それは薬局，調剤医師，薬店または病院のいずれかである．現在，スイス市場では，Amedis AG, Galexis AG, Unione Farmaceutica, Voigt AG の4社が大型卸である．

調剤医師による医薬品販売は著しく増加している．1990年から2000年の間に調剤医師の数は505増加した．薬局の医薬品販売は着実に増加しているが調剤医師の伸び率より低く，薬店販売は停滞している．2000年の薬局数は1,677店で，1990年から2000年の間に131薬局が新規開店し，149の薬店が閉鎖した（Pharma Information, 2001）．

調剤医師はティチーノ州と西部スイス地方を除き，医薬品調剤が許可されている．そのためこの2つの地区では，人口1万人当たりの薬局密度がそれぞれ5.6，3.9店と高い．対照的に調剤医師が調剤を許されている地区では薬局数が比較的少なく，例えば中央スイス地方では，人口1万人当たりの薬局数は0.9店である．

しかし後述のように，流通経路の自由化，卸および専門店小売市場の報酬モデルの変更により，スイス市場は大きく変化している．競争の影響を受けて，薬局，調剤医師，病院および薬店の市場構造がそれぞれ異なった展開を見せている．

例えば調剤医師と薬局の間で顧客獲得競合が激化している．調剤医師は大きい市場シェアを獲得し，それが激しい競合環境をつくっている．その結果，薬局では患者に化粧品，衛生用品，免疫サービスといった医薬品以外の製品やサービスを提供しなければならない状況を生み，健康保険でカバーされる医薬品の売上げが全売上げの約15%にしかならないこともある．2001年7月以降の"成果志向報酬（LOA：Leistungsorientierte Abgeltung）"も，薬局と調剤医師の間の競争を刺激することになった．Handelszeitung（2002）によると，2001年に調剤医師は医薬品調剤で平均5万から6万スイスフランを得た．

消費

Leutenegger（1994）によると，薬剤に関する患者の知識および予後についての理解が限られているため，患者が病院医師や開業医の処方薬決定に与える

影響は少ない．さらに患者は普通，医薬品の費用を負担することがなく，費用は健康保険会社がカバーする．つまり，医薬品について患者がコスト意識をもたないため，品質が医薬品購入決定のほぼ唯一の要因となる．

患者は非処方薬つまりOTC薬については，自分自身が選択できる．その結果，消費者側がコストを考慮するため，また健康保険会社は償還を減らす狙いでOTC薬を増加させようとする．

全体として，2000年におけるスイスの1人当たりの薬剤使用額は，生産者価格で433スイスフランであった．

2.5 医療費の財源

1999年，スイスのヘルスケアサービス市場は400億スイスフランを上回ったが，ヘルスケア支出はGDPの10.7％であった．この比率は1970年の5.8％以来上昇している．スイスのヘルスケア支出はアメリカに次いで2位で，ドイツがそれに続く．アメリカのヘルスケア支出は著しく高く，1999年にはGDPの13.7％であった．ヘルスケア支出は国によりカバーする要素が異なるため，国際比較は限られた範囲内で可能である．

ヘルスケア市場における費用の大部分は，健康保険会社により直接支払われている．しかし，実際には家計に負担がかかっている．ヘルスケア財源に占める家計の負担は増加し続けている．

スイスのヘルスケア支出全体をさらに細分化すると，1988年には医薬品は全体の11％を占め，前年比較で0.1％増加した．入院治療のコストが0.9％減少し，対照的に外来治療コストが0.7％増加した．ヘルスケアコストの動向を見ると，入院および外来治療がその大部分を占めているが，医薬品部分は比較的安定している．

連邦社会保険局（BSV：Bundesamt für Sozialversicherung）が発行した保険償還医薬品リスト（SLリスト，SL：Spezialitätenliste）に収載された医薬品のみが強制健康保険でカバーされる．SLリスト収載には，薬効のみならず費用対効果も判断基準となる．通常は連邦医薬品委員会（EAK：Eidgenössische Arzneimittelkommission）の要請により，BSVが個々の医薬品の費用対便益比に基づいて費用対効果を評価し収載を決定する．

1999年,スイスの医薬品市場では7,333の医薬品が使用可能であったが,SLリストに収載されたのは2,500品目,6,210包種であった.それら包種の84.5％は処方薬,15.5％は非処方薬であった.また4,833品目,9,421包種はSLリストに収載されておらず,健康保険会社のカバー対象外であった.その結果,全包種の60.3％が健康保険会社によるカバー対象外であった.

3 スイス医薬品産業の研究開発

3.1 医薬品産業の研究開発プロセスの特徴

医薬品産業は世界的に革新を生み出す有力な産業として,航空宇宙および防衛産業,自動車,電気・電子,化学,ITハードウエアに次いで6番目にランクされる産業である.しかし平均的医薬品企業は,平均的なソフトウエアおよびITサービス企業に比較して,ほぼ2倍の効率で革新的成果を生み出している.研究開発投資は世界的に増加しているが生産性は低下している.その結果,販売額に占める研究開発費の割合は,アメリカでは1970年に11.4％であったが2001年には18.5％に増加した(Reuters, 2002).

他の産業に比較して,医薬品産業の革新プロセスは際立った特徴をもつ.もっとも特徴的なのは,開発には高いリスクが伴い,開発に要する時間およびマーケティングに規制環境が直接影響することである.おしなべて5,000の製品化アイデアのうち,市場に送り出されるのはわずかひとつであり(Pfeiffer, 2000),1万の物質からただひとつが市場化される製品となる(Volker, 2001).デューク大学の経済学者たちの研究によると,10品の医薬品のうち,平均的研究開発費の支出に見合う収益を生み出すのは3品で,収益性最上位2割の製品が全収益の7割を生む(Reuters, 2002).要するに,全産業のなかで医薬品産業が研究開発においてもっとも挑戦的な産業である.

新事業構想を停止する意思決定は,大多数の産業において経済的視点からなされるが,医薬品産業では新構想追求を停止するのは科学的理由である.しかし分子生物学,ゲノミクス,バイオインフォマティクスなどの医薬品に関係する科学は発展のスピードが非常に速く,今後も医薬品研究開発においてますま

す重要な役割を担っていくことになる.

スイスにおいて,医薬品産業の典型的な研究開発プロセスは10-12年を要し,新薬1品目当たり5億スイスフランの投資を必要とする.一般的なプロセスは次のとおりである.

研究の初期段階では,研究プロジェクトの目標が明確にされ,基礎研究が行われる.研究者はさらに,治療対象疾患に影響することが期待される新物質の標的となりうる既存分子を探索する.スクリーニングの段階では,標的に望ましい機序で影響を及ぼすリード物質を探索する.この段階で,ほぼ90%の物質は望ましい影響や効果がないために脱落する.残った物質は相当に有望と思われる20品以内に絞られることが多く,化学的および前臨床段階の試験に進む.

前臨床試験は,候補物質の有効性とともに安全性,取り扱いやすさを調べる.もっとも重要なことは,新物質の安全性すなわち毒性が低く,遺伝子に影響を及ぼさず,発癌性・新生児異常を起こさないことである.これら一連の試験は通常,動物で実施する.しかしスイスでは,動物実験件数が1983年の200万件から1999年には45万件へと劇的に78%減少した.スイスでは動物実験に連邦動物局(Bundesamt für Veterinärwesen)の公式承認が必須である.

前臨床試験が成功すると,その物質は臨床試験でヒトに対する医薬品としての登録可能性が試験される.臨床試験は3段階に分かれている.第一相試験では,動物実験で評価された効果がヒトにも適合するかを健康人で実験する.第二相試験では,疾病をもつ患者に適用され,治療対象疾患に対する可能性を試験する.第三相試験では,適切な用量を求めるために多数の患者で試験を行う.

新薬は規制当局に登録の後,初めて発売できるが,発売後は上記の試験では認められなかった潜在副作用を考慮した情報収集が行われる.

医薬品研究開発の革新的リーダー企業は,組織的にはコアとなる技術と薬効評価能力をもち,小型で焦点を絞り込んだ組織を特徴とする(Reuters, 2002).このアプローチは,効果的な研究開発を遂行するために大いに有望な方法と思われる.

3.2 研究開発立地としてのスイス

　研究開発にとってスイスは魅力的な土地である．ノバルティス，ロシュ，セローノは，全販売額に占めるスイス国内販売額がわずか1.3%であるにもかかわらず，全研究開発費の43.5%をスイス国内で支出している．地理的にスイスの北西部に医薬品産業が集中しており，非常に優れた大学の研究センターが近隣にあり，また広くヘルスケア分野として定義される小規模から中規模の多くの企業が近隣に存在していることが，スイスを優れた医薬品研究開発の場（革新を生むクラスター）にしている．

　とくにスイスでは，中小の多数のバイオテクノロジー企業が著しく重要な要素として発展してきた．一般にバイオテクノロジー企業は，現在も初期の化合物群を開発中であるため，研究に集中している．成長可能な成果物が政府により承認されることになったときに，マーケティング力および販売力が育つことになる．したがって，スイスの130社のバイオテクノロジー企業は研究開発活動資源の大きな源泉であり，スイスが世界的に重要な研究開発立地であることを際立たせている．

　バイオテクノロジーと医薬品企業が密接な関係にあることに加え，スイスの研究者が医薬品基礎研究のトップクラスの人々であることが研究開発立地としてのスイスの重要性をさらに高めている．スイス科学評議会（Schweizer Wissenschaftsrat）はスイスの基礎研究を他の経済協力開発機構（OECD）加盟国と比較している．1994年から1998年のThe Institute for Scientific Information（ISI，フィラデルフィア）によるデータベースをもとに，科学論文が他の研究者にいかに多く引用されたかを示す引用指数（citation-index：引用件数を公開論文数で割った数）が算出された．データベースには医学，数学を含む約5,000の科学雑誌，社会科学に関する約1,500の科学雑誌，人文科学や芸術に関する約1,100の雑誌が含まれている．比較の結果，スイスは，分子生物学・遺伝学，免疫学，薬理学，化学，物理学，植物学・動物学，生態学・環境学の7つの学問領域で主導的役割を担っていることが示された（Swiss Scientific Counsil, 1999）．

　スイスにおける新薬開発研究は，明らかに成功していると思われる．過去数

年間にスイス市場に導入された新薬は，次のとおり死亡率を低下させた (VIPS, 2002).

- エイズ患者の死亡率は 1994 年から 1999 年に 93% 低下．
- 前立腺癌患者の死亡率は 1990 年から 1996 年に 17%，胃癌は 29%，大腸癌は 22%，心血管疾患は 13%，心疾患は 11% それぞれ低下．
- 不安定狭心症の発作後の 2 年死亡率は 1992 年から 1995 年に 55% 低下．
- 心臓発作の発作後の 2 年死亡率は 1992 年から 1995 年に 18% 低下．

3.3 スイスにおける医薬品研究開発支出

スイス連邦統計局（Bundesamt für Statistik）によれば，1996 年のスイス国内の研究開発活動の支出は 99 億 9,000 万スイスフランであった．民間部門は 68% を占め，公的部門は 27%，その他の研究機関が約 5% であった．

1998 年のスイスにおける研究開発の公的資金はおよそ 27 億スイスフランだが，研究開発支出の大半は民間組織によるものである．Economiesuisse (2002) によれば，民間研究開発支出は対内支出，対外支出，スイス企業の海外子会社による研究開発支出に分けられる．対内支出は，企業が保有するスイス国内の研究所で使用される研究開発支出であり，対外支出は，スイス国内または海外のいずれかの第三者に外部委託する研究開発業務を範囲とする．

医薬・化学産業は 2000 年に，スイス全体の研究開発対外支出の 53%（9 億 500 万スイスフラン）を，対内支出の 32%（24 億 7,500 万スイスフラン）を占めた．対外支出 9 億 500 万スイスフランのうち，海外の研究プロジェクトに約 92% を使い，1996 年の 42% から大きく伸びた．スイス企業が海外子会社で使用した 90 億 3,000 万スイスフランのうち，医薬・化学産業によるものは 52%（47 億 2,500 万スイスフラン）であった (Economiesuisse, 2002). 医薬・化学産業の対内研究開発支出 24 億 7,500 万スイスフランのうち，約 13 億スイスフランは開発研究に，約 10 億スイスフランは応用研究に，他の 2 億スイスフランは基礎研究にあてられた．

バイオテクノロジーの研究開発支出は，2000 年には約 3 億スイスフランに増加した．その 75% は研究所および医薬・化学企業による支出で，医薬品企業とバイオテクノロジー企業の密接な関係をあらためて示した．

2000年にスイスで研究開発に従事する4万1,350人のうち，8,800人（スイスの研究開発者数の21%）が医薬・化学産業に従事していた．1996年には1万1,360人（同30.4%）であった．したがって医薬・化学産業では，過去数年間に国内の研究開発従事者の数が減少した．スイスの研究開発従業員の約36%は大学卒業者である．

全産業における外国人の割合は33%だが，医薬・化学産業の研究開発に従事する8,800人のうち約45%は外国人で，その67%が大学卒業者であった．

3.4 インターファーマ企業の医薬研究開発支出

インターファーマ企業3社（ノバルティス，ロシュ，セローノ）が2000年に新薬の研究開発に世界で支出した69億スイスフランは，3社の医薬品販売合計額の18.5%であった．インターファーマ企業は，年平均3品の新薬登録申請用の新規物質を開発している．

2000年に3社はスイスで4億8,600万スイスフランの医薬品を販売し，それは3社の世界販売額の1.3%であった．ノバルティス，ロシュ，セローノは同年，スイスでこれら3社の世界研究開発費の43.5%である30億スイスフランの研究開発費を投資した．

スイスの研究開発投資額が大きい理由は，医薬品の輸出規模が大きいことによる．2000年にノバルティス，ロシュ，セローノは合計約200億スイスフラン（スイスの医薬品輸出全体の90%）を輸出した．

これら3社は，スイスで30億スイスフランを研究開発に投資し，アメリカで投資した29億スイスフランを若干上回った．インターファーマ企業にとってアメリカの重要性は一層高まっている．例えばノバルティスは，2002年にマサチューセッツ州ケンブリッジのマサチューセッツ工科大学（MIT）のそばに"世界の研究開発を率いる生物医学研究所"を設立すると発表した．しかし最大の研究所はスイスのバーゼルに残す．ケンブリッジの新しいセンターは，ニュージャージーからボストンに研究者を異動するなど，アメリカの研究開発活動の再構築を狙いとしている（NZZ, 2002）．

3.5 医薬品研究開発の将来の方向

　バイオテクノロジーは，医薬品の研究開発に新しい視点を与えた．バイオテクノロジーは非常に広く定義された言葉で，例えば生物化学，微生物学，遺伝子工学など他の科学をも含む（Pfeiffer, 2000）．それらのうち遺伝子工学は，今日ますます重要性を増している．遺伝子工学には基本的に，遺伝物質を特定し単離するためのすべての方法が含まれており，これらの方法が遺伝物質の新しい組み合わせをつくりだすため，さらには新たに組み合わされた遺伝子を別の生物学的環境に再導入し増殖させるために用いられる．したがって遺伝子工学は新薬開発に大きな影響を与える．その限界は，主として倫理的問題である．

　今日，遺伝子工学により生産されたいくつかの医薬品が，スイスの医薬品市場で入手可能である．スイスでは2001年2月までに，遺伝子工学で生産された48の医薬品と7つのワクチンが承認されており，2001年の販売額は，生産者価格で1億2,900万スイスフランであった．

　遺伝子技術により生産されたすべての医薬品のうち，血液（例：心筋梗塞治療）に狙いを定めたものが価格ベースで市場の22.7％を占め，多発性硬化症薬の20.3％がこれに次ぎ，ワクチンは7.9％であった．

　遺伝子工学的に生産された医薬品の増加のほかに，医薬品産業は将来も多くの課題と機会に直面することになる．医薬品の臨床開発における成功確率は試験が高質化し洗練されるにつれて高まり，潜在市場が単一の超大型品で構成されることはなくなる．患者の遺伝学的特性に応じて個別の特性に合致する多様な製品が必要になり，それが市場の細分化につながるであろう．したがって医薬品企業は研究費を調達するために，少数の超大型品に焦点をあてる戦略から，多様な市場に多くの異なる製品を開発・販売して利益を生み出す戦略に転換しなければならない．

　ヒトゲノムのさらなる理解と解読（ゲノミクス）および遺伝子機能に関する継続的な理解（機能ゲノミクス，functional genomics）が患者個人の遺伝特性に基づいて疾患を予防し治療することを狙いとする医薬品への傾向を強める．医薬品研究がこの目標に向かって展開していることは明白である．

　ヒトゲノムが2007年までに解読されるとすれば，新医薬品開発の出発点と

なりうる確認された生物学的標的は，現在の20倍に増加するであろう．したがって，標的の数が現在の500から20倍の1万に増えるであろう（Pfeiffer, 2000）．究極的にはゲノミクス，プロテオミクスおよびその他の技術の統合によって標的特定の精度が高まり標的漸減は改善し，リード物質の最適化が進み臨床試験計画が改善されて承認が早まり，標的が広い医薬品から焦点がより絞られた対象患者に対する治療効果がより高い薬に代わっていく（Reuters, 2002）．

したがって薬理ゲノム学（pharmacogenomics）は，ヒトゲノムの理解に基づいて可能性のある創薬の機会を正確に分析し，医薬品研究開発にとって一層重要になる（Pfeiffer, 2000）．そのため研究開発型の医薬品企業は，ジェノミクスベース技術に大規模な投資を行うことになった．ジェノミクス技術は年間最低1億ドルを必要とし，それを調達できる最先端の医薬品企業が，その最新技術を最初に取り込むことになるだろう（Reuters, 2002）．

しかしながら，広範な別の新規創薬技術もまた医薬品研究を革新している．これらのなかにはバイオチップ，バイオインフォマティクス，コンビナトリアルケミストリー，ハイスループットスクリーニング（HTS）およびゲノムの知識を利用した研究基盤などが含まれている．これらの技術の応用は医薬品発見機能の多くの部分の自動化を可能とし，これにより，より広範で首尾一貫性のあるスクリーニング工程がもたらされ，研究開発の生産性の大いなる向上が促される．

ひいてはスクリーニングにより得られるリード化合物の質と量のいずれもが向上するはずである．コンビナトリアルケミストリーとHTSは，今日以降の創薬のための必須のツールであると考えられる．例えばHTSは，合成的に新たな物質を「設計」するために分子データベースと遺伝子データベースを利用する，理論的かつ構造に基盤を置くプロセスに立脚している（Pfeiffer, 2000）．2つのスクリーニングプラットフォーム，コンビナトリアルケミストリーとHTSを合わせたものは，医薬品産業が新しい創薬技術に費やす全費用の過半を占めている．

しかしながらこれらの技術はいまだ相対的には新しいものであり，それらが製品の発売へと結びつくにはまだ時間を要する．

4 スイス政府の政策および規制

スイス政府は国内医薬品市場に3つの異なる手段で介入する．第一は医薬品の安全性確保と販売承認，第二は価格規制，第三は特許のような製薬ノウハウの保護である．一般に医薬品企業が新製品を市場化する場合，いくつかの政策と規制を考慮に入れなければならない．販売承認は最初のプロセスのひとつである．

4.1 新薬登録

2001年までは，州間協定およびその実施組織である州間医薬品管理局（IKS：Interkantonale Kontrollstelle für Heilmittel）が，医薬品の生産および卸を行う企業の管理，スイス市場で販売されるすべての医薬品の審査・評価・登録の責任を負っていた（Leutenegger, 1994）．2002年1月1日からは，スイス医薬品庁（Swissmedic）が責任組織となった．

Swissmedic はスイス政府の公的機関で，内務部（The Federal Department of Home Affairs）の関連組織である．Swissmedic の法的基盤は，医薬品および医療機器に関する連邦法（LTP：Law on Therapeutic Products）である．Swissmedic は IKS と公衆衛生局（The Swiss Federal Office of Public Health）の医薬品部門が統合して設立され，LTP が発効した2002年1月1日に業務を開始した．要望が高まりつつある国際的健康保護および健康の質の標準化が新しい責任範囲として加えられた．Swissmedic がその検討課題に着手する時期には，240人のフルタイム従事者が予定されている．

新医薬品のみならずすべての治療薬——人体薬，動物薬，医療機器を含む——も Swissmedic が公式に監視する．これにより高品質で安全性，有効性が高い医薬品のみが市場に出回ることが保証されることになる．Swissmedic は国際的認可基準に基づき新薬を承認する．それはスイスでは安全性，有効性，品質が証明されない限り，医薬品が流通されないことを意味する．Leutenegger によれば，新薬登録プロセスの包括的目標は，"政府機関が製造業者の記録を利用することにより医薬品が有効であること，承認内容にすべてが合致していること，および品質を証明すること"（Leutenegger, 1994）である．

Swissmedicの承認が要求される医薬品には次が含まれる．
- 合成されたヒト用医薬品
- 合成されたヒト用非処方薬
- 補完的薬剤および生薬
- バイオテクノロジーによる医薬品
- 動物薬
- ワクチンおよび血液製剤

スイスで医薬品上市を希望する企業すなわち販売企業はSwissmedicの承認手続きを行い，その費用を負担しなければならない．Swissmedicによる新薬承認・登録過程を図3に示す．

販売企業による申請は品質，有効性，安全性の評価に必要なすべての科学的記録を含んでいなければならない．Swissmedicは申請書の形式の完全さについてチェックする．その純技術的チェックの後，物質評価を含む第二段階の評価が始まる．専門家による独立委員会の助けを得て，Swissmedicは販売企業が提出した資料に基づき，その医薬品の品質，有効性，安全性を証明できるかをチェックする．このチェックの重要部分は，リスク対効果比が明白か否かである．この評価におよそ6ヵ月を要し，提出された記録に基づいて，すでに実

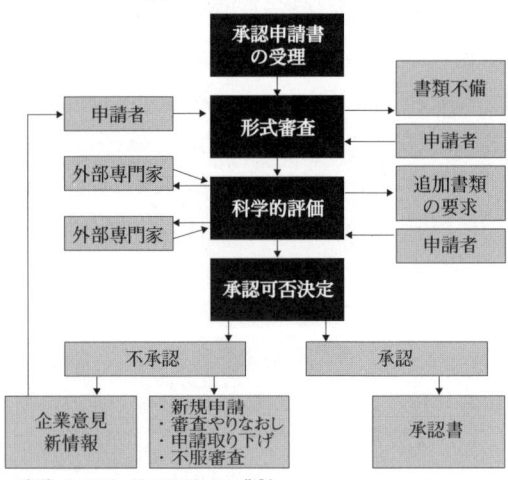

図3 新薬承認プロセス

出所：Swissmedic（2002）より作製．

施済みの実験室で実施された試験および臨床試験を評価する．第三段階では，Swissmedic はその医薬品のサンプルに基づいて再度，品質検査つまり専門家による分析を行う．さらに Swissmedic は，医師および患者向けパンフレット (patient information leaflet) として提出された文章をチェックし修正を加える．

　承認手続き前であっても Swissmedic は臨床試験が GCP (good clinical practice) の原則に則って実施されているかどうかを調査する．被験者および患者保護のため，当局には治療を目的とする製品に関するすべての臨床試験が報告されていなければならない．

　Swissmedic は全過程を通じて独立して業務を行い，審査を受ける医薬品の製造業者および販売登録申請企業は，審査過程全体およびその結果に介入できない．Swissmedic は意思決定のためにヨーロッパ各国の規制当局や，アメリカ食品医薬品局 (FDA) が使用した記録または根拠を利用することはない．

　Swissmedic の新医薬品承認・登録過程は，国際的によく知られている FDA の審査過程とはわずかに異なる．Swissmedic は申請書が提出されたのち，承認申請を審査し医薬品の安全性，有効性，品質を評価するだけだが，FDA の医薬品審査・調査センター (CDER : Center for Drug Evaluation and Research) は 2 つの段階で介入する．第一は前臨床試験の直後にその新薬が臨床試験に適したものであるかを決定する．これは治験薬 (IND : Investigational New Drug) 審査プロセスと呼ばれる．第二に臨床試験が成功した後，CDER は販売承認に先立って新薬の便益－危険度を見極める．この過程は新薬 (NDA : New Drug Application) 審査プロセスと呼ばれる．つまり，FDA は医薬品開発の 2 つの段階でかかわることにより，スイスに比較してその承認への過程はわずかに厳しいことになる．

　一般に医薬品について高精度の試験を行うには費用がかかり数ヵ月を要する．しかしスイスでは，新薬承認に関する審査期間が比較的短い．その高い効率性のためにスイスは通例，新医薬品が最初に承認される国のひとつとされている．原則として承認申請書の評価期間は 6 ヵ月である．そののち販売企業は仮決定 (preliminary decision) と呼ばれる通知を受ける．場合によっては承認書が発行されるまでにさらにしばらくかかることもある．その後に医薬品を市場に

出すことができる．生命にかかわる疾患または消耗性疾患に対する，とくに革新的な医薬品を速やかに使用できるようにするため，約4年前に新短縮承認手続きが導入された．これは迅速審査手続きと呼ばれ，申請後3-4ヵ月でSwissmedicから仮決定が告知される．

FDAも，患者が必要とする重要な新しい医薬品の審査を早めるために迅速審査を採用している．短縮認可は，適切な治療法がない重大な疾患および生命にかかわる疾患に対して治療の見込みを示した優先薬に与えられる．治療用治験薬（Treatment IND）制度によって，臨床試験に登録されていない患者であっても，試験期間中に生命を救う見込みの大きい医薬品を使うことができるようになった．一例を挙げると，1985年に抗ウイルス薬AZTの最初の試験が330人のエイズ患者に対して有望な結果を示した際，FDAは販売承認前に4,000人以上のエイズ患者にINDによる治療を認可した．

スイス以外の国々における新医薬品の審査および承認に要する時間の中央値は，イギリスの1.1年から，ドイツ，オーストラリア，スペイン，アメリカの1.43年から1.65年と差がある．他国でより長い時間を必要とする理由は，例えば欧州連合（EU）内では自国およびEU規制審査の両方を通過しなければならないことであろう．

医薬品がすべての関門を乗越え，品質，有効性，安全性に関するスイスの規制を満たした場合，承認が与えられる．しかし2つの点を考慮に入れておく必要がある．第一は，承認は5年後に更新手続きを要すること，第二は，いずれの医薬品もリストに基づいて分類されることである．それぞれの医薬品について効果対リスク比に基づき，Swissmedicは調剤承認の情報をも示すリストによって医薬品を区分する．2000年のリストとその全医薬品販売額に対するそれぞれの割合を表1に示す．

表1によると，すべての医薬品の53%は処方によって入手できたことが分かる（リストA, B）．最近，Swissmedicは新しい区分を公表し，AからEはそのままにして，ほかに3つのリスト（リストZ, N, H）を導入した．

　リストZ（処方のみの医薬品でどの区分にもあてはまらない）

　リストN（販売制限なしのOTC薬）

　リストH（家庭用特別品）

表1　医薬品のタイプ別リスト

リスト	種類	販売額（2000年の全医薬品販売額に対する割合）
A	処方のみによる医薬品	10.6%
B	処方による医薬品	42.2%
C	処方は不要だが薬局のみで販売される医薬品	15.5%
D	薬局および薬店で入手可能な医薬品	33.0%
E	薬局・薬店以外でも入手可能な医薬品	2.7%

出所：Pharma Information (2001) より作製．

　この新区分は医薬品を処方薬（リスト A, B, Z）と OTC 薬（リスト C, D, E, N, H）のそれぞれ異なる特性によりまとめた．

　一般にこの新区分体系は，患者に必要な情報と医療を与えることを保証することになる．さらに承認と登録の後には，専門家および健康保険会社が医薬品の取扱いを理解するためのひとつの参考になる．

　2000 年には，Swissmedic に先んじて医薬品の承認に責任をもつ組織であった IKS に 7,194 種の医薬品が登録されていた．それらの医薬品は剤型別に固体，準固体，液体などの形態があり，投与量，色，味も異なる．したがって 2000 年においては 9,389 種類の医薬品が市場に流通していた．さらに包装のサイズも異なるため，合計 1 万 5,395 の異なる医薬品がスイス市場に存在していた．

4.2　価格規制

　連邦社会保険局（BSV）は，保険会社に償還可能として推奨する医薬品全リストである SL リストに新医薬品を収載するかどうかを決定する．このリストに収載される医薬品は，厳重な価格管理と経済的評価の対象とされる．BSV は連邦医薬品委員会の支援を受ける．この委員会は経済・科学諮問委員会で構成され，新医薬品の SL リスト受入れの可否を判断する．既述のように 1999 年には，SL リストは 2,500 の医薬品，6,210 包種を収載し，その 84.5% が処方薬，15.5% が非処方薬であった．健康保険でカバーされない医薬品は 4,833 品，9,421 包種であった．

　2001 年の半ばまで，スイス医薬品市場の価格はいわゆる定率マージン制（margin order）により規制されていた．定率マージン制は，流通ネットワー

クおよび流通の各段階における各製品の利幅を決定していた．その狙いは，医薬品の価格ではなく品質について競争することであった．この制度は価格にではなく品質に焦点をあてることにより，スイス国民の健康全般を考慮したよき制度として期待されていた．

定率マージン制は価格設定ではなく，それぞれのマージン設定のみを行ったことを理解することが大切である．価格はIKSとBSVの監視のもとで設定された．定率マージン制は2000年には，流通にかかわるすべての関係者にマージンをもたらした．

産業協会であるSanpharとともに，古い定率マージン制が2001年7月1日以降，新しいLOAに変更された．LOAはSLリストに収載された償還可能な医薬品すべてを扱う．新価格構造を目指して現在進行しているこの変更は，かなり大きい変化をもたらすと思われる．生産者のオリジナル価格に基づく単純なマージンによる報酬に代わって，新しいLOAは薬局，薬店，調剤医師，病院に対して医薬品に関する成果に基づいて報酬を支払うことになる．これは医薬品の報酬が医薬品の価格依存から切り離されることを意味する．そのため価格および量が医薬品の決定に影響しなくなる．例えば薬局は多くの高い医薬品を売り，健康保険会社はそれを償還しなければならなかったが，薬局は今後，以前のような大きい利益はあげられず，コスト妥当性がより高い医薬品を売るように動機づけされる．それがLOAである．この移行は短期には価格中立的であるが，中長期ではスイスのヘルスケアシステムにとって大きいコスト抑制になると思われる．低価格の医薬品はわずかながら値上げされ，高価格の医薬品は相当に安くなる．BSVによると，低価格と高価格の医薬品の価格差は45スイスフラン前後に設定される．以上の変革は以下の結果をもたらす．

外国との価格比較の基礎は，BSVにより流通コストを明確にする方法と同様に変更された．外国との価格比較は，現在は生産者価格をもとにして行うべきとされている（かつては小売価格をもとにしていた）．流通コストは，現在は価格依存の資本支出および営業費用（輸送，基盤的費用）を含んでいる．リストに収載された償還可能な医薬品の小売価格（保険償還医薬品のSLリスト）は，現在は生産者価格および流通費用をもとにしており，健康保険法に沿って，小売業者が専門薬局に行うアドバイスに対する報酬も含んでいる．SL

リストに収載された医薬品の価格値上げについても BSV が規制する．医薬品企業の値上げ希望申請は BSV に受理されなければならない．一般に価格値上げは 2 年ごとに行われる．医薬品の販売拡大および物価上昇率の 2 つの要因のみが値上げ評価に影響する．BSV は類似治療領域の SL 医薬品価格およびドイツ，オランダ，デンマークを含む外国医薬品価格との比較も考慮する．しかし値上げに共通の根拠はなく，値上げはインフレを補償せず，実質的には価値（実勢価格）は低下する．SL 医薬品の価格管理者は BSV への値上げ勧告権を有するが，これまでこの権利は数回行使された．

健康保険法に基づいて，15 年以上にわたって SL リストに収載された医薬品は経済効率を評価されねばならない．個々の医薬品の経済効率も外国価格と比較される．

4.3 特許保護

特許は革新と知識の模倣および複製から革新者を保護する．とりわけ医薬品は製品の個々の物質を分析することが難しくないため，容易にコピーや模倣ができる．さらに新薬開発には大きい研究開発投資および高いリスクが伴うことから，この産業には特許保護がとりわけ重要である．新薬の治療効果が明確に確認できるのは開発の後期すなわち臨床試験段階であるため，研究プロジェクト全体の 88% は開発過程で終結される（Leutenegger, 1994）．その結果，医薬品産業は知的所有権を守るため，特許に大きく頼ることになる．特許はもっとも効果的な手段であり，特許保護なしでは発表できない発明が全産業では 8% にすぎないが，医薬品産業では 65% であることを多くの研究が示している．

スイスでは 3 種類の発明が特許となりうる．第一は物質をつくりだす化学的過程，第二は新規化合物および新規物質による薬剤，第三は医薬品以外の既知化合物の追補である（Leutenegger, 1994）．新規物質または新規製造過程は 20 年間の特許保護を受ける．しかし医薬品産業の平均的開発期間が 10-12 年であることを考慮すると，特許保護の主要な問題は明らかである．それは特許出願の時期である．出願が早すぎると，医薬品を上市し独占的に販売できる期間はおのずと著しく短縮される．医薬品企業は製品を市場化し，その製品により高額の初期投資を回収するための時間が比較的短い事実に照らせば，このこ

とはとくに重要である．一方出願が遅ければ競争相手の活動により発明を失う危険がある．

そのため実際は，医薬品産業において特許による有効期間は 8-10 年である．スイスの特許保護期間は 1995 年 9 月 1 日の EU の方針に準拠しており，特許保有者はさらに 5 年を限度として追加保護認証を申請することができる．しかし EU と同様，特許保護の有効期間は発売後最長で 15 年を超えることはない．

特許保護は，医薬品産業の研究開発に深くかかわりをもつバイオテクノロジーの分野にとくに重要である．バイオテクノロジーの特許についていくつかの倫理上の問題が起こっている．それは，例えば遺伝子の所有権や遺伝子は特許になりうるかといった，現在の特許法や法令で扱いきれない事柄である．非ヒト遺伝子技術倫理委員会（EKAH：Eidgenössische Ethikkommission für die Gentechnik im ausserhumanen Bereich）は最近，バイオテクノロジー領域の知的業績について保護を認めるという結論に至った．それは公共の最高の利益に資する研究を支援するという特許の目的全般に適うことで，すべての利害関係者の利益が満足されなければならない．他方，革新者は革新を行うインセンティブを保有すべきであり，革新は公益のために提供されるべきである．

スイスは最近，バイオテクノロジーブームを経験し，世界のバイオテクノロジー分野の先進国のひとつとされる可能性があるため，現行の特許法の改定は遅すぎた感がある．スイス特許法はバイオテクノロジー発明の保証について，EU ガイドラインを適用するのが適当である．改定が特許の取得しやすさを拡大しない一方，ヒト，動物，植物の生命を扱うすべての視点を含むように特許法の焦点を拡大する．インターファーマの事務局長である Thomas Cueni によると，改定は現在実践していることを肯定するにすぎない．さらに今日においてすでに遺伝子，遺伝子を変化させた植物，バイオテクノロジープロセス，微生物などのバイオテクノロジーの発明に関する特許を取得することができる．スイスの新しい特許法改定は，基本的に現在の条項の解釈に関する不明確な疑問を明確にすることになる．

しかし改定は，ヒト胎児の産業目的または商業目的の使用やヒトクローニングのプロセス，ヒトの遺伝学的同一性の変更プロセスのような特許から除外されている事柄にも及ぶであろう．バイオテクノロジー産業では，成功のための

もっとも重要な決定要因が知識であり，知識の保証を認める改定特許法は，とくに中小規模の企業の革新継続を可能にする内容になるだろう．

世界の先進40医薬品企業において，従業員1,000人当たりの平均特許件数は5.8だった．2001年，アメリカは医薬特許すべての45％を占めた．日本とドイツはいずれも10％前後，イギリスが7％，フランスが5％だった．企業の傾向を見ると，アメリカ企業はアメリカで特許認可の優位を継続している．過去20年間に医薬品のアメリカ特許が認可された割合はアメリカ企業と日本企業で増加し，ヨーロッパ企業に認可された割合は減少した．1980年と1984年の間では，アメリカ企業の特許は約50％，日本企業は13％，ヨーロッパ企業は29％であった．1990年と1994年の間では，アメリカ企業と日本企業がそれぞれ55％と15％で，EUヨーロッパ企業は24％に低下した（Reuters, 2002）．

世界的に特許が認可された主要治療領域は感染症15％，腫瘍14％，心血管疾患10％，神経疾患10％，免疫不全8％であった．治療領域にかかわる特許分布は，研究開発パイプラインのプロジェクト件数を反映しており，相対的に治療法がない疾患ならびに市場機会と密接に合致している（Reuters, 2002）．

付　主要医薬品企業

付.1　ノバルティス

企業概況

ノバルティスは世界の主要医薬品企業の1社で1996年にチバガイギーとサンドの合併により設立された．合併の経費節減により，医薬品産業では高水準の税引き後利益を生み，成長のために十分な投資が可能になった．その投資が現在結実しつつあり，2000年から2002年の3年間に16品目の新薬を発売するところとなった．

世界市場で効果的に競合するため，ノバルティスはコア以外の事業を他に譲渡し活動を強化した．最初のステップとして40億ドルの農薬事業を売却し，アストラゼネカの農薬事業と合併させてシンジェンタを立ち上げた．現在，ノ

バルティスのコア事業はブランドおよびジェネリック医薬品，消費者健康製品，眼科製品および動物薬である．製品群は幅広く8つの主要疾患領域にわたる製品を保有している．心臓血管・代謝・内分泌，腫瘍・血液，中枢神経系，移植・免疫，皮膚科，呼吸器，リウマチ・骨・ホルモン置換療法，眼科の8領域である．

ノバルティスは現在，医薬品事業でもっとも強力な製品を極大化するため組織再編を行っている．2000年度，ノバルティスはブランド薬群を簡素化して約100品目縮小し，優先度の高い製品への集中度を高めた．2000年7月には，医薬品事業を3つの事業ユニットに分割することを発表した．プライマリケア，専門事業，成熟製品群である．

- プライマリケアは超大型品の可能性をもつ新製品の発売に焦点をあてる．さらに，成長機軸を最大化するため，必要な資源配分を行う．
- 専門事業は腫瘍，移植，眼科用製品の3領域で構成する．
- 成熟製品群は新しい販売モデルを用いて，成熟した製品の販売額を拡大し，価値を最適化する．

ノバルティスの成長戦略のカギは，医薬品の販売額の4割を占める世界最大の市場であるアメリカで存在感を高めることである．1998年以来，販売体制を2倍に増強し，アメリカでは約5,000人からなる販売チームを擁している．

今後3年以上にわたり有望なパイプラインと発売計画をもつが，ロイターの見解では，ノバルティスが長期にわたり医療用医薬品の2桁成長を継続することは容易でない．その要因の一部は，アメリカにおける市場地位が比較的弱いことである．合併が解決策かもしれないし，ロシュがパートナー候補として引き合いに出されたこともある．しかしロシュは，ノバルティスが必要とするアメリカに関する地理的利点を十分には提供できないであろう．

2000年12月21日，ノバルティスはスミスクライン・ビーチャムから抗ウイルス薬ファンビル（ファムシクロビル）とベクタビル/ディナビル（ペンシクロビル）を獲得した．また，2001年1月1日付で眼科用品事業をチバビジョンから引き継いだ．

ノバルティスの主要実績

2000年には，6万7,600人の従業員が世界で358億スイスフランを販売した．処方薬は売上げの60％以上を占めた．ノバルティスの消費者健康ユニットはガーバー・ベビーフード，エックスラックス，マーロックス，タベ，ラテフルなどの製品をもち，売上げの約20％を占めた．

ノバルティス全体の2000年の販売額伸び率は10.3％で，医療用医薬品は15.3％であった．ノバルティス全体は産業平均のわずか上であったが，医療用医薬品の伸びが大きく，それを上回ったのはメルク（16％），アベンティス（15.8％），アメリカン・ホーム・プロダクツ（32.6％）のみであった．

営業利益は7.4％増加して70億スイスフランを超え，利益率は20.1％で2000年の上位16社の平均営業利益率13.8％を大きく上回った．

2000年にもっとも大きい販売を占めたのは，心臓血管領域の37億スイスフランで，前年に比較し26.4％増加した．癌領域は成長性がもっとも高く，販売額が約20億スイスフランに達し，前年から28.2％増加した．2000年の成長は，高血圧治療薬のディオバンとローテンシン，抗癌剤アレディアの著しい成長によるところが大きい．ディオバンとローテンシンの売上げはそれぞれ10億スイスフラン，11億スイスフラン前後で，前年に比較し66.2％，42.9％成長した．アメリカで消費者に直接広告を行い，十分な成果をあげた抗真菌剤ラミシールの販売額が21.5％増加したことも成長に寄与した．一方で，関節炎治療薬ボールタレンがジェネリック薬の増加および新しい抗炎症剤発売により4.5％減少し，ノバルティスのベストセラーである免疫グロブリン製剤サンディミュンがほとんど伸びなかった．

研究開発

ノバルティスは新製品承認数で見ると，過去2年間に世界でもっとも効果的に質の高い革新を行った企業であり，2000年に5品，2001年に4品の新製品を発売した．ノバルティスがジェノミクスに関して，新しい連携とパートナーシップに投資したことも，研究開発の新しい目標と技術，パイプラインプロジェクトのいずれにおいても十分な数を保有する結果をもたらした．ノバルティスは合計172の特許を保有している（Reuters, 2002）．

2000年の研究開発支出は合計32億2,800万スイスフランで，医薬品販売額の18.3％に相当し，業界平均の2倍以上だが，集中度は平均よりも低かった．登録された特許件数は業界平均の2倍だが，従業員1人当たりで見ると，業界平均の半分以下だった．ノバルティスの革新的新薬創出効果は，業界平均の半分程度であった．これらの革新を研究開発の後期段階の製品に転換する能力は優れており，2000年末には研究開発後期段階に38プロジェクトを保有していた．

　ノバルティスが2000年の医薬品トップ50位に5品，100位までにさらに1品を保有したことは，一流の総合医薬品企業の位置にあることを反映している．オンライン雑誌 R & D Directions は，研究開発費を16％増加したこと，市場のニーズに合わせたこと，生産性が高かったことの結果，ノバルティスが2001年に業界でもっとも革新的なパイプラインを保有していると認定した．

　SaviozによればノバルティスのR&D活動は分野ごとに完全に分権化されている（Savioz, 2002, p.189）．ノバルティスファーマの研究開発組織は治療領域，コア技術，上級技術者による三次元マトリックス構造で，月次のリサーチマネージメントボード（RMB）会議で組織内調整を行う．このボードは各治療領域の責任者，コア技術の責任者，上級技術者および研究責任者で構成される．RMB会議の主な内容は，プロジェクトの決定，資源配分の概略決定である．しかし治療領域およびコア技術に関する戦略計画，および資源配分の詳細は完全に独立している．このように，上位レベルによるコントロールのもとでボトムアップ方式をとっている．三次元構造の研究開発活動は主にヨーロッパ，アメリカのグローバル研究所に分散している．ノバルティスは社内の研究開発活動のほかに，協力ネットワークを保有している．グループレベルでは，中央の"技術グループ"が分野の技術戦略を調整し，シナジーの可能性を発見し，知識のマネージメントおよび新事業開発を行う．このグループは，製品技術のための研究アドバイザリーボード（RAB）およびプロセス技術のための技術アドバイザリーボード（TAB）の支援を受け，これらのボードには研究と生産責任者群も参画している．研究開発および技術マネージメントの重要な特徴は，次にまとめることができる．

●分野に分権化し，国際化が進んだ研究開発．

- ●プロジェクトは分野ごとに資金調達し，新技術への予算は個々のグループが決定する．
- ●各分野参加型の計画立案とグループレベルのシナジー調整．
- ●科学をもとにした技術志向．
- ●市場志向で革新を進める文化とボトムアップにより意思決定する文化．

製品の着想から上市に至る開発プロセスにおける初期の研究段階から，開発およびマーケティング部門の専門家が研究ポートフォリオ・レビューに参画する．ノバルティスは複数の専門分野の研究者に，標的物質の構造解析および医薬品の論理的デザインを依頼する．その結果，医薬品を発見するために試験する化合物の数が少なくてすむ．グループは大きく4つ（構造バイオインフォマティクス，分子モデリング，タンパクの発現と純化，構造生物学）に分かれており，研究者は専門グループのなかにいるよりも，むしろ共同研究の場で働いている．

戦略提携

ノバルティスは研究予算の30％を広く社外との共同研究にあてている．現在のところ，これらの共同研究は37のパイプラインプロジェクト，40以上の新規の標的物質，12の新技術に及んでいる（Reuters, 2002）．

一般の戦略提携とは別に，ノバルティスは複数の研究開発提携およびパートナーシップの契約を行った．研究開発提携および戦略提携のほかに，ノバルティスは2001年末までに47のバイオテクノロジー企業との連携に参加した（Lin, 2001）．

付.2 ロシュ

企業概況

ロシュは，ヘルスケア分野で高品質の製品とサービスを生産販売している．グループの活動は4部門——医薬品，診断薬，ビタミンと化成品，香料と風味添加品——で，疾患の予防，診断，治療および全般的な福祉の向上に焦点をあてている．

世界で140以上の子会社がロシュグループに属する．よく引き合いに出され

るホフマン・ラ・ロシュはロシュグループのアメリカ処方医薬品会社で，医薬品，ビタミンおよび診断薬事業を行っている．このアメリカ子会社はエイズ，癌，心臓疾患のような生命にかかわる疾患の治療薬を開発し生産している．また中枢神経系，精神障害（ヴァリウム），インフルエンザ（タミフル），肥満（ゼニカル）に対する治療薬も供給している．社名はスイスの創業者であるFritz Hoffman-La Roche にちなんでいる．創業者 Hoffmann および Oeri 一族がロシュの約半分を保有している．

医薬部門は処方医薬品，OTC 薬，ジェネンテックの3つの組織に分かれている．ロシュの医薬部門の競合者は，すべてロシュと同様の治療薬領域で活動している主要な医薬品企業で，ロシュは病院用製品では首位に位置している．

ロシュグループはヘルスケア革新者として市場での地位と評価を維持するため研究開発投資を重視している．ロシュは真に新しい治療薬であって既存品を改良したミーツー品ではない革新性の高い製品を発売することを信念としている．ロシュは開業医市場での存在感を高める一方，病院市場において強力な位置を維持することを望んでいる．

ロシュは医薬品の主要活性成分のほとんどすべてを実質的に社内で生産している．活性物質は主にヨーロッパ，アメリカ，日本のグループの施設で生産する．原料および中間体は外部から購入する．ロシュは50ヵ国以上にある子会社を通じ，子会社がない地区ではその土地のパートナーを通じて医薬品を市場化し販売している．

研究開発提携はグループの競合力を強化しそれぞれの領域で特殊技術やノウハウを確立することを狙いとして締結された．マーケティングの提携では販売力を効果的に活用するとともに新製品を迅速に市場に普及させることを可能にする．

ロシュはバイオテクノロジー企業であるジェネンテックのほぼ60%を所有している．2001年12月に日本の中外製薬株の50.1%を購入し，2002年10月1日に支配権の引き継ぎが発効した．合併は日本の公正取引委員会などに承認され，2002年6月の中外製薬の株主総会において株主の98%が賛成した．

ロシュの主要実績

　ロシュは約6万5,000人の従業員を雇用し，世界販売額は287億スイスフラン，そのうち177億スイスフランが医薬品部門の販売額である．販売額の約65％を占める医薬品は抗生物質ロセフィン，抗肥満薬ゼニカル，エイズ治療薬インビラーゼ，にきび治療薬ロアキュタン/アキュテイン，インフルエンザ予防治療薬タミフルなどある．OTC薬にはビタミン，鎮痛薬アリーヴ，制酸剤レニーがある．

研究開発

　ロシュは2000年に研究開発に医薬品販売額の18.1％にあたる32億スイスフランを支出した．ロシュグループ全体では166の特許を保有している (Reuters, 2002)．

　ロシュでは研究と開発は異なる方法で分離され組織されている．研究は主要な5ヵ所でそれぞれが特定の疾患領域のセンターオブエクセレンス（COE）となっている．一方，開発は別々の場所で主として研究現場と同じ場所にいるプロジェクトリーダーが世界規模の調整を行っている．

　研究と開発は異なる組織構造にある．研究は革新が許容され科学者の創造性を生むためのある程度の自由度を保っている．開発は医薬品候補をできるだけ早く効率的に上市するためのマネージメントに焦点をあてている．

　既述のように研究は5つの場所で実施されているが，プロジェクトを開発ステージに渡す状態に進めるために必要なすべての機能および技術を保有する疾患統合ユニット（IDU：Integrated Disease Units）が最近つくられた．IDUはリサーチボードで決定された目標を達成するために高い自立性をもつ．

　アメリカのパロアルト研究所（Roche Biosciences）は，2つの事業ユニットで構成されている．Roche Biosciencesは，化合物のコンセプトを臨床上で実証するために必要なすべての機能を保有している．その機能は，発見，早期開発，戦略的マーケティングを包括し新規の革新性の高い医薬品発見のモデルとして利用されている．

　疾患領域は分散配備されている．現在の研究所の地理的配置は主に歴史的な理由による．バーゼル研究所は細菌学，中枢神経系，心臓血管疾患といったロ

シュの伝統的研究拠点から発展した．代謝疾患や自己免疫疾患はアメリカで開始された．日本は真菌，細菌，移植など多様性に富んだ資源を維持した結果，天然物の薬物スクリーニングを実施するための理想的立地となった．

研究はある疾患領域・分野について専門性をもつという古典的な概念から，しだいに応用研究の方向に移行している．新しい専門知識と基礎研究が大学や小規模のバイオテクノロジー企業との共同研究や交流により，研究組織にもたらされている．さらにハイスループットスクリーニング，ジェノミクス，コンビナトリアルケミストリーのような新しい研究ツールを活用することにより重点が置かれている．おのおのの研究センターはそれぞれ秀でた特定の技術をもちその技術を他のセンターにも提供する．例えば，アメリカのナトレー研究所はミレニアムのような特化されたバイオテクノロジー企業との密接な関係を通じて，ジェノミクス領域に豊富な知識を保有している．

開発は，医薬品開発の全体を管理する責任をもつプロジェクトディベロプメントミーティング（PDM）が，世界的規模の調整を行っている．プロジェクトは市場規模の大きいアメリカ，日本およびヨーロッパ市場の要求に応えて開発が進められる．国際プロジェクトチーム（IPT）は処方薬開発のための主要組織である．IPTを率いる国際プロジェクトマネージャー（IPM）は通常，多くの研究プロジェクトが開発へ移行する場所に駐在する．

戦略提携

ロシュグループの医薬品部門は多彩な目的を達成するためいくつかの戦略提携に参画している．

医薬品領域の提携に加えて，ロシュはバイオテクノロジー企業と57件の戦略提携を締結している（Lin, 2001）．バイオテクノロジー企業との提携のうちもっとも際立つのは，ロシュがジェネンテック株の60％を所有していることである．

日本への直接投資

日本におけるロシュの研究開発所のひとつが，鎌倉の主要子会社における生物医学研究である．しかし日本市場でロシュのもっともよく知られた活動は，

2001年12月に中外製薬を獲得したことである．"ロシュグループのメンバー，中外"と呼ばれる新会社は，日本におけるロシュ医薬の唯一の代表であり，ロシュグループが日本で商業化を決定した医薬品のすべてを開発し市場化する権限をもつ．ロシュはすべての中外製品の日本以外，および中外がパートナーを探す韓国以外での使用権をもつ．

この合併によりロシュは日本で，武田，三共，山之内，第一に次いで5番目の規模の医薬品企業になった．合併により日本におけるロシュの処方医薬品販売額は約2,000億円（25億スイスフラン）となり，ロシュの医薬品全販売額の19％になる．獲得する以前はロシュの日本での医薬品販売額は6％であった．

参考文献

BAK Baseler Konjunkturforschung AG (2001) Garant und Motor für Produktivität und Wohlstand in der Schweiz-Bedeutung der chemisch/pharmazeutischen Industrie für die Schweizer Volkswirtschaft.
CDER at FDA, http://www.fda.gov/cder/ as of September 2002.
Economiesuisse (2002) F+E in der Schweizerischen Privatwirtschaft 2000.
Ernst & Young (2002) Beyond Borders, The Global Biotechnology Report 2002, Global Health Sciences.
Federal Social Insurance Office (2002) 〈http://www.bsv.admin.ch/〉 as of September 2002.
Federal Statistical Office (1998) Costs of Public Health Care, 1998, Bern. 〈http://www.statistik.admin.ch/〉 as of September 2002.
Handelszeitung, Nr. 16, April 17, 2002, p. 1, "Pharmamarkt wächst rasant".
IHA-IMS (2002) 〈http://www.ihaims.ch/〉 as of September 2002.
IHA-IMS Health (2002) according to "Pharmamarkt wächst rasant" as published in *Handelszeitung*, Nr. 16, April 17, 2002 : 1.
Intercantonal Office for the Control of Medicines (Interkantonale Kontrollstelle für Heilmittel, "IKS") Public Information. 〈http://www.iks.ch/〉 as of September 2002.
Leutenegger JM (1994) Wettbewerbsorientierte Informationssysteme in der Schweizer Pharma-Branche.
Lin BW (2001) Strategic Alliances and Innovation Networks in the Biopharmaceutical Industry, Institute of Technology Management, Hsinchu, Taiwan : National Tsing Hua University.
NZZ (2002) Neue Zeitung, May 16, 2002 : 29. "Der Novartis-Hauptsitz bleibt in

Basel".
OECD (1999) OECD Health Data 1999. Paris : OECD. ⟨http://www.oecd.org/statistics/⟩ as of September 2002.
Pharma Information (2001) Swiss Health Care and Pharmaceutical Market (Edition 2001). Basel : Communication Office of Interpharma.
Pharma-Markt Schweiz (Ausgabe 2001) published by Pharma Information, Kommunikationsstelle Interpharma.
Pfeiffer P (2000) Sicherung von F & E-Kompetenz in multinationalen Pharmaunternehmen, Dissertation an der Universitat St. Gallen, Dissertations-Nr. 2362.
Reuters (2002) Reuters Business Insight, Healthcare : Pharmaceutical Innovation-An Analysis of Leading Companies and Strategies.
Savioz P (2002) Technology Intelligence in Technology-based SMEs-Conceptual Design and Implementation, Zürich.
Schlatter R (2002) "Pharmamarkt wächst rasant" in *Handelszeitung*, Nr. 16, April 17, 2002 : 8.
SGCI (2002) ⟨http://www.sgci.ch/⟩ as of September 2002.
SSCI (2000) ⟨http://www.ssci.ch/⟩ as of September 2002.
Swissmedic (2002) ⟨http://www.swissmedic.ch/⟩ as of September 2002.
Swiss Scientific Council (1999) Fakten & Bewertungen (F & B), 4/99 published by Schweizerischer Wissenschaftsrat.
VIPS (2002) Arzneitmittelmarkt Schweiz 2001 : Wachstum durch innovative Arzneimittel-VIPS, Pharma Direkt, Nr. 13, March 2002.
Völker R (2001) "Planung und Steuerung von Entwicklungsprojekten in der Pharmabranche," in *High-Risk-Projekte*, eds. by Gassmann, O., C. Kobe and E. Voit, Berlin, Heidelberg, New York : Springer.

6章　日本の医薬品産業

姉川知史

序

　過去60年間の日本医薬品産業には成功と失敗の2つの側面がある．その成功は次のとおりである．日本の医薬品産業は公共政策の保護育成のもと，積極的な外国技術導入，旺盛な設備投資，飛躍的な医薬品需要の伸びによって世界に例のない高度成長を遂げた．その医薬品生産額は1965年以来アメリカ合衆国に次いで世界2位の規模を維持している．日本の医薬品産業はアメリカ合衆国を除く他のどの国よりも多数の医薬品を開発し，その一部は多数の外国市場において販売される国際的医薬品として世界の医療に貢献した．医薬品産業は他産業と比較して高い利益率を実現し，高所得の雇用を供給してきた．患者は医療保険制度によって多様な医薬品を安価に利用することができた．

　他方，その失敗は次のとおりである．第2次世界大戦直後，日本の医薬品技術は欧米にはるかに遅れていたため，日本の医薬品企業は欧米で承認された医薬品の技術導入を行い，製造技術の向上を重視した．日本の医薬品企業が研究開発志向型に転換するのは1980年代まで遅れた．また，医薬品の副作用等による深刻な薬害も発生した．1980年代に入っても医療機関・薬局に納入する納入価格低下競争が激しく，薬価と納入価格の間に大きな薬価差が存在した．そのため薬価差の大きな医薬品の処方が量的に拡大し，医薬品の適切な使用が歪められた．医薬品企業は薬価差の大きな医薬品開発を目指し，既存の医薬品と類似した医薬品が多数開発された．その結果，日本の医薬品産業による画期的医薬品の開発は少なく，そのような医薬品を国際的に販売する医薬品企業も限定された．

これらの成功と失敗は日本の医薬品産業の現在を形成している．1990年代以降，世界全体では急速に市場規模が拡大するなかで，日本市場の規模は薬価低下政策によって停滞し，その世界市場における占有率は急速に低下している．そのような状況で，ゲノム科学やIT，分析機器等，医薬品の技術革新が急速に進んでいる．また，医薬品の研究開発，製造，販売，流通の機能が分化し，それぞれにおいて専門の供給主体が成立し，社会分業が進展し，従来の医薬品企業の概念が変化している．また，公共政策の転換によって，医薬品は国内のみならず，国際的に販売されるようになり，寡占企業による国際競争が激化している．日本の医薬品企業はこのような医薬品産業の基本条件の変化について対応を迫られているが，少数の規模の大きな例外的企業を除いて対応能力を失っている．

本章では日本の医薬品産業を展望する．そこでは歴史，公共政策，企業の関係に注目して，次の問題に答える．第一は，日本の医薬品産業がどのように成長してきたかである．第二は，公共政策が医薬品産業にどのような影響を与えたかということである．第三は，日本の医薬品産業の国際的な特徴とその競争力を評価することである．第四は，医薬品企業と政府とが現在直面する課題を示し，その解決方法について検討することである．

1　研究方法と定義

本章は医薬品産業を対象とした「産業分析（industry analysis）」を行う．ここで産業分析とは，特定産業を対象にして，その歴史，公共政策，技術，市場，企業等について文章と統計データによる包括的記述を行い，その産業の現状，課題，将来展望を明らかにするものと定義する．

また，医薬品を「生物由来，医薬化合物等で，人間の病気を治療し，症状を軽減し，予防し，診断する物質」とする．この医薬品を消費者である患者に供給する供給過程を「研究開発」，「製造」，「販売」「流通」として区別する．このうち研究開発は基礎研究，応用研究，開発研究が含まれる．ここで基礎研究は医薬品となるべき薬効のある物質を「探索（explore）」，「発見（discover）」する過程と定義する．これには疾患をもたらす「遺伝子の探索」，その遺伝子

に作用する「分子の特定」，医薬品となるべき「物質の発見」，その「物質の最適化」，物質の「薬効の評価」等含まれる．次に応用研究とは医薬品となる物質の「体内吸収，排泄，代謝」，さらに各種の毒性試験を含む「安全性試験」，「製法の研究」，「品質管理」等を含む．開発試験はヒトを対象とした「臨床試験」あるいは「治験」と呼ばれる研究であり，医薬品の薬効と安全性を確認する．また，「市販後調査研究」もこれに含まれる．製造は販売目的の医薬品の大量生産である．医薬品の販売・流通は医薬品企業による卸企業に対する販売と，卸企業による医療機関・薬局に対する卸取引，医師による処方，薬剤師による調剤，医療保険による医薬品給付によって構成される．医薬品企業の販売・流通にはマーケティング・販売，MR活動が含まれる．MR活動とはMR（Medical Representative, 医薬品情報担当者）による医師に対する医薬品情報提供を指す．消費は患者による医薬品の摂取である．

　医薬品の研究開発，製造，販売，流通には多様な主体が関与する．研究開発については大学，研究機関，医療機関，開発業務受託機関（CRO：Contract Research Organization），治験支援機関（SMO：Site Management Organization），特定技術の研究を行うバイオテクノロジー企業その他のベンチャー企業等がある．製造については製造受託企業（CMO：Contract Manufacturing Organization）がある．マーケティング・販売・MR活動については販売受託企業（CSO：Contract Sales Organization）が関係する．さらに流通には卸企業，薬局，医療機関等がかかわる．医師は医薬品を処方し，薬剤師は調剤を行う．さらに医療保険制度は医薬品供給の対価を負担することで医薬品供給に関与する（付属資料1）．ここで本章の対象とする医薬品企業とは医薬品の研究開発，製造，販売を統合して行う企業を想定し，その集まりを医薬品産業とする．医薬品の研究開発の一部のみを担うバイオテクノロジー等の企業は本章では医薬品企業としては扱わない．さらに本章では日本の医薬品企業を国内企業と外国企業とに区別する．前者は日本で設立され，成長してきた医薬品企業であり，後者は外国で設立され，本社機能が外国にあるものを指す．

　日本の医薬品取引ではその取引段階に応じて3種類の価格が区別される．第一は，医薬品企業が卸企業に対して医薬品を供給するときの価格で，ここでは「医薬品企業販売価格」と呼ぶ．第二は，卸企業が医療機関・薬局に医薬品を

供給するときの卸売価格で「納入価格」と呼ぶ．第三は，医療機関・薬局が公的医療保険制度において医薬品を消費者に供給するときの価格で「薬価」である．このうち，医薬品企業販売価格と納入価格は市場の需給で決定される価格であるのに対して，薬価は政府によって決定される．

2 医薬品産業の歴史

本節では第2次世界大戦後の60年の日本の医薬品産業の歴史的変遷を概観する[1]．これを4つの時期に区別する．第一は，1945-1959年の医薬品産業の復興期，第二は，1960-1974年の高度成長期，第三は，1975-1989年の医薬品の研究開発の促進期，第四は1990年-現在である．さらに明治期から第2次世界大戦に至るまでの期間を現代的医薬品産業の前史とする．

2.1 明治時代から第2次世界大戦まで

日本では古くから草根木皮を材料とした「和漢薬」を使用し，江戸時代には多様な和漢薬の生産，流通制度が存在した．例えば和漢薬問屋である「薬種問屋」が成立し，売薬業者が存在した．また，富山の配置売薬も全国に普及した．しかし，化学製品を用いた「洋薬」の本格的な利用は明治時代に始まる[1]．漢方医に交じり，オランダ，イギリス，ドイツの教育体系による医師が増えるにつれ，また，19世紀後半のドイツの化学工業の成長により洋薬の輸入が増加した．それらの例としては，モルヒネ，サントニン，ヂギタリス，吐根，ストリキニーネ，エーテル，アトロピン，クロロホルム，ブロムカリウムなどであった[2]．近代的な薬事制度も明治時代に始まり，その最初の例が，使用される医薬品の規格，品質，処方等を国が定めた「日本薬局方」であり，その第一版は1886年に公布された．この時期の医薬品生産額は少なく，品質も見劣りしたが，医薬品会社も徐々に成立する．これらの医薬品会社は，和漢薬問屋が洋薬を輸入し，生産するようになった企業（後の武田薬品工業，塩野義製薬，田辺

---

1) 本節の史実は主に山田（1995），山川（1995）に依拠した．
2) 山田（1995），p.24.

製薬，藤沢薬品工業，小野薬品工業），上述の日本薬局方品の製造を目的として設立された企業（後の大日本製薬，丸石製薬），当初から新薬を製造する目的で設立された企業（後の日本新薬，三共，第一製薬，萬有製薬，星製薬），洋薬の輸入商から製薬企業となったもの（後のマルホ，友田製薬，鳥居薬品）等に区別される[3]．

明治時代以降，日本の研究者による新薬も現れていた．長井長義のエフェドリン（1885年），高峰譲吉のタカヂアスターゼ（1894年），鈴木梅太郎のオリザニン（1917年）等が発明された．この時期の医薬品産業の成長は戦争に影響された．第一は1894年の日清戦争であり，これにより，中国，台湾より輸入する薬材の輸入価格が変動した．1904年の日露戦争による医薬品需要の増大に応えるために，薬種問屋は和漢薬，洋薬の輸入を増大させた．後の武田薬品工業，田辺製薬，塩野義製薬，大日本製薬，藤沢薬品は軍に対して納入し，さらに新規の医薬品を生産することで成長を遂げた．1906年には，第三改正日本薬局方が公布され，新薬を収載した．第1次世界大戦では，輸入の途絶えた医薬品を生産することで本格的に医薬品生産が始まった．とりわけ1917年の「工業所有権戦時法」により，日本の交戦国であったドイツの特許権を消失させ，日本の製造者の製造の権利を保障したため，輸入品を代替する医薬品の生産が増加した[4]．

第1次世界大戦前には輸入新薬が新薬の大半を占めていた．これが1931年には国産の新薬が半数を占めるようになる．1920年代から1930年代は日本の医薬品産業にとって自立の時期として位置づけられる．この時期の新薬としては，肝油，ヘモグロビン製剤，ビタミンB_1剤，酵母剤（わかもと，エビオス），カルシウム剤，神経痛・ロイマチス剤，ホルモン剤，強心剤，ジギタリス剤，X線造影剤，鎮咳・去痰剤等が開発された．1930年代の経済恐慌の後，日本は1931年の満州事変以降，長期戦時体制に転換する．このとき，国産医薬品の生産が推進された．さらに，新規の医薬品としてサルファ剤，覚醒剤，アスピリン等の国産化が行われた．最初のサルファ剤であるスルホンアミドは

---

3) 山田（1995），p. 50.
4) 山田（1995），p. 58.

1908年に開発され，日本では1937年に第一製薬によって国産化された．また，この時期に消毒剤の生産が増加した．

2.2 1945-1959年

戦争による影響により，日本の医薬品生産額は1945年には戦前の水準を大きく下回った．戦争直後，日本では腸チフスや結核等の伝染病が多数発生し，また，寄生虫の蔓延，栄養状態の低下等によって，基本的な医薬品が必要とされ，それらの医薬品供給が増加した．その第一の例が抗生物質であった．戦後すぐにはペニシリンが脚光を浴びた．ペニシリンは1928年にフレミングによって発見され，欧米で製品化されていたが，日本における製品化は第2次世界大戦争終結直前であり，戦後に普及した．ペニシリンを生産するためには大規模な設備が必要であり，従来の医薬品企業以外の多くの企業が製造設備を新設して参入した[5]．その後，アメリカ合衆国のワックスマンが発見した結核の特効薬であるストレプトマイシンの生産にはさらに大きな設備が必要であった．また，パーク・デービスによって開発されたクロラムフェニコールや，レダリー，ファイザーによって開発されたテトラサイクリン系の抗生物質が技術導入によって日本における生産が急増した．これ以外にも，結核治療薬のイソニアジド，パラアミノサリチル酸，抗菌薬のサルファ剤，リウマチ薬のヒドロコルチゾン，降圧薬のレセルピン，精神病治療薬のクロルプロマジン，抗ヒスタミン剤等，各種の新薬が海外からの製造技術導入によって製品化された[6]．第二の例は，DDT等の殺虫剤，寄生虫の駆除剤であった．第三の例は，総合ビタミン剤であり，戦後の食糧不足によって生じる栄養不足を解消する目的で使用された．この総合ビタミン剤は1950年以降のラジオ広告，テレビ広告によって需要が増大し，抗生物質とともに日本の医薬品企業の最大の売上製品となった．

当時の日本の医薬品特許は物質特許，用途特許を認めず，製法特許のみを認め，また，日本市場への外国企業の参入は制限されていたため，外国企業は製

---

5) ペニシリンを製造，あるいは製造を企画する企業を会員とする日本ペニシリン協会の会員数は1947年に72社であった．山川 (1995), p.97.

6) 山川 (1995), p.108.

造技術を日本企業にライセンス供与して利益を実現するしかなかった．他方，ライセンスを受けた日本企業は工場設備を設置して新薬を日本に導入した．この結果，日本の医薬品企業は自ら技術開発を行うよりも海外企業から技術導入することを選択し，日本の医薬品産業の「海外技術依存」傾向をもたらした[7]．このため研究開発においては新薬の研究よりも，類似薬の研究開発が重視され，製法特許を防御する目的でその周辺特許を獲得するための研究開発が行われた．しかし，そのなかでビタミン剤の製造方法，カナマイシン等の世界的発明も行われた．医薬品生産額は1945年の3億3,500万円が，1950年には319億円，1955年には895億円，1960年には1,760億円と成長した[8]．

2.3 1960-1974年

日本の医薬品産業は1965年には4,576億円の生産額を達成し，アメリカ合衆国に次いで世界2位の医薬品生産国となった．1950年に診療報酬制度において薬価基準制度が設けられたが，1961年に国民皆保険制度が完成したことで，医薬品支出額が増加した．また，ビタミン剤，保健薬がラジオ，テレビ広告によって販売促進がなされた．1958年から1969年までの生産額1位の医薬品はビタミン剤であった．他方，1960年代には医薬品の副作用が問題になった．1960年代初頭にサリドマイドによる奇形，1960年代半ばにはキノホルムによるスモン症，クロロキンによる失明が発生した．これらの副作用の問題に対処するために日本では1967年に「医薬品副作用モニター制度」を設置し，国立病院，大学病院のなかからモニター病院を指定し，医薬品の副作用を厚生省に報告するようにした．また，同年に「医薬品等の製造承認に関する基本方針」の厚生省薬務局長通達によって承認申請に必要な添付資料を明確にし，新開発医薬品の副作用報告の義務化等を行った[9]．しかし，日本では厳格な承認制度を導入するには至らなかったが，日本と同じようにサリドマイド事件を経験した欧米では承認制度を大きく改めた．例えば，アメリカ合衆国は1962年

---

7) 山川 (1995), p.115.
8) 製薬企業懇談会 (1965), 山川 (1995), pp.95-115 より引用.
9) 山川 (1995), p.132.

のキーフォーバー・ハリス（Kefauver-Harris）修正法によって連邦食品・医薬品・化粧品法（Food, Drug and Cosmetics Act）を修正し，より厳格な承認制度を導入した．その結果，アメリカ合衆国における新薬の開発数は激減し，副作用調査等の研究開発を行えるような大規模な医薬品企業が研究開発において優位に立ち，小企業による研究開発は減少した．

また，1960年代末から東京大学講師の高橋晄正らが，ビタミン剤，保健薬，肝臓薬等の薬効について疑問を提起し，また，それらの医薬品の過剰使用に対する批判を展開した．これは世論に大きな影響を与え，国・政府はビタミン剤，保健薬の相当数を医療保険対象の医療用医薬品から除外した．さらに1971年には医薬品の「再評価制度」を導入し，承認後一定期間を経過した医薬品の有効性，安全性を最新の科学的見地によって評価し直すことにした．医療用医薬品の広告宣伝のあり方や過剰宣伝も問題となった．医薬品企業の医薬品販売営業員はその当時は「プロパー」と呼ばれたが，その医師向けの情報提供行為に付随する過大な値引き販売，過剰な添付販売，医師に対する各種のサービスの提供等の取引慣行が社会的に批判された．

2.4　1975-1989年

厳格な医薬品承認規制の採用によって，1960年代以降，欧米の医薬品企業による新薬が激減した．このために日本の医薬品企業は独自の研究開発を進めることが必要になった．国・政府も1970年代に一連の政策転換を行った．第一は資本自由化である．日本は国際通貨基金（IMF）8条適用国となり，また経済協力開発機構（OECD）加盟により，国際収支の赤字を理由にした資本流入規制ができなくなり，1968年から段階的に資本自由化が進められ，1975年には完全資本自由化が達成された．これにより外国企業が日本市場に自由に投資することが可能になり，欧米の医薬品企業が日本法人を設立して，日本市場に参入した．これに先立つ1968年には技術導入についても自由化された．第二に，1976年に改正特許法が施行された．これまで医薬品については製法特許のみが認められてきたが，医薬品物質そのものに対する物質特許，その物質の医療上の適用に対する用途特許が設けられ，いわゆる「物質特許制度」が実現された．第三に，医薬品の安全，効果，品質を維持するための一連の規制が

導入された．まず，製造に関する「医薬品の製造管理及び品質管理に関する基準」(GMP : Good Manufacturing Practice) が1976年に行政指導により導入された．次に，前臨床試験に関する「医薬品の安全性試験の実施に関する基準」(GLP : Good Laboratory Practice) が1983年に行政指導により導入された．他方，法律としての薬事法は1947年，1961年に改正されてきたが，1979年の薬事法改正によって「品質，有効性，及び安全性を確保することを目的」とすることが初めて明文化され，医薬品承認において副作用の有無が審査されるようになった．また，医薬品の「再審査」制度が導入された．この再審査制度は医薬品の承認後一定期間に蓄積された医薬品の有効性，安全性のデータに基づいて，再度，医薬品の有効性と安全性を審査するものであり，承認後4年から10年以内に，通常は6年後に行われる．この再審査までの期間は医薬品の副作用調査期間とされ，独占的な販売権が「独占的排他権」として開発企業に付与され，他社の新規参入が認められない．このため研究開発志向型の企業にとって有利な制度であった．このような一連の政策によって日本の医薬品企業は研究開発を強く動機づけられることになった．その結果，日本の医薬品研究開発は促進された．例えば1970年代以降，医薬品企業は薬理，動物実験，安全性試験施設を相次いで設置した[10]．この研究開発は1980年代になって結実し，国際的に販売される医薬品も1980年代以降に現れるようになった．

さらに薬価基準制度も政策課題となった．当初は同一成分の医薬品には同一の薬価が設定されていたが，1978年には医薬品の銘柄ごとに薬価基準を設定する銘柄別薬価基準が実施された．しかし，卸業者から医療機関・薬局に納入するときの納入価格は，類似する医薬品の間の納入価格低下競争によって大きく低下し，薬価基準を下回り，大きな薬価差が発生した．この時期，医薬分業率は低く，医療機関において医薬品を調剤し，患者に供給することが一般的であり，医師は薬価差の大きい医薬品を大量に処方して，薬価差益を医療機関の収入として実現する経済的動機が強かった．他方，医薬品企業は既存医薬品と類似の新薬を数多く開発し，それに対して高い薬価を獲得しようとした．医療

---

10) 山川 (1995), p.141.

費に占める医薬品支出額は1970年代末には40％に達し，薬価差も薬価の30％を超えていたと推定される．政府は薬価を納入価に接近させるために個別医薬品ごとに薬価を定期的に削減する薬価改定を行い，薬価差を解消するとともに，薬剤費全体を抑制しようとした．

1980年代半ば以降の急速な円高によってドル表示の日本の医薬品市場は急拡大し，その世界シェアは20％を超えた．1987年時点では日本の医薬品市場規模はドル表示でアメリカ合衆国のそれに迫り，その趨勢が続けば，日本市場は数年で世界最大規模となるという予想さえなされた[11]．そのため外国企業は日本市場への参入を推進し，その障害となる日本市場への参入障壁の解消を強く要求した．1985年にはアメリカ合衆国政府の主導により日米間二国間協議である「MOSS（Market Oriented Sector Selective，市場志向分野別）協議」が設置された．そこではアメリカ合衆国政府は，外国製品の日本市場に対する参入が妨げられている分野として，エレクトロニクス，通信機器，スーパーコンピューター等と並んで医薬品・医療機器を指定し，外国製品の参入を容易にするために日本の医薬品市場の流通構造を透明にし，新薬承認を迅速，簡潔にすること等を要求した．この協議はその後，現在に至るまで継続されている．さらにアメリカ合衆国は「日米構造協議（Strategic Impediments Initiatives）」において日本市場の流通制度を見直すことを要求し，医薬品市場の不透明な流通慣行にまで改革を要求した．

2.5 1990年-現在

1990年に厚生省薬務局長の懇談会である「医薬品流通近代化協議会」は「医療用医薬品の流通の近代化と薬価について」の報告書を発表した．そこでは医薬品企業の卸企業との取引において，値引き補償を廃止して，価格を明確化する必要を提言した．また，アメリカ合衆国政府による流通構造の改善要求を受けて，公正取引委員会は1991年に「独占禁止法ガイドライン」を発表した．これらの影響を受けて，医薬品企業は値引き補償制度を廃止して，新しい「仕切価制」を導入した．これに伴い，医薬品企業による卸企業の納入価格拘

---

11) 薬事日報社（1987）．

束をなくし，納入価格の決定権は医薬品企業から卸企業に移った．政府は薬価低下政策を1990年代以降も継続した．また，1992年の薬価基準改正から「加重平均値一定価格幅方式」が採用され，薬価は納入価格の加重平均値を基準にして設定されるようになった．1990年代に頻繁に薬価低下が実施され，それらの結果，薬価は低下し続け，薬価差も1990年代末までに薬価の10%内の水準にまで縮小した．また，医薬分業も積極的に進められ，薬価差益獲得を目指した医師の処方も減少した．それらの結果，1990年代の日本の医薬品市場規模の成長は停滞し，とりわけ1990年代後半には実質ゼロ成長となった．医薬品支出額も医療費の20%にまで低下した．他方，アメリカ合衆国の医薬品市場は1990年代に高度成長を遂げ，世界市場におけるアメリカ合衆国市場は重要性を増した．日本市場の世界市場における占有率は1980年代末の20%を超える水準から急速に低下し，1990年代末には10%台にまで低下した．

　薬価差が縮小したことで，薬価差を前提にした薬価低下政策は機能しなくなっていた．そこで政府は新たな薬価低下政策として1997年にいわゆる「日本型参照価格制度」を提案した．これは同一成分の医薬品であれば先発品とジェネリック製品を含めて納入価格の加重平均値を算定して統一薬価を設定するものである．この参照価格制度が導入されると先発品の薬価が大きく低下するとして，研究志向型の医薬品企業が反対した．また，薬価上限値が下げられて，納入価格のほうが高くなると，その差額は患者負担になるとして，日本医師会もこれに反対した．最終的にはアメリカ合衆国政府の反対によって，日本政府はその導入を見送った．その後，政府は薬剤費抑制の手段としてジェネリック薬の利用拡大を追求するようになった．欧米では特許切れの医薬品の後発品すなわちジェネリック薬の利用が増大し，医薬品支出額の抑制に貢献していた．ところが日本ではジェネリック薬の市場占有率が低く，数量ベースでは2005年時点でも10%台と推定される．

　1990年代は同時に臨床試験の規制に関する国際的調和が1991年の第1回以来，数次にわたる「医薬品許認可のための技術要件の調和に関する国際会議 (ICH : International Conference on Harmonization of Technical Requirements for Registration of Pharmaceuticals for Human Use)」が開催された．その結果，臨床試験結果の各国間の相互承認基準が明確化され，外国にお

ける医薬品承認が容易になった．さらに市販後調査については「医薬品の市販後調査の実施に関する基準」(GPMSP : Good Post Marketing Surveillance Practice) が1993年に導入された．

1997年の薬事法改正では，臨床試験に関するガイドラインであるGCP (Good Clinical Practice) が正式に法律として明文化された．それまで日本では臨床試験における患者に対するインフォームドコンセントが徹底されず，臨床試験を行う体制の整備が遅れていたこともあり，この薬事法改正により，日本における臨床試験数は急減した．その結果，日本の医薬品企業は外国における臨床試験を優先して行う傾向が生じた．

2005年には改正薬事法が施行され，医薬品承認はこれまでの製造機能を持つ企業に対してではなく，販売機能を持つ企業に対してなされるように変更された．これに対応して，GPMSPも再編された．

また，1990年代以降は医薬品の研究開発の技術的条件が大きく変化した．コンピュータによる新薬開発，バイオテクノロジーの利用，ヒトゲノム技術の利用，大規模臨床試験等が行われるようになり，このような急速な技術革新の成果を利用するためには，医薬品企業は研究開発支出を増加させる必要が生じた．このような研究開発投資を行うためには，巨額のキャッシュフローを確保する必要があり，欧米の大規模医薬品企業は積極的なM＆A（企業の合併・買収）を行い，さらに規模を大きくした．それらの医薬品企業は，豊富な資金によってバイオテクノロジー企業とのライセンス契約，あるいは基礎研究における大学との共同研究，臨床試験におけるCROの利用等を進めて，医薬品の研究開発，販売を国際的に展開するために，広範なネットワークを形成して，医薬品供給の社会的分業を実現した．これに対して，日本では1990年代に入っても大規模企業によるM＆Aは少なく，欧米上位企業との規模の格差が顕著となった．しかし，2001年に「ウェルファイド」と「三菱東京製薬」が合併して「三菱ウェルファーマ」が成立し，2002年には「ロシュ」が「中外製薬」を買収して子会社化した．さらに2005年には「山之内製薬」と「藤沢薬品」が合併して「アステラス製薬」，「第一製薬」と「三共」が合併して「第一三共」，「大日本製薬」と「住友製薬」が合併して「大日本住友製薬」が成立する等，M＆Aによる大規模化が進んだ．

3 医薬品産業の構造

本節では市場規模，薬効別市場規模，企業別の売上額構造，費用構造，価格競争等の医薬品産業の構造について検討する．

3.1 市場規模と売上げ構造

日本の医薬品産業は2004年度には医薬品名目生産額で6兆5,000億円である（表1）．この規模は1995年以降停滞している．このうち90％が医療用医薬品である．日本市場では医師の処方がなく購入できる一般用医薬品（OTC：Over the Counter薬）が長らく大きな市場を形成してきたが，1990年代半ばをピークにして，急速に縮小しつつあり，現在7,000億円程度の規模になっている．医薬品の薬効領域別の構成比は長期的に大きく変化している．1958年から1969年まではビタミン剤，その後1970年代から1980年代までは抗生物質が首位を占めていたが，1990年前後からは循環器官用薬が最大の薬効領域となり，2004年には22％を占めるようになった．次いで中枢神経系・末梢神経系，消化器官用薬と続く（表2）．

医薬品企業数は1995年に1,500社，2003年には1,000社と減少しているが，その減少の大部分は定義の変更に伴うものと推定される．しかし，研究開発指向型の医薬品企業を薬価基準収載医薬品をもつ企業数によって見ると，1995年の475社をピークに減少している．バイオベンチャー企業による医薬品開発が注目されているが，薬価基準収載医薬品をもつ新規参入企業はまだ統計に表れるかたちでは増えていない．

宇宙産業，航空機，通信機器，半導体，ソフトウエア，コンピュータ等の研究開発費用が大きい産業では規模の経済が発生しやすく，国際的寡占が成立する傾向がある．医薬品産業も売上額に対する研究開発費用の比率が高く，規模の経済が発生する可能性が大きい．しかし，上位企業の売上額が全産業の売上額に占める比率である「集中度（CR）」を見る限り，医薬品産業の集中度は歴史的には必ずしも高くなかった．ところが1990年代には欧米の売上額の大きな企業の間でM＆Aが積極的に行われたため，売上額上位10位の企業による世界全体の市場占有率は1985年の32％から2000年の49％，2004年の59

表 1 日本の医薬品産業の指標

年度	医薬品生産額 (億円)	当該年度まで過去5年間の年平均成長率 (%)	医療用医薬品 (億円)	当該年度まで過去5年間の年平均成長率 (%)	一般用医薬品生産額 (億円)	当該年度まで過去5年間の年平均成長率 (%)	製薬企業数	医療用医薬品製造販売企業（ ）内は後発品中心の企業
1960	1,760	14.5	–	–	–	–	–	–
1965	4,576	21.1	–	–	–	–	–	–
1970	10,253	17.5	–	–	–	–	–	–
1975	17,924	11.8	7,705	–	2,548	–	1,359	330
1980	34,822	14.2	14,640	13.7	3,284	5.2	1,312	368
1985	40,018	2.8	29,784	15.3	5,038	8.9	1,369	435
1990	55,954	6.9	33,837	2.6	6,181	4.2	1,496	433
1995	61,681	2.0	47,203	6.9	8,751	7.2	1,512	465
2000	61,826	0.0	52,436	2.1	9,245	1.1	1,123	478 (66)
2004	65,253	1.4*	53,763	0.5	8,063	-2.7	1,062***	474 (71)***
			58,373	2.1*	6,880	-3.1*		

年度	雇用数	研究者数	研究開発費 (億円)	研究開発費・医薬品産業売上高比率	研究開発費・医薬品生産額比率	国民医療費 (億円)	薬剤費比率(1) (%)	薬剤費比率(2)（医薬品生産額／医療費比率）
1960	–	–	–	–	–	4,095	–	43.0
1965	–	–	146	3.0	3.2	11,224	–	40.8
1970	–	–	454	4.1	4.4	24,962	45.8	41.1
1975	–	–	952	4.9	5.3	64,779	37.8	27.7
1980	155,000	9,309	1,898	5.5	5.5	119,805	38.2	29.1
1985	188,000	11,325	3,419	7.0	8.5	160,159	29.1	25.0
1990	197,500	14,932	5,161	8.0	9.2	206,074	29.6	27.2
1995	245,000	20,041	6,422	8.0	10.4	269,577	28.0	22.9
2000	209,939	18,815	7,462	8.6	12.1	301,418	20.1	20.5
2004	203,000**	20,691*	9,067	8.6**	13.9	321,111	21.6	20.7

注：生産額と医療用医薬品生産額は厚生労働省『薬事工業生産動態統計調査』．
製薬企業数，雇用数は厚生労働省『医薬品産業実態調査報告書』．
研究開発費，研究開発費・医薬品売上高比率は総務省『科学技術研究調査報告』．
研究開発費・医薬品生産額比率は研究開発費と医薬品生産額の比率で計算．
国民医療費は厚生労働省『国民医療費』．
薬剤費比率(1) は厚生省『社会医療診療行為別調査報告』，1970年の値は1971年5月の値を使用．
一部のデータは日本製薬工業協会『Data Book』（各年）から再引用．
*は過去4年間の成長率，**は2002年度の値，***は2003年度の値．

表2 薬効大分類別の医薬品生産額占有率

年	1965	1970	1975	1980	1985	1990	1995	2000	2004
合計(億円)	4,576	8,420	17,920	34,820	40,010	55,950	61,680	61,860	65,252
分類別占有率(%)									
循環器官用薬	5.5	10.5	9.9	10.8	13.0	14.8	16.4	18.2	22.0
中枢神経系・末梢神経系	15.8	16.5	12.1	9.9	9.6	9.8	9.4	8.5	9.3
消化器官用薬	8.1	10.7	7.8	7.4	8.9	9.3	8.9	8.6	8.4
抗生物質製剤	12.8	18.6	15.3	23.4	17.3	11.2	7.3	6.0	6.2
外皮用薬	6.4	7.0	3.9	5.7	6.0	5.8	5.3	6.1	4.1
生物学的製剤	NA	NA	NA	3.3	3.8	3.1	3.8	4.1	4.5
血液・体液用薬	NA	NA	NA	NA	NA	3.2	4.3	5.5	5.4
ビタミン剤	18.3	15.2	7.7	6.2	5.9	5.1	3.7	3.5	2.1
滋養強壮剤	5.6	NA	3.3	3.3	3.2	3.1	3.6	3.1	1.6
その他の代謝性医薬品	8.2	13.5	9.8	10.4	7.9	8.3	9.6	8.3	9.7
その他	19.3	8.0	30.2	19.7	20.1	26.4	27.7	28.1	26.7

出所:「医薬品薬効大分類別生産金額」厚生労働省『薬事工業生産動態統計』各年.

表3 世界の医薬品市場占有率(%)

年	北アメリカ	日本	ドイツ	フランス	イタリア	イギリス	その他
1985	28.1	14.9	6.4	4.7	5.0	3.9	37.0
1987	29.2	26.5	9.9	7.8	7.5	3.7	15.4
1990	29.6	18.7	8.0	7.6	7.5	3.5	25.1
1995	30.9	21.2	7.4	6.3	3.2	2.7	28.3
1998	39.2	13.3	6.6	6.0	3.6	3.6	27.7
2000	44.2	14.9	5.1	5.1	3.3	3.3	24.1
2004	47.9	11.2	5.7	5.5	3.6	3.9	22.2

出所:日本製薬工業協会,各年『Data Book』より再引用.
注:1985年から1990年のデータはScrip(各年).
1995年から2000年は*Glaxo Annual Report*.

％と飛躍的に増大した.逆に上位11位から20位の企業の市場占有率は20％を割り,上位21位から30位までの企業による市場占有率は10％未満に低下している[12].このようにかつては競争的であった世界の医薬品市場において,寡占化が急速に進行している(表4).

ところが逆に1990年代に日本の医薬品市場の集中度は低下した.上位10社による占有率の指標(CR 10)で見ると,売上額では1970年は日本全体の44％であったのが2005年には35％に低下している.同様に,研究者数のCR 10は同じ期間に43％から33％,社内使用研究開発支出額は67％から49％に

---

12) 売上額上位100社における集中度で計測している.

表4 世界の医薬品市場集中度(%)

年	CR 10	CR 20	CR 30	11-20位の占有率	21-30位の占有率
1985	32.4	53.2	66.7	20.8	13.5
1990	32.5	52.8	66.3	20.3	13.5
1995	34.9	58.0	71.1	23.1	13.1
1998	43.8	66.9	77.5	23.1	10.6
2000	48.9	70.0	79.3	21.1	9.3
2004	58.6	77.2	86.4	18.6	9.2

出所:Scrip, Pharmaceutical Company League Table(各年),日本製薬工業協会『Data Book』各年から再引用.
注:CRは集中度(Concentration Rate),CR 10,CR 20,CR 30はそれぞれ上位10社,20社,30社の市場占有率.上位100社の売上額を100%とした.

表5 日本の医薬品市場の集中度(%)

年度	売上高			営業利益			研究者数			研究開発費		
	CR 5	CR 10	CR 20	CR 5	CR 10	CR 20	CR 5	CR 10	CR 20	CR 5	CR 10	CR 20
1970	32.1	44.2	60.5	NA	NA	NA	29.5	43.4	61.9	48.5	66.7	77.8
1975	32.5	41.5	56.0	26.6	39.9	59.6	29.9	40.3	56.2	37.9	54.6	71.2
1980	29.6	41.7	53.2	30.3	47.2	58.0	23.6	36.6	48.8	37.9	53.8	68.3
1985	25.6	38.7	54.4	25.8	43.5	62.4	22.5	31.7	49.2	31.7	48.9	67.5
1990	23.4	39.9	55.3	24.7	45.2	65.5	19.4	35.4	52.2	31.6	50.5	68.1
1995	21.5	35.8	51.6	25.6	43.4	64.0	20.2	31.7	48.0	29.4	46.2	64.3
2000	21.9	34.9	52.2	37.4	55.7	71.4	17.4	35.8	57.1	33.4	52.1	72.5
2005	17.1	34.9	53.5	17.9	51.7	68.3	19.3	33.2	50.7	30.2	49.1	71.7

出所:総務省統計局,各年『科学技術研究調査報告』.調査は年央で実施されるため当該年度の値は翌年の調査を用いた.
注:CR 5,CR 10,CR 20はそれぞれ上位5社,上位10社,上位20社による占有率.
厚生労働省『医薬品産業実態調査報告書』の医薬品売上高から見た企業の集中度はCR 5で28.6%,CR 10で42.5%(2003年)これよりも大きい.研究開発費は「社内使用研究開発支出額」.

低下している(表5).このように売上額,研究者数,研究開発費について上位企業への集中度は進行しなかったものの,上位10位企業とそれ以外の下位企業との間の業績格差が拡大した.2000年以降の大規模なM&Aによって,いずれの指標でも上位10社への集中度が高まっていくと予想される.

3.2 参入障壁と費用構造

医薬品企業の従業員の職種を分類すると,2003年395社平均で,13%が管理部門,18%が研究部門,27%が製造部門,営業部門が42%,営業部門のうちMRと呼ばれる医薬情報担当者が全社の27%を占める[13].医薬品企業の行う研究開発,製造,販売の3機能はそれぞれ医薬品産業への参入障壁を形成す

る.

　医薬品産業の第一の参入障壁は研究開発である．一般に医薬品産業は他産業と比較すると売上額に対する研究開発費比率が高い．しかし，医薬品産業が研究開発指向型に転換したのは近年のことで，医薬品産業に属する企業の研究開発費と売上額との比率が5％を超えたのはようやく1980年代である（表1）．医薬品の生産額が近年停滞しているため，研究開発費の医薬品生産額に対する比率は1990年代以降急増している．

　医薬品企業は通常，基礎研究，応用研究，臨床研究までの多額の費用と10年以上の時間をかけて行う．2004年度の医薬品産業の研究開発のうち基礎研究は23％，応用研究は21％に対して，56％が開発研究に使用されている[14]．この開発研究とは，医薬品産業ではヒトを対象として医薬品の薬効と安全性を確認する臨床試験に相当し，その費用部分が近年増大している．医薬品の研究開発では期待される薬効が得られなかったり，副作用が発生したりしてプロジェクトが中止される可能性が大きく，研究開発の成功率は低い[15]．また，研究開発の時間も研究開始から承認まで10年以上かかる[16]．1品目の医薬品を開発するための費用も大きい[17]．医薬品産業においては，このように増加する研

---

13) これを1995年と比較すると，管理部門と製造部門がそれぞれ2％ずつ減少し，営業部門が4％増加し，研究部門は大きくは変化していない．厚生労働省『医薬品産業実態調査報告書』，日本製薬工業協会『DATA BOOK 2006』，p.5より引用．

14) 総務省統計局，各年『科学技術研究調査報告』，日本製薬工業協会，前掲書より引用．

15) 日本製薬工業協会の研究開発委員会メンバー企業の内部データの2000-04年のデータでは，前臨床試験開始決定数215件のうち，臨床試験開始数が127件，承認申請件数が69件，実際の承認件数が36件である．承認に至るまでの前臨床試験開始プロジェクトの歩留まり率は15％程度である．日本製薬工業協会，前掲書，p.43．

16) アメリカ合衆国の医薬品研究開発期間は1990年代の平均で前臨床試験に5.2年，臨床試験で6.5年，承認審査期間で1.9年という推計がある（Tufts CSDD Impact Report, 2003, 5(2)）．日本の医薬品研究開発に関する調査では山田（2005）が，前臨床が2.1年，臨床試験が5.8年，承認審査が2.5年としている．山田（2001）．前臨床研究の期間が大きく違っている．これは定義の相違が原因のひとつであると推察される．

17) アメリカ合衆国ではTufts Center for the Study of Drug Development等が医薬品の研究開発費用を推計している．その最近の研究であるDiMasi, Hansen, and Grabowski（2003）は，新しい医薬品1個当たりの研究開発費の税引き後現在価値を8億ドルと推定している．他方，同じ手法で日本の医薬品の研究開発費を推計した山田（2001）は日本の医薬品の研究開発費用を350億円としている．これらの医薬品開発の期間と費用の推計はさまざまな仮定のもとに平均値を求めている．これらの手法の妥当性にはいくつかの重要な疑問がある．また推定値の分散も大きく平均値は必ずしも実態を表わさない．

究開発費の資金調達を，既存の医薬品から生じるキャッシュフローによって調達するのが一般的である[18]．このように長期化する医薬品研究開発，低い開発成功率，増大する研究開発費は医薬品市場への参入障壁となる．これに対応するために，医薬品企業では複数の研究開発プロジェクトを同時に実施することで研究開発のリスクを分散する．また，複数の医薬品を保有してキャッシュフローを獲得して研究開発費を調達する．しかし，このように研究開発プロジェクトと医薬品の「ポートフォリオ」を保有できるのは，大規模な医薬品企業に限定される．

　研究開発に並ぶ第二の参入障壁として販売機能がある．医薬品企業は医師の処方行動を左右して初めて販売することができる．このような活動として広告・宣伝がある．日本では消費者に対する医薬品広告は禁止されているため，広告・宣伝は医薬品を処方する医師を対象とするものに限定される．さらにMRが医師に対して自社の医薬品情報を提供することで販売を促進する．医薬品企業は多額の広告・宣伝費，また，多数のMR要員を利用して自社の医薬品の販売を促進する必要がある．このように広告・宣伝費，販売促進費，MR要員の雇用は医薬品産業へ参入障壁となっている．

　第三の参入障壁は製造である．これまで薬事法では医薬品の承認には承認を受ける企業が製造設備をもつことが条件であった．しかしながら，2005年の薬事法改正により，これまで医薬品の販売機能を製造機能から分離して，販売機能を担う企業が医薬品販売を行うとともに販売後の安全性を確保するように定められた．これに伴い医薬品を販売する企業は製造を他者に製造委託することが可能になった．このように製造機能による参入障壁は今後低くなると推定される．

　さらに，第四の参入障壁は事業の国際展開である．医薬品の研究開発費は巨額になるため，開発された医薬品を国際的に販売して初めて研究開発費用を回収することができる．このため，医薬品企業では医薬品を国内市場だけでなく

---

18) 個々の医薬品開発プロジェクトが正の価値をもち，そのプロジェクトに対する投資が利益をもたらし，資金調達のための資本市場が完全であれば，個々の医薬品開発プロジェクトの資金調達は理論的には可能である．しかし現実にはプロジェクト単位の資金調達は困難である．

海外において販売する事業展開が必要である．ところが複数の国で販売を行うためにはそれぞれの国で臨床試験を行って販売承認を得て，さらにその国において販売機能をもつためには，MR要員を雇用し，販売ネットワークを構築する必要がある．外国で臨床試験と承認申請を行い，さらに販売を行う能力をもつ企業は少数の大規模な多国籍企業に限定される．そうでない多くの企業は現地企業との提携によって国際的に事業を行わなければならないが，その利益率は低い．

このように医薬品産業への参入障壁は，医薬品の研究開発，製造，流通，国際的事業展開のいずれでも発生した．これらの参入障壁の費用は規模の拡大とともに低下する．したがって医薬品企業の規模が大きいときには参入が容易であり，競争相手の企業規模の大きさは参入障壁となる．

ここで医薬品企業の売上額と費用の関係を次式で表す．

売上額＝売上原価＋広告宣伝費・販売促進費＋研究開発費
　　　＋営業利益＋その他

この式の売上原価，広告宣伝・販売促進費，研究開発費，営業利益を売上額との比率で表示する．日本の売上額上位企業のうち，上位12社を大企業，次の11社を中企業と分類して，連結決算でなくその「単体」による決算の値を利用して，平均値の変化を見た（表6）．2004年度の売上原価率は32％，広告・宣伝・販売促進費は大企業で5％，中企業で9％，研究開発費は大企業が16％，中企業が12％，営業利益売上額比率は大企業が25％，中企業が18％である．かつては中企業の利益率は大企業のそれを上回っていた．ところが，2000年以降，大企業の業績が中企業のそれを上回るようになった．研究開発費売上額比率が1980年代以来上昇しているのに対して，広告宣伝・販売促進費売上額比率は1970年をピークにして急速に低下している．両者が逆転するのは大企業は1985年，中企業は1995年である．営業利益率は1980年代半ばに低下した後に，1990年代後半に上昇している．

3.3　**価格競争と薬価低下**

医薬品の納入においては1992年以前は医薬品企業が，それ以降は医薬品卸企業が，医療機関・薬局と価格交渉を行う．このとき，同じ薬効領域に属する

表6 売上額上位医薬品企業の費用構造（単体決算）

	年度	企業数	1社平均売上額（百万円）	売上額指数（1970=100）	輸出比率	原価/売上額（売上原価率）	販売管理費/売上額	うち広告・宣伝・販売促進費/売上額	うち研究開発費/売上額	営業利益/売上額（営業利益率）
大企業	1970	12	45,628	100	0.04	0.48	0.35	0.11	0.04	0.16
	1975	12	74,089	162	0.04	0.56	0.35	0.07	0.06	0.09
	1980	12	124,464	273	0.04	0.54	0.33	0.06	0.06	0.13
	1985	12	160,201	351	0.04	0.53	0.37	0.07	0.08	0.10
	1990	12	212,623	466	0.06	0.46	0.42	0.08	0.10	0.12
	1995	12	249,894	548	0.07	0.42	0.43	0.07	0.12	0.15
	2000	12	275,051	603	0.12	0.37	0.40	0.06	0.14	0.22
	2004	12	296,732	650	0.18	0.32	0.43	0.05	0.16	0.25
中小企業	1970	11	7,374	100	0.02	0.37	0.45	0.19	0.02	0.17
	1975	12	12,417	168	0.02	0.42	0.46	0.15	0.04	0.12
	1980	14	19,738	268	0.01	0.42	0.46	0.14	0.05	0.12
	1985	16	25,885	351	0.01	0.40	0.52	0.15	0.09	0.08
	1990	16	38,277	519	0.01	0.34	0.52	0.12	0.10	0.14
	1995	16	49,733	674	0.01	0.33	0.49	0.09	0.10	0.18
	2000	16	53,063	720	0.01	0.35	0.46	0.09	0.11	0.19
	2004	16	55,682	755	0.02	0.35	0.47	0.09	0.12	0.18

注：日本経済新聞社『日経NEEDS』の「単体決算データ」を加工した．2004年度の売上額を基準に大企業と中企業に分類した．
大企業を三共，武田薬品工業，山之内製薬，藤沢薬品，第一製薬，大日本製薬，塩野義製薬，田辺製薬，三菱ウェルファーマ（吉富製薬，ウェルファイド），萬有製薬，中外製薬，エーザイ，大正製薬とした．
中企業を日本新薬，科研製薬，森下仁丹，ロート製薬，小野薬品工業，久光製薬，持田製薬，参天製薬，エスエス製薬，扶桑薬品，ツムラの11社に，1975年以降は日医工，1980年以降は鳥居薬品，日水，キッセイ薬品，1985年以降は生化学工業を含めた．

競合品との間で価格競争が行われるため納入価格が大きく低下する．その結果，日本の個別医薬品の納入価格は薬価を下回り，大きな「薬価差」が発生してきた．この薬価差の薬価に対する比率である「薬価差比率」は市場平均で1980年初頭で30％，1990年代初頭で20％程度，2000年代初頭でもなお10％弱あったと推測される[19]．これらの薬価差は医療機関，薬局にとっては「不労所得」として帰属した．政府は「薬価調査」において個別医薬品の市場納入価格を調査し，納入価格の平均値に近づける薬価改定では薬価を低下させる．その結果，個別医薬品の薬価も納入価格と同じく長期的に低下する．このような個

---

[19] 薬価差，薬価差比率についての公式データは断片的にしかないため，筆者がこれらの公式データ，聞き取りを基礎にして，推定したもの．

別医薬品の長期的な価格低下は日本の医薬品市場の大きな特徴であった．これに対して，欧米の個別医薬品価格は必ずしも低下しない．これは発売開始後に個別の医薬品の薬効，安全性が徐々に確認されることで需要が増大し，価格が上昇するためである．

日本では医薬品価格の集計指標である「卸売物価指数」「企業物価指数」も持続的に低下してきた．欧米の医薬品価格指数が傾向的に上昇しているのとは対照的である[20]．アメリカ合衆国では医薬品産業の名目生産額指数は2005年に1980年の8.4倍であり，価格指数が4.1倍，実質生産額指数2.98倍であり，1990年代に高度成長した（表7）．この結果，世界の医薬品市場ではアメリカ合衆国の比率が上昇し，40％を超えたのに対して，日本の市場占有率は11％に低下している（表3）．また，アメリカ合衆国の医薬市場は価格成長を遂げているのに対して，日本のそれは逆に価格が低下している．

日本の医薬品産業の成長は公的医療保険制度と薬価低下政策によって大きく影響されてきた．国民皆保険の成立した1960年代以降，医薬品生産額は1970年代まで年率10％を超えるきわめて高い成長を持続した．ところが1970年代以降，薬価低下政策が行われた直後に医薬品生産額の成長率が大きく低下した．

表7　日本・アメリカ合衆国の医薬品産業の価格指数，実質生産額指数

アメリカ合衆国	1980	1985	1990	1995	2000	2005年
名目生産額指数	100	158	281	400	597	840
価格指数	100	156	224	276	339	418
(GDP Deflator)	100	130	186	221	250	282
実質生産額指数	1.00	1.14	1.51	1.81	2.39	2.98
日本	1980	1985	1990	1995	2000	2004年
名目生産額指数	100	115	161	177	178	187
価格指数	100	75	67	62	55	50
(GDP Deflator)	100	115	124	130	125	118
実質生産額指数	1.00	1.00	1.29	1.36	1.42	1.59

注：アメリカ合衆国の名目生産額はUS Census Bureau（1996年まではSIC283をOECD Health Data 2002より引用，1997年からはNAICS3254の"Total Value of Shipments"）．価格指標はBureau of Labor Statistics, "Producer Price Index for Pharmaceutical"．1980年のデータはないため，1981-1990の傾向を延長して外挿．
日本は厚生労働省，各年「医薬品生産金額」『薬事生産動態統計』，価格指標は日本銀行，2000年まで「卸売物価指数」，2002年は「企業物価指数」）の「医薬品」．
両国とも実質生産額は名目生産金額をGDP Deflatorで除して指数化した．

20）医薬品の物価指数では新薬の価格をどのように反映させるべきか方法上の問題がある．

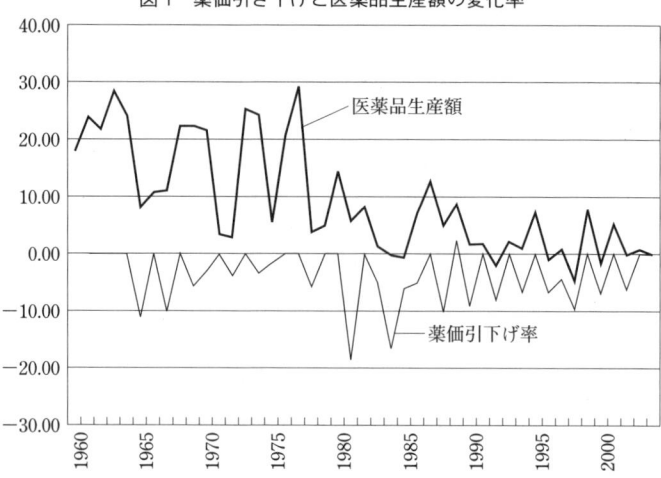

図1 薬価引き下げと医薬品生産額の変化率

出所：厚生労働省『薬事工業生産動態統計』各年の医薬品生産額，厚生労働省発表の「薬剤費ベース薬価引き下げ率」を筆者が加工．

とりわけ1980年代には，1981年，1984，1988年と薬剤費ベースで10％を超える大幅な薬価引下げが行われたが，これが医薬品生産額の成長率を大きく抑制した．さらに1990年代以降に頻繁に行われるようになった薬価引下げによって，医薬品生産金額がほとんどゼロ成長に抑制された．薬価引下げが行われていない年には1990年代においても医薬品生産額は成長している（図1）．

3.4 M & A と企業規模の拡大

日本の医薬品産業の集中度は国際的には低いとはいえ，上位20社が医薬品産業全体の売上額で50％，営業利益で75％，研究開発費で70％を占める．さらに近年は上位20社のなかでも規模による業績格差が顕著になっている．医薬品の研究開発投資が巨大化し，医薬品を国際的に販売してキャッシュフローを獲得するには一定規模が必要になる．1990年代に入って，日本の医薬品企業は1998年に吉富製薬とミドリ十字の合併によるウェルファイドの成立，1999年に東京田辺製薬と三菱化成が合併して三菱東京製薬が発足した．さらに2001年にはウェルファイドと三菱東京製薬が合併して三菱ウェルファーマが成立した．同じ2001年には，ベーリンガー・インゲルハイムがエスエス製

薬，ロシュが中外製薬を買収し，2002年にはアボットがBASFの医薬品部門を介してその子会社であった北陸製薬を買収した．2004年にはメルクが萬有製薬を完全子会社化した．また，大正製薬が富山化学の筆頭株主となった．2005年に入って，大日本製薬と住友製薬が合併して大日本住友製薬，山之内製薬と藤沢薬品が合併してアステラス製薬，三共と第一製薬が合併して第一三共が成立した．

　このように2000年に入って日本においてようやくM＆Aが本格化した．しかし，M＆Aがはたして企業業績を向上させ利益率を高めるかについては疑問がある．日本の医薬品企業の1990年代以降のキャッシュフローはその株価水準に比較して過小であり，買収対象としては魅力的な投資対象ではない．また，M＆Aによる効果は短期的には費用削減が中心であり，M＆Aによる研究開発効率性の向上や売上額増加が実現できるかは不明である．近年行われているM＆Aは経済的合理性よりも，企業規模の拡大によって，市場，技術，国際競争に対応しようとする経営者の意向を反映した意思決定である可能性が大きい．実際にM＆Aを行ってもその効果を十分に実現するマネージメントは容易でなく，期待したM＆A効果が実現できない恐れもある．

3.5　関連産業・支援産業

　医薬品企業に関連する産業について言及する．バイオテクノロジー企業あるいはバイオ・ベンチャー企業は医薬品企業の研究開発に密接に関連する．バイオインダストリー協会によれば，2004年末の日本のバイオ・ベンチャー数は464社で，その中には，研究支援が68社，食品・農業が55社，環境が52社，医薬品研究開発が42社，試薬販売・検査受託が39社，医薬品研究開発支援が35社，測定・分析機器が29社，再生・細胞治療が18社，バイオインフォマ

ティクス・IT が 17 社等である[21]．上場企業も増加した[22]．

医薬品開発の支援企業である CRO は医薬品企業の行う臨床試験について，モニタリング，データ管理，統計解析，文書作成等を受託する．日本 CRO 協会の会員企業は 17 社で，加盟会社の売上額は 2004 年度には 500 億円を超えている．他方，SMO は臨床試験を実施する医療機関に対して治験業務の支援を行う．日本 SMO 協会の会員企業は 57 社で，加盟会社のうち 41 社の売上額合計は 300 億円を超えている．

医薬品卸業者は 1990 年代末から M&A による統合が進み，1998 年に 300 社程度あったのが，2005 年には 140 社まで減少した[23]．2005 年時点ではメディセオ・パルタック・ホールディングスグループ，スズケン・グループ，アルフレッサ・グループ，東邦薬品を中核とするグループの 4 つの集約が進んでいる[24]．

調剤薬局に関しては，チェーン展開による大規模な投資を行う企業が増えている．2003 年度には処方箋枚数の 50％ 以上を，薬局が受け取るようになり，医薬分業は 50％ を超えたと見なされる．

4　医薬品産業の業績

4.1　技術革新と新薬開発

医薬品産業の長期動向を研究開発の成果である技術革新によって評価する．その第一の指標は特許取得数である．表 8 は日本とアメリカ合衆国の各年に成

---

21)　日本バイオインダストリー協会『2004 年バイオベンチャー統計報告書』，矢野経済研究所 (2006) より再引用．
22)　2005 年時点で上場企業としては，医薬品研究開発では，アンジェス MG，オンコセラピー・サイエンス，そーせい，LTT バイオファーマ，メディシノバ・インクがある．医薬品研究開発支援では，インテック・ウェブ・アンド・ゲノム・インフォマティクス，プレシジョン・システム・サイエンス，トランス・ジェニック，メディビック，総合医科学研究所，DNA チップ研究所，エフェクター細胞研究所等がある．既存企業からのスピンアウトではタカラバイオがある（矢野経済研究所，2006, p.79）.
23)　日本医薬品卸業連合会調査，矢野経済研究所 (2006), p.109 より再引用．
24)　矢野経済研究所 (2006), p.109.

表 8 医薬品特許数（各年のデータ）

年	日本			アメリカ合衆国		
	合計	国内出願人	国外出願人	合計	国内出願人	国外出願人
1980	646	376	270	1,759	1,012	747
1985	1,144	718	426	1,924	1,087	837
1990	1,055	623	432	2,877	1,563	1,314
1995	1,881	819	1,062	3,315	1,965	1,350
2000	1,492	772	720	5,963	3,985	1,978
2004	1,230	617	613	5,080	3,485	1,978

注：日本は 1995 年まで特許公開制を採用．1996 年から特許付与後の異議申立制度が採用される．
　　日本は 1995 年まで公告数，それ以降は登録件数であり，統計の連続性がない．医薬品特許は国際特許分類（IPC）の A61K とする．
　　数字はそれぞれの年の特許数である．
出所：「日本特許機構」「PATOLIS」，日本製薬工業協会『Data Book』各年から再引用．

表 9 新規化合物承認数

期間・年度	日本			アメリカ合衆国
	合計	国内企業	外国企業	合計
1946-1950	NA	NA	NA	144
1951-1955	NA	NA	NA	209
1956-1960	NA	NA	NA	262
1961-1965	285	133	152	127
1966-1970	180	71	109	75
1971-1975	142	69	73	74
1976-1980	155	70	88	81
1981-1985	209	81	130	102
1986-1990	185	78	110	111
1991-1995	177	96	85	131
1996-2000	138	42	98	184
2001-2005	96	30	66	110

注：日本は「新有効成分含医薬品承認」，アメリカ合衆国は New Molecular Entity．
出所：日本のデータは 1974 年までは『最近の新薬』（薬業日報社），1975-1986 年は日本公定書協会『医薬品製造指針』，1987 年以降は厚生省，厚生労働省『業務公報』を日本製薬工業協会『Data Book 2006』から再引用した数値を筆者が加工．アメリカ合衆国は FDA ホームページの資料．

立した特許数である．日本では 1976 年に医薬品特許が改正され，物質特許，用途特許が認められるようになった．これにより 1980 年代半ばに日本の特許数が増加した．日本では 1995 年までは特許公開制度が採用され，一定期間の間に特許公開がなされた後で，特許審査が行われてきたが，これが 1996 年からなくなり，1996 年以降の登録件数は，それまでの特許公告件数を下回る．国外出願人による特許数は 1995 年以降，国内出願人による特許数と拮抗する

ようになっている．とりわけ外国の医薬品企業による特許数は，1990年代末から国内の医薬品企業による特許数を大きく上回るようになっている．他方，アメリカ合衆国における医薬品特許数，とりわけアメリカ人による特許数が1990年代以降に急増する．これはアメリカ合衆国の1990年代以降の医薬品産業，バイオテクノロジー産業の成長を示している．このように1990年代後半以降の特許数で見ると，日本の技術革新はアメリカ合衆国における技術革新と比較して遅れをとるようになった．

技術革新の第二の指標は「新規化学成分（NCE：New Chemical Entity）」あるいは「新規分子成分（NME：New Molecular Entity）」とされる医薬品の承認数である．表9は日本とアメリカ合衆国で承認されたNCE数の5年間の合計である．アメリカ合衆国のNCEは1960年代，1970年代に急減した．これはサリドマイド事件をきっかけに，医薬品副作用を防ぐために，政府が1962年にFDA法を改正し，医薬品承認規制を厳格にしたことを反映している．その後1980年代以降に承認数が増加した．とりわけ1990年代後半には過去40年でもっとも承認数が増加し，それまでの活発な研究開発投資が医薬品に結実した．日本の医薬品承認数は1960年代後半から1970年代かけて大きく減少し，その後，承認数は1990年代前半にやや増加した[25]．ところが1990年代後半には承認数が再び大きく減少した．承認数を国内企業，外国企業の内訳を見ると，国内企業による承認数が1990年代前半から半減している．さらに1997年の薬事法改正により，臨床試験の基準であるGCPが法定され，その結果，日本企業による臨床試験が停滞し，承認数が減少した．他方，外国企業による日本での承認数は必ずしも低下していない．このように特許数とNCE数で見ると，日本企業は1990年代後半以降に欧米企業と比較して研究開発の遅れが生じている．

4.2 医薬品産業の国際競争力

1975年以降の世界のNCE承認数を国際比較したBarral（1995）とScrip

[25) 1967年に承認規制が改正された．また，ここで指標とした「新薬」も定義が変更されたため，時系列の比較は容易でない．

（各年）によって各国の医薬品産業の国際競争力をみる．ヨーロッパ企業は数において世界の医薬品開発を主導してきたが1990-94年に低下した．ヨーロッパ企業の占有率の低下は1990年代後半に止まり，ヨーロッパ企業の停滞という解釈は現時点では明確ではない．アメリカ合衆国の医薬品企業は毎年70前後の新薬を開発しており，世界最大の医薬品開発国である．これに対して，日本の医薬品企業の新薬開発数は1970年代後半，1980年代と急増した．これは日本の医薬品産業が研究開発型に転換した1970年代の成果を反映している．ところが，1990年代後半に36個と半減する．これは日本における臨床試験の停滞とともに，日本の医薬品企業の研究開発能力が低下していることを示唆する．日本の医薬品産業の新薬開発のピークは1980年代から1990年代前半にあったといえる．

Barral (1995) はフランス，ドイツ，イタリア，日本，イギリス，アメリカ合衆国等の代表的な国で承認販売されているか否かを基準として，4ヵ国以上で販売されているNCEを"International Product"とした．1975-94年に開発されたInternational productは273である．そのオリジンはヨーロッパが

表10 開発企業の国籍による新規化合物（NCE）承認数

年	合計	アメリカ	日本	ヨーロッパ	その他
1975-1979	247	66	28	149	4
1980-1984	248	63	57	126	2
1985-1989	277	77	70	129	1
1990-1994	259	84	77	94	4
小計	1,031	290	232	498	11
1995-1999*	203	75	36	92	4
合計	1,234	365	268	590	15

出所：1975-1994のデータはBarral (1995). 1995-1999のデータはScrip Magazine（各年）のNCE統計による新薬．

表11 International Productの開発企業の国籍比較

年	合計	アメリカ	日本	ヨーロッパ	その他
1975-1979	73	21	3	35	14
1980-1984	75	22	12	32	9
1985-1989	68	24	6	29	9
1990-1994	57	23	5	20	9
合計	273	90	27	117	38

出所：Barral (1995).

もっとも多いが，傾向的には減少している．アメリカ合衆国は数で安定している．日本の医薬品のなかには International Product として世界的に販売されているものが増加している（表 11）[26]．1970 年以降の代表的な日本で開発された医薬品で世界の 40 ヵ国以上で発売された国際医薬品の代表例[27]としては1974 年に田辺製薬が開発した狭心症，高血圧治療薬塩酸ジルチアゼム（ヘルベッサー）が挙げられる．また，武田薬品の前立腺癌治療薬の酢酸リュープロレリン（リュープリン），三共の高脂血症治療薬プラバスタチン（メバロチン），藤沢薬品の免疫抑制薬タクロリムス（プログラフ），山之内製薬の排尿障害改善薬塩酸タムスロシン（ハルナール），第一製薬の抗菌薬レボフロキサシン（クラビット）等がある．しかしながら，他方では日本企業による医薬品の開発が 1990 年代後半に減少しているため，日本の医薬品産業が国際的医薬品を今後も継続的に生み出せるかについては疑問がある．

医薬品（最終製品）の輸出額，輸入額はいずれの国でも 1980 年代以降に急

表12　各国の医薬品輸出額，輸入額（百万ドル）

	年	フランス	ドイツ	イタリア	イギリス	アメリカ合衆国	日本
輸出	1980	1,563	3,004	884	2,056	2,488	NA
	1985	1,658	3,048	1,074	2,195	3,247	1,318
	1990	4,333	6,998	1,934	4,705	4,888	1,405
	1995	7,770	11,781	4,344	8,727	7,775	1,845
	2000	12,026	15,215	7,075	11,724	14,912	2,731
	2003	19,362	24,535	10,797	20,079	20,705	3,188
輸入	1980	861	1,690	784	681	1,247	NA
	1985	942	1,772	1,155	969	2,547	3,332
	1990	3,181	4,345	3,413	2,680	3,825	4,107
	1995	6,553	7,859	4,657	5,325	7,782	4,716
	2000	9,935	10,395	6,553	9,182	18,757	6,050
	2003	14,417	21,454	11,297	16,269	36,066	6,193

出所：OECD, Health Data 2005, 日本は OECD, International Trade by Commodities Statistics, No. 54.

26) 1990 年代後半以降，日本の医薬品の革新性，国際性が向上しているかについてはデータに基づいた包括的分析が必要である．各国の承認に時間がかかるため，現在の時点では確かなことはいえない．
27) 山崎（2001）．

表 13 売上額上位 50 品目中の新薬と外国製品

	1990	1995	2000	2003
医薬品売上額(1)	55,954	61,681	61,826	65,331
上位 50 位品目の売上額（億円）(2)	11,634	14,602	16,340	19,049
比率(2)/(1)	21%	24%	26%	29%
上位 50 品目中発売後 10 年以内の医薬品売上額比率	70%	58%	35%	44%
上位 50 品目中外国オリジン医薬品売上額（億円）	5,147	5,627	6,048	8,766
同比率	44%	39%	37%	38%

出所：国際医薬品情報（各年）の「製品別売上げランキング」を筆者が加工．

増している．唯一の例外は 1990 年代後半の日本である．また，世界の医薬品貿易に占める日本の占有率も小さい．さらに日本の医薬品貿易は大幅な輸入超過である．このように貿易データで見た日本の医薬品産業の国際競争力は限定されている．しかし，医薬品は各国で販売される医薬品の金額に比べて輸出・輸入額の規模は小さい．これは個々の医薬品を輸出する場合には完成品としてではなく，原料として輸出することが多いためである．

他方，日本市場における外国オリジンの医薬品は，1990 年には売上額 50 位以内の医薬品の 44% を占めていたが，1995 年以降は若干低下して 40% 弱となっている（表 13）．日本の売上額上位 50 品目を見ると，その売上額が全医薬品売上額に占める比率は 1990 年には 21% であったが，2003 年には 30% にまで上昇し，上位 50 品目への集中度が高まっている．そのなかで，発売後 10 年以内の医薬品売上額が占める比率は 1990 年には 79% を占めていたが，2000 年には 35% に低下した．これが 2003 年には 44% にまで再び上昇した．

4.3 医薬品企業の業績

2004 年度連結売上額で最大の武田薬品工業は 1 兆円を超え，2 位の三共の 5,878 億円，エーザイの 5,300 億円と続き，萬有製薬，中外製薬を含めて 1,000 億円を超える企業が 14 社ある（付属資料 2）．2005 年には M＆A により，アステラス，第一三共が成立し，両社の売上額は武田薬品工業に迫っている．販売額上位の外国企業の日本法人で売上額が 1,000 億円を超えるのは，ファイザー，ノバルティス，グラクソ・ウェルカム，アストラゼネカ，アベンティス，アボット，日本ベーリンガー・インゲルハイムの 7 社である（付属資料 4）．外国企業で売上額上位 10 社の売上額総額は 1 兆 5,000 億円を超え，医薬

品売上額総額の20％を超える．これに萬有製薬，中外製薬を加えると全体で2兆円に迫る．外国企業の日本法人の成長率は日本企業よりも高い[28]．

　日本企業のなかでは，当期利益の売上額比率は武田薬品工業と小野薬品工業の2社が20％を超え際立って高い．医薬品企業は少数の医薬品の販売額に依存する．売上額上位5品目が全社売上額に占める比率は，近年上昇する企業が多く40％を超えている．とりわけ武田薬品工業，山之内製薬，エーザイは60％を超えている．また，売上額上位の医薬品企業は海外売上額比率も高い．武田薬品工業は海外売上額比率が40％を超え，エーザイ，藤沢薬品工業では50％を超えている．一般に売上額上位企業は販売額の大きな医薬品をいくつか保有し，それを国際的に販売するためで海外売上額比率が上昇している（付属資料2）．このようにいわゆる「ブロックバスター」と呼ばれる，売上額の大きい国際的医薬品をもつ少数の企業（武田薬品工業，山之内製薬，第一製薬，藤沢薬品工業，エーザイ）の売上額，利益率が伸びている．これに対して，国際的医薬品をもたない企業の売上額は停滞している．さらに多くの日本企業は外国企業とライセンス契約を結び，外国企業が開発した製品を販売している．その販売額をその企業の国内販売額に対する比率で示すと，多くの医薬品企業においてその比率が50％を超えている．例えば，1998年度は大日本製薬（85％），中外製薬（65％），住友製薬（63％），塩野義製薬（60％），協和発酵（53％），日本新薬（85％）などでこの比率が高い．

　他方，売上額が伸びている企業の売上額当期利益率の比率は2000年から2004年にかけて上昇している．売上額が停滞している企業のなかで，塩野義製薬，田辺製薬の2社は従業員数を削減し，リストラクチャアリングによる費用削減で利益を確保している．連結で表示した広告・宣伝・販売促進費の売上額比率は久光製薬，大正製薬，エーザイを除く企業は10％以下となっている．これに対して研究開発費/売上額比率は大半の企業で上昇し，ほとんどの企業が10％を超えるようになっている．その結果，医薬品特許数も増大している（付属資料3）．

---

28) ここで日本企業とは連結決算範囲の事業を統括する本社機能を日本に置く企業とし，外国企業とはその本社機能を外国に置く企業と想定した．

1991年から2005年の期間のNCE（新規有効成分を含む医薬品）承認数は販売上位の企業のそれが多いが，その格差は売上額ほど大きくない．武田薬品工業の8（うち外国で2）件，三共の8（2）件，山之内製薬の14（1）件，藤沢薬品工業の7（1）件，エーザイの5（1）件が多い．

株式市場における日本の医薬品企業の評価は二極分解している．株価・利益率（PER）で見ると，これが20を超える企業（山之内製薬，大日本製薬，塩野義製薬，藤沢薬品工業，中外製薬，科研製薬，持田製薬，三菱ウェルファーマ）と，20以下の企業（三共，武田薬品工業，第一製薬，田辺製薬，エーザイ，小野薬品工業，大正製薬，参天製薬）に分かれる．後者は当期利益に比べて株価が高い企業であり，この比率が高い企業と比較して株価の評価が低い．M＆Aの対象企業としては前者のグループは割高で，M＆Aの対象としては投資効率が悪い．これに対して，後者のグループはM＆Aの投資対象としてより適している[29]．なかでも，武田薬品工業，エーザイ，小野薬品工業，参天製薬のPERは小さく，M＆Aの対象となりやすいと考えられる．しかし，武田薬品は市場価値が4兆5,000億円と大きく，これがM＆A対象として買収を困難にしている．また，中外薬品はロシュに買収されてその子会社となったが，その後，株価が上昇し，売上額当期利益率も市場価値も大幅に上昇している．

5 公共政策

国・政府は医薬品供給主体のさまざまな過程に対して公共政策を実施する．それをここでは，医薬品の「安全性，有効性，品質規制」，医薬供給主体の競争促進を目的とした「競争政策」，医薬品供給価格を規制する「価格政策」，流通主体に対する「流通政策」，そして研究開発を促進することを目的とする「技術政策」の5つに分類する（付属資料1）．

---

[29] ここで，2005年のM＆Aのうち，山之内製薬のPERは35，藤沢薬品工業は32と高いのに対して，三共は20，第一製薬は18と低い．同じ大規模なM＆Aでもその財務上の特徴には大きな相違があった．

5.1 医薬品の安全性，有効性，品質の規制

　医薬品はヒトの身体の安全性にかかわるために，国・政府は医薬品の研究開発，製造，販売の多様な段階で詳細な規制を行う．そのもっとも重要な規制が医薬品の承認規制であり，薬事法によって規制される．1971年には医薬品の「再評価」制度が導入された．また，1979年の薬事法改正によって医薬品承認において「品質，有効性，及び安全性を確保することを目的」とすることが初めて明文化され，副作用の有無が審査されるようになった．また，医薬品の「再審査」制度が導入された．この再審査制度は，医薬品の承認後一定期間に蓄積された医薬品の有効性，安全性のデータに基づいて，再度，医薬品の有効性と安全性を承認の一定期間（通常は6年）後に審査するものである．日本の薬事法は医薬品承認を得る企業は医薬品の製造過程を所有していることを長らく義務づけてきた．しかし，2005年改正薬事法の施行によって医薬品承認の対象が販売業者となり，製販分離が促進されることになった．その結果，研究指向型の医薬品企業が製造機能を他社に委託して医薬品産業に参入することが可能になった．

　医薬品供給においては，研究開発，製造，販売過程に関する規制が遵守されていることが必要である．医薬品企業が遵守すべき一連の規定は"Good Practice"と総称される．製造に関するGMPが1976年に行政指導により導入された．次に，前臨床試験に関してGLPが1983年に，臨床試験に関してGCPが1990年に導入された．さらに市販後調査に関してGPMSPのガイドラインが1993年に導入された．これらの規制はいずれも当初は規制主体の通達，通知といったかたちで企業に示す行政指導によって行われたが，順次，薬事法に法制化された．

　医薬品の臨床試験に関する規制については国際的調和が進められている．その代表例がICHで，1991年以来，日本，アメリカ合衆国，ヨーロッパの規制主体と医薬品産業の代表が集まり，臨床試験に関する各国の手続きの標準化を行っている．各国政府はそれを国内法に取り入れることで医薬品企業の臨床試験結果の国家間の相互使用を可能にするものである．

　医薬品承認制度については，政府は中央薬事審議会の助言により，販売を行

う医薬品企業からの承認申請について，データに基づいて承認の可否を判断する．日本の審査体制については欧米各国と比較して，少ない専門家で多数の医薬品の承認審査を行うこと，中央薬事審議会の委員として外部委員の助言を得て審査を行うこと等の特徴があった．このとき承認機関において専門家を蓄積することができず，医薬品審査に必要な専門家の養成が遅れた．また，外部専門家の意思決定責任を曖昧にした．近年，内部で専門家を育成し，蓄積することが重要であるという判断で，内部の審査官の数が増加されている．この蓄積の障害となるのが財政赤字であり，公務員増員を抑制する公務員定数法であった．2004年には医薬品医療機器総合機構が設立された．これは国立医薬品食品衛生研究所医薬品医療機器審査センターと医薬品副作用被害救済・研究振興調査機構および財団法人医療機器センターの一部の業務を統合するもので，医薬品や医療機器などの品質，有効性および安全性について，治験前から承認までを一貫した体制で指導・審査することを目的としている．しかし医薬品審査の専門家の養成には時間と費用がかかり，これを短時間で増加させるのはきわめて困難であり，それが医薬品承認規制を高い質で実現するのを阻んでいる．

2005年には改正薬事法施行によって，医薬品承認の対象は製造機能でなく，販売機能を持つ企業へと転換された．その結果，製造施設を持ち，医薬品販売を行う企業だけでなく，製造施設を持たずに外部に製造委託をする企業も医薬品販売が可能となった．これらの2つの企業類型は「製造販売業」と総称される．また，製造設備を持ち，製造受託をするだけの企業は「製造業者」とされる．これにともないGPMSPも再編され，販売後の医薬品の安全体制の充実・強化・責任は製造販売業者が担うことになった．製造販売業者の品質保証と市販後の安全対策に関する許可基準として「医薬品，医薬部外品，化粧品及び医療機器の品質管理の基準に関する省令」(GQP省令：Good Quality Practice) および「医薬品，医薬部外品，化粧品及び医療機器の製造販売後安全管理の基準に関する省令（GVP省令：Good Vigilance Practice)」が定められた．GQPによって製造販売業者は，製造業者を管理監督し，品質の確保された医薬品等を市場に出荷し，流通後の医薬品等の品質を確保することが要求される．GVPによって製造販売業者は，医薬品等の製造販売後に安全性に関する情報を適切に収集・検討し，必要な措置を講じることが要求される．さらに医薬品

の製造販売後の調査・試験方法については「医薬品の製造販売後の調査及び試験の実施の基準に関する省令」(GPSP 省令:Good Post-marketing Study Practice) が定められた.

医薬品承認に関する政府の判断の誤りは統計学用語で2つに区別できる[30]. まず,統計学上のいわゆる「タイプIIの誤り」に該当するのが,承認基準を満足しない医薬品を政府が誤って承認することである.その第一の例は,重大な副作用のある医薬品を承認した場合である.1960年代のサリドマイド事件等は,医薬品による深刻な副作用による被害を患者にもたらした.また,1980年代には,HIV に汚染された血液製剤が血友病患者に対して広範なエイズ感染をもたらした.第二の例は薬効のない医薬品を承認した場合である.例えば1970年代末に承認された抗癌剤のクレスチン,ピシバニールは1980年代を通して売上げ上位の医薬品として,ピーク時には年合計で700億円を超える売上額を実現してきた.しかし,1989年の再評価において,両者の重要な効能について有効性が認められないとして取り消された.その結果,売上額は急減した.また,イデベノン等の脳循環代謝改善剤は,1998年の再評価において有効性が認められないとして,効能の取り消し,あるいは臨床試験のやり直しが決定された.しかしそれまでの10年間で合計1兆円近くの売上額を実現していた.このような承認審査の誤りに対して社会的に厳しい批判がなされた.

他方,統計学用語の「タイプIの誤り」に該当するのは,安全性,有効性,品質の基準に合致する医薬品を政府が誤って承認しない場合である.これは「未承認薬」の問題である.医薬品企業は新薬承認の遅れ (drug lag) について医薬品企業に多大の損害を発生させているという批判を行うことが多い.Kesslerら (1996) は1990年から1994年に先進国で承認された医薬品214個を対象にした研究を行った.それによれば,アメリカ合衆国とイギリスは同じような医薬品を承認し,しかも承認時期に際立った相違もない.これに対してドイツや日本は重要な医薬品の承認が遅れているとした.例えば214の医薬品のうち,14品目についてアメリカ合衆国と日本がともに承認しているが,アメリカ合衆国の承認は日本よりも早い.日本が承認した82個はアメリカ合衆

---

30) Grabowski and Vernon (1983).

国では承認されていない．また，アメリカ合衆国が承認した62個の医薬品は日本において承認されていない[31]．さらに日本で承認されている医薬品の半数が日本においてのみ承認発売されている[32]．

このように国・政府は承認審査において意思決定の誤りによって患者，医薬品企業は多大の影響を受けるため，規制主体の規制の誤りをいかに防止するかという問題が残る．アメリカ合衆国の食品医薬品局（FDA）が強力な規制権限を行使する一方，医薬品企業，政治家，患者からの厳しい批判に常にさらされている．日本の規制主体についてはこのような異なる政治勢力からの「チェック・アンド・バランス」が欠けている．これは日本の医薬品の安全性，有効性，品質の規制が行政指導として導入されるためでもある．一般に行政指導は規制内容の柔軟性をもたらすが，逆に規制内容，強制力の有無等に関して曖昧さをもつ．例えばGCPは当初，通知という形式で行政指導によって導入されたが，1997年の薬事法改正によって明文化された．その結果，臨床試験が激減した．行政指導では，政府によって規制のガイドラインが一般的表現で示され，その詳細な内容を政府と医薬品企業の業界団体の議論によって具体化される．その結果，規制は業界事情に即した内容になるが，規制主体をどのように規制するかという「規制のガバナンス」のあり方において曖昧さが残る．また，その仕組みを維持するためには医薬品企業は業界活動に膨大な人員を割くという意味で，規制の取引費用は膨大である．

5.2 競争政策

第二の医薬品公共政策は競争政策である．これは政策目的に応じて市場の競争状態を操作する政策であり，直接投資政策や技術導入政策等の参入規制，知的財産権政策，独占禁止法等が含まれる．医薬品産業の競争政策について政府には2つの相反する目的がある．第一は，市場に対して自由な参入を促進し，競争によって多様な医薬品を安価に供給させるという目的である．第二は，市

---

31) Kessler *et al.*（1996），p.1828.
32) Kesslerらの研究は1994年時点までの承認データを利用しているため，その後の承認はデータとして用いられない．

場に対する自由な参入を抑制し，競争を制限することで既存の医薬品企業の利益を確保し，研究開発を促進するという目的である．

第2次世界大戦直後の欧米企業はすでに多くの新薬を発見していて，日本の医薬品技術との格差は大きかった．ところが日本市場では外国企業の直接投資は，資本取引の自由化が行われる1975年まで政府によって制限されていた．また，医薬品特許に関しては1976年まで物質特許，用途特許が認められず，製法特許のみが認められていた．これらの結果，多くの欧米企業は日本市場へ直接に参入できず，日本企業に対して製造技術をライセンス契約するしかなかった．逆に日本の医薬品企業は，製造技術を外国企業から導入しさえすれば市場に容易に参入できた．外国企業からの技術導入によって，1950年代には現在でも使用される多くの代表的な医薬品が日本市場で販売された．

このように資本取引規制と医薬品特許制度は，日本の医薬品産業に対する保護育成政策として効果的に機能した．一般に，医薬品特許，新薬承認制度，さらには副作用調査期間の設定による「独占的排他権」の付与は，いずれも研究開発を行った企業にその経済的利益を帰属させる制度であり，「技術の専有性」を高めて企業の研究開発を促進する．他方，これらは参入規制にほかならず，医薬品の価格を高めて，消費者の医薬品の負担を増大させる．そこで両者のバランスをとって，参入を適度に抑制して研究開発を促進すると同時に，独占の弊害が生じる場合には参入を促進して，消費者の利益を確保する必要がある．

このバランスは国内外で政策の焦点となっている．まず，国内ではジェネリック薬の活用が政策的に追求されている．特許期間が終了した医薬品技術は公共の知識となり，後発企業はその技術を利用してジェネリック薬を製造し，市場に安価に供給することが可能である．日本ではこれまで特許切れの医薬品であるジェネリック薬・後発品の利用が欧米ほど進まなかった．しかし，2000年以降，新たな薬価抑制策の手段としてジェネリック薬の利用が重視されるようになり，その利用促進が政策的になされている．また，ジェネリック薬は国際的にはより深刻な議論となっている．医薬品特許権保護の問題は，関税貿易一般協定（GATT）のウルグアイ・ラウンドにおけるTRIPS（Trade Related Aspects of Intellectual Property Rights）において知的財産権の国際的保護として検討され，アメリカ合衆国の医薬品企業が主要な役割を果たした．しか

し，その後，開発途上国においてエイズ患者が急増し，2000年から2001年にかけて，欧米先進国企業の知的財産権保護によってエイズ医薬品が開発途上国の患者には高価格になりすぎていることが厳しく批判されるようになった．このため，特許権による医薬品技術の保護を弱めて，ジェネリック薬の参入を許し，開発途上国の患者に安価な医薬品を供給すべきだという要求が強くなった．さらに先進国の医薬品企業は，開発途上国の所得の低い患者の必要とする医薬品開発に熱心でないという批判も強くなった．このような国際的批判によって，欧米先進国企業はその知的財産権保護の主張を緩和し，安価に医薬品を提供する提案を行った．また，GATTの後継機関である世界貿易機関（WTO）では医薬品の特許権を一定の範囲で緩和して，開発途上国の国民の健康を図ることが試みられている（2001年のドーハ宣言）．

5.3 価格規制

日本の医薬品の価格規制は医療保険制度と不可分である．1927年の健康保険法施行以来，被保険者，支出対象のサービスの範囲等が拡大され，1961年には国民皆保険が完成した．医療保険では保険医を指定し，保険で支出される医療サービス，医薬品等を指定する．医療保険は所定の比率で患者の医薬品費用を負担し，残りを患者が負担する．政府は中央社会保険医療協議会に諮問して，医療サービスに対する対価である診療報酬，医薬品等に対する対価である薬価を決定する．1957年には保険の対象となる医療においては薬価基準の定められた医薬品のみを使用することが義務づけられた．1967年から1978年までは「統一限定収載方式」と呼ばれる薬価基準収載方式が採用された．これは成分，剤型および規格により，同一の名称のもとに収載し，あわせて商品名で収載する方式である．この方式に対しては価格競争を招き，品質による競争が阻害され，類似医薬品の安易な営業政策が行われるという批判がなされた．そこで1978年に現行の「銘柄別薬価」が導入され，同一成分，同一規格の医薬品であっても，銘柄ごとに異なる薬価が定められた．

医薬品のうち新薬の薬価については，その新薬に類似する医薬品がある場合は，その比較対照薬の薬価を基準にした「類似薬効比較方式」で設定される．それがない場合には新薬の開発費，製造費，販売一般管理費に営業利益を加算

した「原価方式」によって設定される．さらに1991年以降は医薬品の属性に応じて，「画期性加算」「有用性加算」「市場性加算」と呼ばれる調整が設けられた．

他方，すでに薬価基準に収載されている医薬品については一定期間ごとに改定された．この改定は卸企業から医療機関，薬局に対する納入価格を「薬価調査」によって収集したデータを基礎にして行われる．納入価格と新規の薬価の関係については，1953年からは「90％バルクライン方式」が採用されていた．これは納入価格の水準に関する取引量の分布を調べ，総取引量の90％がその価格水準以下で行われるときの価格を基準として薬価改定を行う．しかし，これは総量の10％の取引において納入価格を高く維持しさえすれば，残りの90％の取引については納入価格を低下させても，それは次の薬価改定に反映されずに，薬価が高く維持される．この点を修正するために，1992年に「加重平均値一定価格幅方式」と呼ばれる算定方式が採用され，銘柄別の納入価格の加重平均値に一定割合である「R幅」を加算した値で薬価改定がなされることになった．このR幅は漸次引き下げられ，2000年度にはこれが2％にまで低下した．これが2002年度からは名称を「市場実勢価格加重平均値調整幅方式」に改められ，銘柄別の納入価格の加重平均値に2％の調整幅を設定する方式が継続された．

銘柄別薬価制度のもとでは，個別医薬品の供給の各段階に対応して次の価格が存在する．医薬品企業が卸企業に対して供給するときの価格は「医薬品企業販売価格」である．次に，卸企業が医療機関・薬局に供給する取引の価格は「納入価格」である．この2種類の価格は市場の需要供給に応じて決定される．他方，医療保険による費用負担の基準となるのが「薬価」であり，これが政府は中央社会保険医療協議会の助言のもと，政府によって決定される．薬価は通常，納入価格を上回り，その差が薬価差となる．この薬価差は医療機関あるいは薬局の売上額と調達費用の差で，それらの所得となる．医薬分業が進んでいない状態では，医師はこの薬価差の大きい医薬品を大量に処方するということが強く動機づけられる．この薬価制度において医薬品企業は薬価をなるべく高く設定し，他方，納入価格を低下させて薬価差を増大させ，その販売量を拡大しようとする．このような薬価基準制度のもとでは，薬価差によって医薬品の

資源配分が大きく歪められた．医薬品市場全体の薬価差の薬価に対する比率は，1980年代初頭で30％以上あった．この薬価差を解消し，薬剤費を抑制するために，国・政府は過去20年にわたって持続的な薬価低下政策を行った．

このような薬価低下政策は，医薬品価格の低下によって医薬品消費額と生産額を抑制した．とりわけ1990年代後半の低下幅は大きく，事実上のゼロ成長となった．このように薬価規制政策は，薬剤費抑制という当初の目的を効果的に実現したが，2000年前後には次の問題が生じた．第一は，1990年代の薬価低下政策，薬剤費抑制が実現した後も，それを継続すべきかという問題である．第二は，新しい薬価規制の方法である．これまでのような薬価を納入価に接近させるように改定して薬価差を縮小する方法は，薬価差自体が薬価の10％未満となった2000年前後には機能しなくなってきた．このとき国・政府は別の薬価規制方法が必要になる．そこでこれまでの薬価政策に代わり，新しい薬価規制方法として1997年に「日本型参照価格制度」が提案された．これは同一成分の医薬品については，先発品，後発品を区別せず，同一の薬価をつけようとする方法であった．しかし，参照価格制度に対しては政治的反対が強く，政府は実現を断念した．

これに代わって，国・政府はジェネリック製品（後発品）の使用促進により，平均的薬価を低下させ，医薬品支出額を全体として抑制する政策を採用するに至る．このジェネリック医薬品は先発薬と同じ有効成分をもち，特許期間，市販後調査・再審査のために設置される独占的排他権による販売期間が終了した後に市場に導入される．ジェネリック医薬品は臨床研究を行う必要がなく，効率的な製造によって安価に供給される．このようなジェネリック医薬品は欧米では安価な医薬品を供給する手段として重要な役割を果たし，アメリカ合衆国，イギリス，ドイツ等では数量ベースで40から50％を超える高い水準で普及している．これに対して，日本では一般名による処方が一般化していないため，また，安い医薬品を使用するという動機づけが，処方する医師にも患者にもなく，保険者もそれを要求しなかったため，ジェネリック薬の使用は低い水準にあった．ところが2000年代に入り，医薬品支出額の抑制が政策目標になるにつれ，その積極的な使用が推進されるようになった．

5.4 流通政策

　医薬品流通とは医薬品企業が製造した医薬品を，卸企業，医療機関・薬局等の主体を介して患者に届けるまでの過程である．国・政府の流通政策の第一は，医薬品流通を担う各主体間の機能の明確化による分業の推進であった．日本の薬価制度においては長期にわたり薬価差が生じ，医療機関や薬局の所得となってきた．しかし，医療機関がこの薬価差収入を所得として獲得するのを防ぐために，1986年から「医薬分業」が政策的に追求されてきた．1992年の医療法の改正によって，この分業はさらに進展し，調剤薬局による医薬品供給比率が高まった．その背景には薬価差自体が縮小したため，医療機関が医薬品を調剤する経済的動機づけが小さくなったこともある．また，医薬品企業と卸企業の機能を区別するために，1992年からは医薬品企業のMRの機能は，医師に対する情報提供に限定されることになり，それまで行ってきた価格交渉は卸企業の機能となった．

　流通政策の第二は，医薬品流通市場における不適切な流通慣行・取引慣行の是正，取引の透明化である．医薬品企業は長らく卸企業に多様な割引，リベートを提供し，自社製品の販売促進を行ってきた．しかし，これは医薬品企業による卸企業の損失補塡である．このような損失補塡は，適正な価格を利用した取引を妨げるとして，1991年になって見直されることになった．このような流通慣行・取引慣行の見直しには重要な契機があった．第一は1985年に開始された，日米MOSS協議であった．MOSS協議は日米貿易交渉のなかでは特別な性格をもっていた．それまで日米間の交渉対象とされてきた繊維，鉄鋼，電機等とは異なり，MOSS協議では，アメリカ合衆国政府はアメリカ企業に競争優位があるような分野を対象とした．また，アメリカ合衆国市場ではなく，日本市場へのアメリカ企業の参入障壁を問題とするものであった．このMOSS協議において，アメリカ合衆国は通信機器，スーパーコンピュータ等と並んで，医薬品・医療機器を対象として，日本の流通市場の参入障壁の問題を取り上げた．このMOSS協議はその後も長期にわたり継続される．第二は，1989年の日米構造協議であり，そこではアメリカ合衆国政府は日本の流通，取引慣行が外国製品の日本市場への参入を妨げているとした．これらの指摘を

受けて，公正取引委員会は独占禁止法の観点から日本の医薬品市場の流通，取引慣行の是正を提言し，1991年には「流通・取引慣行に関する独禁法上の指針」を示した．このような医薬品流通政策はアメリカ合衆国政府の主導によるものであった．

　今後の流通政策では流通主体の社会的機能のあり方の検討が必要になる．まず，医薬品企業についてはMR機能が課題になる．医薬品企業はMRによってその製品の販売促進が可能であり，各会社とも膨大な数のMRを擁し，多額の販売促進費用を支払っている．また，外資系企業はこのMRの要員数を増加させて，日本国内における販売促進に積極的である．しかし，医薬品情報の提供がはたして，医薬品企業のMRによってなされるのが望ましいとは限らない．むしろ医薬品企業とは異なる第三者によって，医師に対して客観的な情報提供をするほうがより適切であるかもしれない．また，卸企業は1990年代にM＆Aが相次ぎ，大規模化，寡占化が進んだ．このような卸企業がいかなる社会的役割を担うべきか，いかに利益を獲得するかが問題になる．また，薬局についても医薬分業の促進により，新規参入と大規模投資が相次いだ．患者に処方される医薬品の情報を統一的に把握する機能を利用して，薬剤師と薬局が今後どのような社会的機能を担うべきかが課題となる．

5.5　技術政策

　国の研究開発促進政策は多岐にわたるが，ここでは次のように分類する．第一は研究資金配分である．医薬品の研究開発の基礎研究は大学，研究機関が担っている．ここに国の研究資金が配分されて研究が実施される．研究費を配分する研究課題を選択する国の研究資金配分の役割は大きいが，これまで日本の研究資金配分は政府の「縦割り行政」によって，全体としての調整がなされていなかった．国は科学技術に関して2001年に内閣に「総合科学技術会議」を設置し，研究対象の選択や評価を主導し，重要領域に集中して研究資金配分を実施することにした．国の「第二期科学技術基本計画」ではライフサイエンスを環境，ナノテクノロジー・材料，情報通信に並ぶ重要領域として設定した．

　国の技術政策の第二は「官民共同研究」の実施である．国が研究資金を提供し，企業はこの共同研究に参加して資金やスタッフを提供する．この官民共同

研究の形態は，国が特定の企業の研究開発に直接に資金を供給できないために採用された．多様な官民共同研究が医薬品開発の分野でも実施されてきた．しかしながら，他方では，このような官民共同研究にはさまざまな研究機関から研究者が派遣されるため，組織運営がきわめて煩雑で，非効率になるという問題があった．また，官民共同研究の多くは規模的にも小さく，所定の研究成果をあげないものも多かった．ここで近年強調されているのは，研究成果を企業に移転する機能の強化であり，そのための権利関係の整理，技術移転機関（TLO）組織の設置，スタッフの養成が重視されている．

　技術政策の第三は研究開発促進税制である．2003年度までは大企業については「増加試験研究費」の一定比率が税額控除された．また，中小企業はこの制度を選択するか，あるいは当期の試験研究費総額の一定比率の税額控除が可能であった．2003年度の税制改革により，大企業については試験研究費総額の一定比率を税額控除する制度が新設された．

　このような技術政策は，研究資金を医薬品企業に供与する政策であった．しかし，近年は直接に研究資金を供給するのではなく，医薬品の研究開発のための社会資本の整備が課題になっている．その第一は，個別の研究機関や企業では実施できないような大規模で広範な研究を国が主導で実施することである．その代表は国の「ミレニアム・プロジェクトによるゲノム解析」，さらにタンパク質の構造分析である「タンパク3000プロジェクト」，あるいは疾患関連タンパク質の構造解析である．また，ゲノム科学を活用した医薬品の安全性・有効性を予測する「トキシコゲノミクス」の必要性が強調されている．

　その第二は，医薬品研究開発のためには基礎研究の成果を効果的に企業に移転する制度の整備である．最近注目されているのは，医薬品開発に必要となる細胞，胚，組織，動物を研究機関や企業に供給することである．これまでこのような機能を担う主体は日本においては欧米に比べて設置が遅れていたが，2005年度に国の機関が統合され「医薬基盤研究所」が設置されこの機能を担うようになった．また，ヒューマンサイエンス振興財団の「ヒューマンサイエンス研究資源バンク」，「理化学研究所」等もこの機能を担っている．

　その第三は，医薬品の臨床研究を行うための社会資本の整備である．「全国治験活性化3ヵ年計画」は，治験に対する国民の認識を普及させ，医師主導で，

高度な治験が，大規模に行われるような制度を整備することを目的とし，治験コーディネーター等の専門家の養成，SMO 等の支援企業の整備，治験研究センターの設置がなされている．そこでは医薬品の基礎研究から臨床研究に対する「橋渡し」の研究が「トランスレーショナル・リサーチ」と呼ばれ強調されている．

それでは国・政府の技術政策は，日本の医薬品産業の問題を解決し，所定の目的を実現できるのであろうか．そこには次の問題がある．第一の問題は，技術政策における国際競争の存在である．日本の技術政策は欧米の医薬品の技術政策と大きくは異ならない．そのなかでアメリカ合衆国のライフサイエンス，医薬品の技術政策は 1980 年代以来，他の追随を許さない規模と質で実施されている．また，ヨーロッパも共通の経済圏を前提とした技術政策を実施して成功を収めつつある．とりわけイギリス，フランス，イタリア等は他の産業に比較して医薬品産業に対する重点的な資源配分が行われている．また，アジア各国が特定の領域に特化した技術政策を展開している．そのなかで，日本の現在の技術政策は欧米の技術政策の模倣であり，アジア各国の政策ほどには明確な特徴がない．

第二の問題は，これらの技術政策が基礎研究という研究の上流部分に対する資金供給を政策手段としていることである．医薬品の研究開発においては実際にはそれが製品化され，キャッシュフローを獲得し，それが医薬品企業自身の研究開発に対して投入され，あるいは大学，研究機関，バイオテクノロジー企業，各種の研究開発支援企業に対して資金として供給されている．また，研究の動機づけとして，いったん製品化されればそれが十分なキャッシュフローを生み出すという研究開発主体の期待が必要である．したがって，製品が生み出すキャッシュフローから切り離すかたちで技術政策のみを実施しても，その効果は限定的である．

6 医薬品産業の課題

6.1 構造変化

　現在の日本の医薬品産業が直面しているのは，医薬品産業の基本条件の大きな変化である．第一は市場の変化であり，日本の医薬品産業にとっては国内市場の停滞とともに，アメリカ合衆国市場の急拡大，開発途上国市場の市場拡大である．この市場の変化に伴い，薬効領域別の市場も変化する．例えば欧米市場を前提とすると，高齢化に伴う生活習慣病の医薬品，中枢神経・末梢神経系の医薬品，癌の治療薬等の市場が拡大するであろう．他方，開発途上国市場を想定すれば，感染症は依然として大きな市場である．さらに医薬品産業は，市場は小さいが深刻な疾病に対してオーファンドラッグを開発しなければならない．また，国内市場は急速に世界市場の占有率を下げていくため，日本企業は国内市場に依存した企業成長を実現することはもはやできない．

　第二は，医薬品技術の変化である．遺伝子構造の解明，疾病原因遺伝子の確定，タンパク質構造の解明など医薬品技術は1990年代以降，急速に進歩している．現代の科学技術のなかでもライフサイエンスは，もっとも活発な研究が行われている分野であり，その変化は速い．さらにIT，エレクトロニクス，分析機器の技術革新も医薬品の技術開発を大きく変化させている．そのなかで，医薬品の研究開発費用でもっとも大きい臨床研究では，生活習慣病等，多数の患者を対象にして長期にわたる研究が一般化し，費用が高額化している．現在の日本の医薬品産業は，このような技術革新を受容し，それを獲得して，実際に使っていくために，多額の費用と人的能力を必要とする．

　第三は，医薬品産業の産業組織の変化に伴う社会的分業の進展である．これまでの伝統的概念の医薬品企業は医薬品の研究開発，製造，販売の3つの機能を統合する企業であった．ところが，医薬品市場規模の拡大，医薬品技術の急速な変化によって，基礎研究，応用研究，臨床研究等のさまざまな場面で，大学や研究機関あるいは，バイオテクノロジー企業，IT企業，CRO，SMO等の専門企業が成立し，それらが果たす役割が重要になってきた．さらに製造，販売においても各種の専門的サービスを供給する企業の存立が可能となった．こ

れに伴い従来の統合型の医薬品企業の企業構造をとる必要はなくなり，医薬品の供給過程の機能別の社会分業がさらに進行していく．そこで問題になるのは医薬品企業がどこまで研究開発，製造，販売の諸機能を担当し，何によって潤沢なキャッシュフローを獲得すべきかということであり，医薬品企業の活動範囲の変化である．

　これは医薬品企業の概念も変えつつある．まず，製造機能をもたない医薬品企業が可能となった．次に，問題となるのはマーケティング・販売・MR機能である．医薬品企業においては，この広義の販売機能はきわめて重要であり，現在でも全産業の従業員の40％はなんらかの意味で販売機能を担っている[33]．しかしながらMRの行っている医薬品情報については，個別企業ごとに行うよりも情報機器やネットワークを利用して，企業横断的に行うほうが医師にとっては望ましい．これが実現されれば医薬品企業が販売機能をもつ必要は大幅に低減する．このように製造，販売機能が医薬品企業から分離されて，それぞれ専門企業に委託されるようになれば，医薬品企業の中核的機能として残るのは研究開発機能と，開発された医薬品の所有機能に限定される．その結果，医薬企業は複数の研究開発プロジェクトのポートフォリオ，複数の医薬品のポートフォリオという2種類のポートフォリオを保有する主体になる．

　第四は，医薬品企業間の国際競争の激化である．各国の参入障壁が低下して医薬品が国際的に研究開発，販売されることになり，日本の医薬品産業は日本市場において，また，高度成長を続けるアメリカ合衆国や，統合の進むヨーロッパ市場，さらには将来の高い成長率が予想される開発途上国の市場をめぐって，欧米の大規模な医薬品企業との競争に直面する．すでに国際化とM&Aによって企業規模を拡大し，国際的に医薬品の研究開発と販売を行う欧米医薬品企業による医薬品産業の国際的寡占化が進行している．このとき企業規模で劣る日本の医薬品企業は，医薬品の研究開発，発売において不利な条件を強いられる．

　これら4つの基本条件の変化は1990年代にほぼ同時に起きた．これまで日本の医薬品企業は日本市場における利益を基盤として他の国で国際競争を行う

---

[33] 厚生労働省『医薬品産業実態調査報告書』，2003年のデータ．

ことが可能であったが1990年代以降はそれができなくなった.

6.2 対応力低下の原因

このような市場の変化,技術の変化,産業組織の変化,国際競争の激化という4つの基本条件に対して,日本の医薬品産業は少数の例外的企業を除いて対応できなくなっている.その原因は何であっただろうか.まず,原因の第一は一連の公共政策転換の遅れである.政府は1960年代までに医薬品産業を保護育成することに成功した.しかし,これをより研究指向型の産業に転換する政策の採用が遅れた.物質特許の採用,資本自由化,医薬品再評価,再審査制度によって医薬品政策が研究開発志向型に転換されたのは1970年代半ばを過ぎてからであった.医薬品の安全性,有効性,品質に関する承認規制の厳格なかたちでの導入についてはさらに遅れた.これらに伴い,臨床試験体制と承認体制の整備も1990年代まで進まなかった.これらのうち承認規制は1980年前後には転換できたものであったが,その転換が15年ほど遅れてしまった.流通政策においても不透明な流通慣行等の弊害を1990年代に入ってようやく改革することになったが,それはアメリカ合衆国政府の要請に基づくものであり,これも10年早く1980年前後には実施できるものであった.さらに薬価規制については薬価差の存在が政策課題として認識されたのは,銘柄別薬価制度が採用された1970年代末であり,1980年時点においては大きな薬価差の存在が認識されていた.その後,薬価差は医薬品の処方と研究開発の資源配分を大きく歪めたが,20年に及ぶ薬価低下政策によって薬価差を解消したのは2000年前後であった.また,医師の発行した処方箋の過半数を薬局が調剤するようになって医薬分業が成立したのも2000年に入ってからであった.さらに技術政策については,欧米に遅れて2000年に入ってようやく本格的に実施されるようになる.したがって現在の日本は15年ほど遅れて欧米の技術政策を模倣していることになる.これらが示すように医薬品の有効性,安全性,品質に関する承認規制,流通政策,価格政策,技術政策の4つの一連の政策転換の時期がすべて遅れた.そして1990年代以降の薬価低下政策によって国内市場が停滞する時期に,これらの公共政策の転換が行われることになった.

原因の第二は,日本の医薬品企業が小規模ということである.日本企業は外

国企業で規模の大きな企業と比較すると規模において著しく劣る．例えばファイザーの医薬品売上額は460億ドル，グラクソ・スミスクラインは310億ドル，アストラゼネカ，メルク，ジョンソン&ジョンソンが210億ドル前後等である（付属資料4）．これは日本の売上額上位企業4社の連結売上額の合計に匹敵する．また欧米の上位17社の医薬品売上額の合計は2,400億ドルに達し，日本の医薬品売上額の4倍にも達している（付属資料2）．欧米の医薬品企業はもともと大規模であった．しかし，さらにアメリカ合衆国における1980年代以降の医薬品売上額の急速な成長があった．その市場で豊富なキャッシュフローを獲得した欧米の医薬品企業から大学，研究機関，バイオテクノロジー企業，各種の医薬品サービス企業に大規模な資金移転が行われた．さらにそのような将来のキャッシュフローを期待して，医薬品の研究開発投資が積極的に行われた．アメリカ合衆国市場の成長と，技術革新，医薬品産業の社会的分業，国際競争の激化はこれらの欧米の医薬品企業の大規模化と同時に進んだ．

　原因の第三は，企業行動の転換の遅れである．資本自由化，医薬品の物質特許制度の採用等の参入規制の転換に並行して，日本の医薬品企業が研究開発型に転換したのは1970年代以降であった．この転換は1980年代以降に結実し，日本において画期的医薬品がつくられるようになり，一部は国際的医薬品として販売された．ところが他方で，日本の医薬品企業は大きな薬価差を前提とした医薬品の研究開発と医薬品供給を続け，さらに不透明な流通取引慣行を温存した．医薬品産業は国の政策に大きく影響される産業でありながら，公共政策を自ら形成するよりも，与えられた公共政策の範囲で，いかにして自らの利益を実現するかに腐心した．日本における薬価低下政策や，技術政策の遅れに対しては，医薬品企業はなんら積極的に対応しなかった．さらに国際的な場面ではこのような政策受容型の対応がより目立つ．これは欧米の医薬品企業が知的財産権，通商交渉，技術政策，価格政策等について，あるいは開発途上国におけるエイズ治療薬，感染症対策について，国の内外で積極的にあるいは過剰に政策に関与しているのとは対照的である．さらに個々の医薬品企業がどのような将来像を描いて，そのためにその時点で，何を行うべきかに関しては，少数の例外を除いて明確な方針や展望のもとに企業経営を行うにはほど遠かった．例えば企業規模を拡大するためのM＆Aについてはその実施が遅れた．市場

の変化,技術の変化,社会的分業の進展,国際競争の激化という構造的な変化は1990年代に明らかになったが,それを先取りして対応した日本の医薬品企業は少ない.

6.3 公共政策と企業行動の課題

日本の医薬品産業にとっての現在の最大の課題は,1990年代以降の売上額の停滞である.これは医療保険財政の維持と医療費抑制を目的とした薬価低下政策によってもたらされた.ところが営利企業による医薬品の開発と供給を基本前提とする限り,医薬品の研究開発を振興させるためには,医薬品企業に対して豊富なキャッシュフローの獲得を認めることが必要である.これに対して現在の日本政府は医療保険制度の維持,財政の健全化,医療費抑制といった政策目標を設定し,薬価低下政策を継続している.この意味で国・政府の医薬品技術政策は,供給側の要因である企業あるいは社会資本についてのみ強調し,技術政策の対をなす需要の要因をまったく軽視している.そこで日本の医薬品産業に対する公共政策として,医薬品の研究開発の成果に対して一定のキャッシュフローを確保すべきか,すべきであればそれをどのように実現するかが課題になる.しかしながら,政治的には現在の薬価低下政策は継続され,さらにジェネリック医薬品の使用拡大政策によって,日本の医薬品価格が上昇して,市場規模が拡大するというような可能性はほとんどない.そこで,画期的な新薬に対しては薬価低下政策の例外として,潤沢なキャッシュフローを認めるような価格設定を行う方法等が現実的な政策として考えられる.

したがって日本の医薬品企業にとっては,高度成長を実現する外国市場を重視するという選択肢が残される.ここで医薬品のもっとも大きな市場はアメリカ合衆国市場,ヨーロッパ市場に求めるのが自然である.実際に日本の医薬品企業の売上額上位の数社は,欧米市場での販売に依存して成長に成功した.他方,これから市場として伸びるのは,医療保険を導入しつつあるアジア諸国が今後の重要な市場となると予想される.例えば韓国,台湾は国民皆保険の理念に基づいて医療保険を導入し,それによって医薬品市場も急成長した.今後は中国の医療保険制度の導入が予想される.日本の医薬品産業は,これらの新市場においてどのように販売を実現するかが将来の課題になる.しかし,そこで

も医薬品企業の課題は，現実にこのような新興市場で販売可能な国際的な医薬品の有無であり，さらにそれらの新興市場で，欧米の医薬品企業と国際的競争を行っていく能力の有無である．例えば韓国，台湾では外国企業の市場占有率が高く，国内の企業は主にジェネリック医薬品企業として成長している．しかし，そのなかで日本の医薬品企業の市場占有率は低下している．日本の医薬品企業としては例外的な数社が国際的に事業を展開する能力があるが，多くの日本企業にとってこの解決方法も容易ではない．

7 結論と展望

　本章では日本の医薬品産業について，その歴史，公共政策，企業の三者の関連について概観し，戦後の日本の医薬品産業の成功と失敗を検討した．成功とは，第2次世界大戦による製造設備の壊滅と戦争中に生じた欧米の医薬品産業との技術の遅れにもかかわらず，短期間に急成長を実現し，高い利益率を維持しながら，国民に多様な医薬品を供給したことである．一部の企業は世界で販売される画期的な医薬品を開発し，国際的事業を展開した．他方，失敗とは，研究開発型への転換が遅れ，画期性の乏しい類似薬の間の納入価格低下競争による量的拡大が続いたことである．1990年代に顕著になった日本市場停滞，外国市場の急成長，医薬品の技術革新，産業組織の変化，国際競争の激化という医薬品産業の基本条件の変化に対して，日本の医薬品産業は対応できない状態になった．その原因の第一は，一連の公共政策の転換がそれぞれ10年ほど遅れてしまったことであった．原因の第二は，医薬品企業の多くが小規模で，研究開発，販売を国際的に展開する能力が欠けていたことである．原因の第三は，少数の例外的企業を除いて，医薬品産業のこのような基本条件の変化について事前に十分な理解をせず，その時々に適切な対応をしなかったことである．

　既存の医薬品企業を前提にして，日本の医薬品産業全体として国際競争力をもたせようとすれば，日本の薬価政策を見直して，画期的な医薬品に対する薬価の上昇を認め，医薬品市場規模の拡大を可能とするような政策変更が必要になる．しかし，それが日本の医薬品企業の競争力を高めるのに十分かというと疑問がある．さらにそれらを大規模に行うような政策変更の可能性は，現実的

にはきわめて低い．

　それでは現在の日本の医薬品産業には，どのような選択肢と展望があるだろうか．相互に似通った企業形態の日本企業が，同じような企業行動をとって，日本市場において高い利益を享受できたという意味での日本の医薬品産業はすでに1990年代には終わった．医薬品産業の4つの基本条件の変化に適応できる少数の企業と，できない多数の企業とに明確に分かれる．このとき，いくつかの企業群に分類して検討する必要がある．まず，少数の大規模な日本企業は研究開発指向型の企業として，海外における研究開発と販売を行い成長するという選択肢が可能である．しかし，それは国際的に販売できる画期的な医薬品を開発，販売できるという条件を満たしてのことである．実際には欧米の大規模な医薬品企業と日本のそれとは依然として規模において格差があり，規模の経済が生じる研究開発，販売においては不利である．欧米の大規模な医薬品企業は大規模なM＆Aを繰り返すことで，費用削減と同時に，国際的に販売される医薬品を獲得している．これに対抗するような規模拡大は大規模な日本企業にとっても必ずしも容易ではない．

　次に外国企業の日本法人は，すでに日本市場の売上額の25％以上を占めるようになっている．売上額上位20社の企業は日本の医薬品市場の55％を占めるが，その3分の1以上をこれらの外国企業の日本法人が占めていると推定される．これらの外国企業の日本法人はその親会社とともに成長を実現するという選択肢がある．この場合も研究開発による画期的な医薬品の開発と国際的事業展開を効果的に行うことが条件となる．日本法人としては日本市場における臨床研究と販売の効果的な実現が課題となる．

　また，ジェネリック医薬品企業は，公共政策の支援による売上額と利益の成長が可能である．その結果，これから10年ほどの間で，売上額で医薬品市場の10％を占めるようになるという可能性もある．

　他方，大多数の中小規模の企業は，上位20位に入る企業とジェネリック医薬品企業に分類されない企業であり，日本の医薬品市場の35％を占めている．しかし，日本市場全体は長期的に停滞するためそこでの競争はより厳しくなり，利益率は今後低下する．そのなかで国際的に販売することのできる医薬品を開発した企業は，大規模な医薬品企業との提携により，利益率を低下させながら

存続を目指すという選択肢が残される．このなかで画期的な医薬品を開発するという幸運に恵まれる企業はあるとしても，すべての企業で見ればその可能性は小さい．

このように日本の医薬品産業は，少数の大規模な医薬品企業，外国企業の日本法人，多数の中小の医薬品企業，ジェネリック医薬品企業へと分化している．このような状況で日本の医薬品産業は過去60年の医薬品産業の成長は期待できない．とりわけ日本市場に依存した成長は困難である．また，欧米の大規模な医薬品企業を模倣しようにも規模の格差が大きすぎる．さらに公共政策も現時点では欧米の公共政策の後追いであり，医薬品産業の成長を実現するものではない．

ここで欧米の大規模な医薬品企業や日本の売上額上位の医薬品企業にも共通する深刻な問題がある．医薬品の研究開発費用が現在の趨勢で上昇し続け，他方，画期的な医薬品を継続的に開発することがしだいに困難になっている点である．これは医薬品産業が安価で効果的な医薬品の供給に世界的な規模で失敗することを意味する．この失敗がこれまで起きなかったのは，1980年代以降のアメリカ合衆国における医薬品市場が急速に拡大し，アメリカ合衆国の消費者がその経済的負担をしていたためである．しかし，アメリカ合衆国の消費者による医薬品の経済的負担はすでに限界に達している．市場として次に期待されているのはアジア各国等の新興市場である．この新興市場の市場規模の1人当たりの国民所得は欧米と比べて低い．したがって，ここに高い医薬品負担を求めることはできない．すなわち，将来的には医薬品の研究開発を飛躍的に効率化して，安価な医薬品を大量に供給するという社会的制度が必要になる．現在の欧米の大規模な医薬品企業を含めて，現在の医薬品産業ではこの課題を実現できないという可能性がある．このときまったく新しい公共政策と企業概念の組み合わせにより，安価に画期的な医薬品供給を行わざるをえない．これまでの日本の医薬品産業でなく，また，欧米の医薬品産業でもない，この第三の選択肢の内容を明らかにし，実現することが今後の日本の医薬品産業の重要な課題である．

付　主要医薬品企業の沿革[34]

武田薬品工業

　1781年に薬種仲買商店として始まり，1871年には洋薬の輸入を開始した．1895年からは製薬事業を開始した．1925年には武田長兵衛商店を設立し，1943年には武田薬品工業に改称した．1948年にペニシリン生産を開始し，1952年にビタミンB_1剤アリナミンを発売した．1980年に抗生物質のタケスリン，パンスポリンを発売した．1985年には前立腺癌治療剤ルプロン（リュープリン）をアメリカ合衆国で発売し，また，1991年に消化性潰瘍治療剤ランソプラゾールをタケプロン，プレバシド，オガスト等の名称で発売開始した．この2つの医薬品はいずれも世界売上額が1,000億円を超えて，武田の海外売上高比率は50%に達した．1994年には糖尿病食後過血糖改善剤ベイスンを発売した．さらに1997年に高血圧剤ブロプレスをイギリスで発売し，1999年に日本で発売を開始した．1999年には糖尿病治療剤アクトスをアメリカ合衆国，日本で発売した．1985年にアメリカ合衆国においてアボットとともにTAPファーマシューティカルズを設立し，2005年の売上額32億ドルと，アメリカ合衆国で14位の企業と成長した．また，1998年にはアメリカ合衆国において100%子会社の武田ファーマシューティカルズを設立した．2005年には不眠症治療剤ロゼレムを発売した．

第一三共

　第1次世界大戦によってドイツからの医薬品輸入が途絶えたため，医薬品の国産化が国策として推進された．サルバルサンの国産化のためにアーセミン商会が1915年に設立され，1918年に第一製薬と改称された．第一製薬は第2次世界大戦後，結核治療薬等を開発し，1983年に抗生物質タリビット，1993年にはクラビットを開発した．1987年には造影剤オムニパークを開発した．

　他方，高峰譲吉のタカヂアスターゼを販売するために，1899年に三共商店

---

　34)　以下の企業の沿革は各企業のホームページ上の文書と，本文で引用した山川（1995），山田（1995），山崎（2001）を使用した．

が設立された．1913年に三共株式会社が発足した．第2次世界大戦後，経営危機に瀕するが，1950年にパーク・デービスのクロロマイチセンの販売権を取得し，製造設備を設けて国産化に成功し，その後20年間にわたり，これを抗生物質として販売した．1970年代の薬価抑制と国際競争に対応するために，血清コレステロールを低下させる医薬品開発を開始し，1989年には高脂血症剤メバロチンとして発売し，世界的に大規模な発売を行った．

第一製薬と三共は2005年に合併し，共同持株会社「第一三共」を設立した．

アステラス製薬

1923年に山之内薬品商会が設立された．1940年に山之内製薬に改名された．1970年に抗生物質ジョサマイシンを発売し，その輸出によって海外事業を開始した．1981年に高血圧治療剤ペルジピンを発売した．1985年に消化性潰瘍剤ガスターを発売し，現在世界100ヵ国以上で発売している．1993年には排尿障害改善剤ハルナールを発売した．2000年には高脂血症剤リピトールを販売した．2001年にはヤマノウチ・ファルマを設立して，自社販売体制を本格化させた．

他方，1894年に藤沢商店が設立され，これが1943年に藤沢薬品と改名された．1971年には抗生物質セファメジンを発売した．1993年に免疫抑制剤プログラフを発売し，世界全体70ヵ国以上で販売している．

2005年4月に山之内製薬と藤沢薬品が合併して，アステラス製薬が設立された．

エーザイ

1936年に設立された桜ヶ丘研究所と1941年に設立された日本衛材株式会社が1944年に統合された．1951年にビタミンE剤ユベラを発売し，1955年にはエーザイと改称した．1984年に胃炎・潰瘍治療剤セルベックスを発売した．1997年にはアルツハイマー型痴呆治療剤アリセプトを発売した．また，同年，抗潰瘍剤パリエットを発売した．エーザイは，早くから研究開発の海外展開を積極的に進め，1981年にエーザイUSAインクを設立し，1987年にはボストン研究所，1990年にはロンドン研究所を設立した．2004年にはインドに医薬

品販売子会社を設立した．

三菱ウェルファーマ

　1940年に武田薬品と三菱化学の前身の企業が武田化成を設立し，それが1946年に吉富製薬と改名された．

　1950年に日本ブラッド・バンクが設立された．1964年にミドリ十字に改称された．1980年代にはHIVに汚染された血液製剤が血友病患者にエイズ薬害を起こした．

　1901年薬種問屋田辺元三郎商店が創業された．これが1943年に東京田辺製薬と改称した．1952年にビタミンB_2を合成し，その製品化に成功した．1971年に三菱化成の医薬研究が推進され，1984年に気管支喘息治療剤テオドールを発売した．1999年に両社が合併され，三菱東京製薬が発足した．2001年に脳保護剤ラジカットを発売した．

　1998年に吉富製薬とミドリ十字が合併して，ウェルファイドが設立された．2001年にはウェルファイドと三菱東京製薬が合併して三菱ウェルファーマが設立された．

中外製薬

　1925年に中外新薬商会が設立され，医薬品の輸入販売を開始した．1951年に解毒促進・肝機能改善剤グロンサンを発売した．1984年に狭心症治療剤シグマートを発売した．1990年に腎性貧血治療剤エポジン，1991年に好中球減少症治療剤ノイトロジンを発売した．2002年9月にジェン・プローブをスピンオフして，ロシュと合併し，ロシュ・ファームホールディングの子会社となった．

大日本住友製薬

　1897年に大阪製薬株式会社が設立され，これが1898年に東京の大日本製薬株式会社を吸収合併して大日本製薬と改称した．1927年に気管支拡張・鎮咳剤エフェドリンを発売した．1988年に末梢循環改善剤プロレナール，ACE阻害降圧剤セタプリル，1989年に抗てんかん剤エクセグラン，1996年に抗アレ

ルギー剤エバステールを発売した.

1984年に住友化学の部門を分離して住友製薬が設立された. 1987年に天然型インターフェロン, スミフェロンを発売した. 1993年に高血圧症・狭心症治療剤アムロジンを発売した. 1995年に抗生物質メロペンを発売した.

2005年10月に両社が合併して大日本住友製薬が誕生した.

ファイザー

ファイザーは1941年にペニシリンの量産に成功した. ファイザーは1953年に田辺製薬への技術供与によってファイザー田辺を設立して日本市場へ参入した. 1955年にペニシリンの量産に成功した台糖との合弁で台糖ファイザーが設立され, ファイザー製品を販売した. 1970年代には動物用の飼料添加物が販売された. 1985年には中央研究所を設立し, ファイザーの研究開発の世界体制の一翼を担うようになった. 1989年にファイザーに改名された. 1995年には医薬品売上額が1000億円を達成した. 親会社のファイザーは2000年にワーナーランバートを買収し, 2003年にはファルマシアを買収し, 世界最大の医薬品企業となった. ファイザーも, 2004年度には日本市場で武田薬品に次いで2位の売上額規模となった.

参考文献

Barral Étienne P (1995) *20 Years of Pharmaceutical Research Results Throughout the World (1975-94)*, Rhône-Poulenc Rorer Foundation.

DiMasi JA, RW Hansen and HG Grabowski (2003) "The Price of Innovation : New Estimates of Drug Development Costsm," *The Journal of Health Economics*, 22(2), 2003, 151-185.

Grabowski HG and JM Vernon (1983) *The Regulation of Pharmaceuticals : Balancing the Benefits and Risks*, Washington D.C. American Enterprise Institute.

Kessler DA, AE Hass, KL Feiden, M Lumplin and R Temple (1996) "Approval of New Drugs in the United States : Comparison with the United Kingdom, Germany, and Japan," *Journal of American Medical Association*, December 11, 276 (22) : 1826-31.

OECD, various years, *OECD Health Data*, Paris.

Scrip, various years, *Scrip Company League Table*.

国際医薬品情報編，各年『製薬企業の実態と中期展望』国際商業出版，東京．
厚生労働省（2002）『「生命の世紀」を支える医薬品産業の国際競争力強化に向けて――医薬品産業ビジョン』東京．
厚生労働省各年『医薬品産業実態調査報告書』東京．
厚生労働省（厚生省）各年『薬事工業動態統計』東京．
製薬企業懇談会（1965）『製薬企業の現状と考察』
総務庁統計局各年『科学技術研究調査報告』，日本統計協会，東京．
日本製薬工業協会，各年『DATA BOOK』東京．
薬事日報社（1987）『薬事ハンドブック1987』，東京．
矢野経済研究所（2006）『医薬産業年鑑2006年版』，東京．
山川浩司（1995）「日本医薬品産業現代史」日本薬史学会編『日本医薬品産業史』，薬事日報社，東京．
山崎幹夫（2001）「21世紀に伝えたい日本オリジンの新薬」『JPMA R & D UPDATE』2001, 7.
山田武（2001）「医薬品開発における期間と費用――新薬開発実態調査に基づく分析」『医薬産業政策研究所リサーチペーパー・シリーズ』No. 8.
山田武（2005）「研究開発費と効率的な研究開発」『医療と社会』15(1), 25-41.
山田久雄（1995）「日本医薬品産業近代史」日本薬史学会編『日本医薬品産業史』，薬事日報社，東京．

* 本章は姉川知史「日本の医薬品産業：その成功と失敗」『医療と社会』2002年，pp. 49-78を書き改めたものである．本稿のもとになる研究は，平成17年度『厚生労働省科学研究費』の補助を受けた．

付属資料

付属資料 1　医薬品の供給主体，供給過程，公共政策の分類と関係

機能・活動 主体	研究開発							製造	販売		流通	処方	調剤	消費	支払
	学術研究	基礎研究	応用研究	開発研究 臨床研究		承認申請	市販後研究		マーケティング 販売	MR活動	卸取引				
大学	◎	◎													
研究機関	◎	◎	○												
バイオテクノロジーなど専門企業		○	◎												
開発業務受託機関 (CRO)				◎											
治験支援機関 (SMO)				◎											
製造受託企業 (CMO)								◎							
販売受託企業 (CSO)									◎						
医薬品企業（狭義）		○	◎	◎	◎	◎	◎	◎	◎	◎					
卸企業		○									◎				
医師					○		○					◎			
医療機関			○	◎	◎	◎	◎					○	◎		
薬剤師・薬局												○	◎		
患者					○		○							◎◎	◎
医療保険													○		◎
政府														◎	◎
安全性，有効性，品質規制		○	◎	◎	◎	◎	◎	◎	◎	◎			◎		
競争政策		○	◎	◎	◎				◎	◎	◎				
参入規制			○	◎	◎										
知的財産権政策		◎	◎	◎											
価格政策									◎		○	◎	◎	◎	◎
流通政策											◎		○		
技術政策	◎	◎	○												

◎：各主体にとって主要な機能・活動．
○：各主体にとって関連する機能・活動．
薄色は垂直統合型医薬品企業の範囲．

付属資料2 売上額上位企業の業績

	連結売上額(億円) 1995	連結売上額(億円) 2000	連結売上額(億円) 2004	上位5品目売上額比率 1995	上位5品目売上額比率 2000	上位5品目売上額比率 2004	売上額当期利益率 1995	売上額当期利益率 2000	売上額当期利益率 2004	海外売上額比率 1995	海外売上額比率 2000	海外売上額比率 2004
三共	5,573	5,451	5,878	40.5	48.4	39.2	7.9	7.8	8.2	10.8	17.9	36.7
武田薬品工業	8,013	9,634	11,229	13.0	46.2	63.0	7.5	15.2	24.7	12.6	29.1	42.6
山之内製薬	4,142	4,579	4,471	38.9	49.8	69.6	9.8	8.8	7.5	28.9	39.4	32.4
第一製薬	2,617	3,171	3,285	59.5	52.9	48.6	8.2	9.0	11.3		19.3	20.9
大日本製薬	1,427	1,589	1,734	30.1	34.1	39.7	3.5	5.9	4.0			2.2
塩野義製薬	3,595	4,127	1,993	25.7	23.0	43.7	3.3	3.1	9.5			
田辺製薬	2,059	1,940	1,720	34.8	37.7	46.8	2.2	1.6	9.2	14.1	8.4	8.1
藤沢薬品工業	2,659	2,975	4,150	34.3	39.6	45.5	1.8	6.9	6.2	22.5	36.3	51.5
中外製薬	1,815	2,030	2,947	62.6	58.7	52.6	5.4	7.6	11.6		11.7	6.3
萬有製薬	1,308	1,697	NA	87.5	83.3	NA	11.6	11.3	NA			
科研製薬	720	703	749	69.0	65.9	64.8	1.8	2.8	4.6			4.3
エーザイ	2,734	3,617	5,330	40.7	39.5	67.3	7.0	6.4	10.4		36.5	54.1
小野薬品工業	1,319	1,293	1,453	72.6	66.7	69.5	19.1	17.1	26.8			
持田製薬	703	641	680	62.4	61.6	64.7	5.6	9.2	3.4			2.0
大正製薬	2,209	2,744	2,794	73.8	62.6	64.8	14.5	11.4	12.7			
参天製薬	654	884	927	NA	50.5	47.1	17.9	8.7	11.9		6.4	10.0
三菱ウェルファーマ	NA	NA	2,342	NA	NA	39.7	NA	NA	5.6	NA	NA	3.5
吉富製薬	1,032	1,814	NA	39.5	NA	NA	0.3	1.5	0.0	14.6	16.1	NA
ミドリ十字	1,218	NA	NA	42.3	NA	NA	2.4	NA	NA	NA	NA	NA
合計	43,797	48,889	51,682									

出所:日経NEEDSより,売上額上位5品目は国際医薬品情報編『製薬企業の実態と中期展望』国際商業出版.

注:大正製薬の1995年,萬有製薬,小野薬品は単体の財務データ,海外売上額比率の空欄は10%未満のため有価証券報告書記載がないもの.

付属資料3　売上額上位企業の各種指標（連結）

会社名	市場価値 (億円) 2000	市場価値 (億円) 2004	負債・資産比率 2000	負債・資産比率 2004	株価・利益比率 PER 2000	株価・利益比率 PER 2004	従業員数 (人) 2000	従業員数 (人) 2004	広告・宣伝・販売促進費/売上額 (比率) 2000	広告・宣伝・販売促進費/売上額 (比率) 2004	研究開発費/売上額 (比率) 2000	研究開発費/売上額 (比率) 2004	医薬品特許 1971-1985	医薬品特許 1986-2000	NCE:新規有効成分医薬品承認数 (世界) 1991-2005	NCE:新規有効成分医薬品承認数 (外国) 1991-2005
三共	11,264	9,966	0.01	0.00	26	20	10,891	11,444	0.08	0.09	0.14	0.15	125	174	8	2
武田薬品工業	53,860	45,497	0.00	0.00	36	16	15,900	14,510	0.09	0.10	0.09	0.13	368	587	9	2
山之内製薬	15,843	13,189	0.02	0.00	39	35	9,113	7,196	0.11	0.07	0.12	0.13	94	130	14	1
第一製薬	8,279	7,190	0.00	0.00	28	18	6,958	7,333	0.02	0.05	0.13	0.17	40	122	7	1
大日本製薬	2,982	1,817	0.04	0.04	31	25	2,595	2,427	0.03	0.03	0.08	0.10	51	47	3	0
塩野義製薬	6,989	5,190	0.03	0.00	53	27	9,579	5,522	0.02	0.06	0.07	0.15	152	194	4	0
田辺製薬	3,083	2,864	0.14	0.00	86	17	5,057	4,517	0.06	0.05	0.10	0.16	83	126	5	0
藤沢薬品工業	8,752	8,448	0.02	0.00	42	32	8,288	7,828	0.00	0.00	0.17	0.17	189	326	9	1
中外製薬	5,456	13,944	0.12	0.00	31	26	4,886	5,313	0.05	0.04	0.20	0.15	63	132	4	0
科研製薬	1,207	903	0.27	0.23	44	20	1,766	1,714	0.03	0.04	0.07	0.08	14	24	4	0
エーザイ	9,308	10,795	0.01	0.00	40	19	7,032	8,295	0.22	0.31	0.14	0.15	141	172	5	1
小野薬品工業	5,521	6,933	0.00	0.00	25	17	2,452	2,604	0.06	0.04	0.18	0.21	70	95	4	0
久光製薬	1,922	2,284	0.01	0.01			1,207	1,541	0.22	0.19	0.08	0.09	21	68	1	0
持田製薬	1,449	1,026	0.00	0.02	25	41	1,807	1,705	0.05	0.05	0.13	0.15	25	42	2	0
大正製薬	9,121	7,546	0.00	0.00	29	20	5,026	5,378	0.15	0.16	0.12	0.08	45	135	1	0
参天製薬	2,432	2,055	0.10	0.03	28	18	2,167	2,308	0.01	0.00	0.12	0.14	20	60	0	0
三菱ウェルファーマ	2,775	5,082	0.06	0.01	96	38	7,047	5,917	0.04	0.06	0.10	0.22	NA	NA	3	1
吉富製薬													66	133	3	0
ミドリ十字													73	98	5	0

出所：財務指標は『日経NEEDS』、株価、株価利益率（PER）は東洋経済新報社『CD-株価』、医薬品特許はThomson Scientific, Derwent Innovation Index の特許分類でA61K で2002年12月の検索、三菱ウェルファーマは吉富製薬とミドリ十字を区別して検索、NCE はIMS LifeCycle の医薬品で、New Chemical Entity と分類されたもの。

付属資料4　外国企業の日本法人の売上額，世界全体の指標

外国企業　日本法人名	単体売上額 (億円) 2000	単体売上額 (億円) 2004	単体申告所得 (億円) 2000	単体申告所得 (億円) 2004
ファイザー	1,700	3,856	245	1,655
ノバルティス	1,350	2,322	199	1,510
グラクソ・スミスクライン	950	1,900		920
アストラゼネカ	857	1,529	66	970
アベンティス・ファーマ	800	1,180		598
アボットジャパン	729	1,120	−9	535
バイエル	906	797	25	628
ヤンセンファーマ	339	724	53	647
ベーリンガー・インゲルハイム	751			
ノボ・ノルディスク	570	710		530
日本イーライリリー	240	682	22	505
日本シェーリング	490	610	−23	436
ブリストル・マイヤーズ	800	570	29	465
ワイス	424	470	44	346
シェリング・プラウ	255	310		248
ロシュ	657			
ファルマシア	901	NA		
スミスクライン	355	NA		
計	13,074	16,780	651	9,993

注：外国企業の日本法人の売上額と申告所得は各企業データを国際医薬品情報，各年『製薬企業の実態と中期展望』協会『DATA BOOK 2006』より引用．
　NCE は IMS LifeCycle の医薬品で，New Chemical Entity と分類されたもの．

外国企業名	連結売上額 (百万ドル) 2004	医薬品売上額 (百万ドル) 2004	連結利益 (百万ドル) 2004	NCE:新規有効成分医薬品承認数 (世界) 1991-2005	NCE:新規有効成分医薬品承認数 (日本) 1991-2005
Pfizer	52,516	46,133	11,361	30	3
Novartis	28,247	18,497	5,767	28	1
GlaxoSmithkline	20,359	31,175	4,302	31	0
AstraZeneca	21,426	21,426	3,813	16	0
Sanofi-Aventis	18,572	14,360	−4,457	22	1
Abbott	19,680	13,176	3,236	9	0
Bayer	36,738	5,417	744	14	1
Johnson & Johonson	47,348	22,128	8,509	7	0
Boehringer Ingelheim	10,070	9,657	1,096	16	8
Novo Nordisk	4,847	4,847	837	6	0
Eli Lilly	13,858	13,059	1,810	18	0
Schering	6,058	4,342	617	10	1
Bristol-Myers Squibb	19,380	15,482	2,388	16	2
Wyeth	17,358	13,964	1,234	16	0
Schering-Plough	8,272	6,417	−947	13	0
Roche	25,220	17,496	5,356	22	1
Merck	22,939	21,494	5,813	21	0
	324,729	240,079	40,311	252	17

より引用.外国企業の世界全体での連結売上額,医薬品売上額,連結利益は各企業データを日本製薬工業

付属資料5　日本の医薬品産業の歴史

1885	エフェドリンの発見
1886	日本薬局方
1894	タカヂアスターゼの発見
1917	オリザニンの発見
1946	ペニシリンの生産増加
1950s	外国技術導入による新薬の生産　ストレプトマイシン
1960s	総合ビタミン剤の生産増大
1961	国民皆保険成立
1962	サリドマイド副作用事件
1965	世界2位の医薬品生産額達成
1966	副作用モニター制度の設置
1968	技術導入自由化
1970	添付販売の禁止
1971	医薬品再評価制度の開始
1970s	キノホルム副作用，クロロキン副作用
	ビタミン剤，保健薬大量投与批判
1975	完全資本自由化
1976	特許法改正による医薬品の物質特許と用途特許の導入
1976	Good Manufacturing Practice（GMP）導入
1977	WHO 国際モニター制度
1978	銘柄別薬価制度導入
1979	薬事法改正により，副作用審査の実施と再審査制度の導入
1981	薬価改定 18.6% 切り下げ
	Good Laboratory Practice（GLP）導入
1980s	血友病患者に HIV 汚染血液薬剤による AIDS 禍
1984	薬価改定 16% 切り下げ
	日米 MOSS 協議（Market Oriented Sector Selective：市場指向，分野別協議）
1987	特許法改正による特許期間回復の開始
1987	医薬品副作用・被害救済・研究振興基金の設置
1987	世界市場占有率 20%
1990	Good Clinical Practice（GCP）施行
1991	第1回 International Conference of Harmonization（ICH）
1992	新仕切価制度，加重平均値一定価格幅方式の導入
1993	Good Post Marketing Surveillance Practice（GPMSP）ガイドライン導入
1997	薬事法改正による GCP の法制化，GPMSP Good Post Marketing Surveillance Practice GPMSP の法制化
1997-1998	日本型参照価格制度の検討
2001	三菱ウェルファーマ設立，ロッシュが中外製薬を買収
2002	市場実勢価格加重平均値調整幅方式の採用
2005	アステラス製薬，第一三共，大日本住友製薬の設立
	薬事法改正，医薬品承認は販売企業（製造販売企業）に対してなされる．

注：s は年代を表す．

索　引

あ行

アステラス製薬　4, 232, 243, 249, 273
アストラ　55, 77
アストラゼネカ　4, 10, 55, 75, 79, 124, 211, 249, 267
アーセミン商会　272
アダムス　39
アップジョン　10
アノーメッド　78
アベンティス　4, 5, 93, 99, 114, 121, 128, 134, 138, 148-150, 161, 162, 168, 172-175, 213, 249
アベンティス・アニマルニュトリシリオン　171
アベンティス・クロプシエンス　171
アベンティス・ファーマ　100, 117-121
アボット　27, 243, 249, 272
アボット・ラボトリーズ　114
アムロジン　275
アメリカ研究製薬工業協会　12
アメリカ食品医薬品局（FDA）　2, 9, 13, 24-31, 36, 37, 93, 123, 205, 206, 246, 255
アメリカ特許出願件数基準　156
アメリカメルク　46-48, 132
アメリカン・サイアナミッド　10, 87
アメリカン・ホームプロダクツ　84, 87, 127, 213
アリセプト　3, 273
アリナミン　272
アルタナ　106
アングロ・アメリカ市場　94
安全性　251
イギリス製薬協会（ABPI）　55, 59-61, 65
一般医薬品（OTC）　40, 41, 107, 142, 143, 182, 195, 216, 217, 233
医薬基盤研究所　262
医薬産業政策研究所　5
医薬品安全委員会　67
医薬品安全対策特別部会　67
医薬品医療器械総合機構　253
医薬品卸企業　239

医薬品価格　142
　──規制制度　68
　──指数　241
医薬品企業販売価格　223, 258
医薬品規制　162
医薬品経済委員会　163, 165, 167
医薬品再評価　266
医薬品承認規制　246, 253
医薬品情報　261, 264, 265
　──担当者　223
医薬品審査　253
　──・調査センター（CDER）　205
医薬品宣伝管理委員会　163
医薬品代替投与法　11
医薬品登録機関　163
医薬品特許（制度）　109, 256
医薬品の安全性試験の実施に関する基準（GLP）　229, 252
医薬品の公的価格指数　140
医薬品の市販後調査の実施に関する基準（GPMSP）　232
医薬品の製造管理および品質管理に関する基準（GMP）　229
医薬品評価研究センター（CDER）　30
医薬品流通近代化協議会　230
医薬品流通システム　144
医薬分業　260
イライリリー　27, 39, 52, 146
医療改革 2000　113
医療関連分野（NMEa）　64
医療サービス　14, 15, 18-20
医療対抗基準（RMO）　142
医療費削減政策　139
医療保険　110
　──改革法　111
　──構造法　112
　──制度　110, 139, 221, 257
医療保健支出　139
医療保険費用抑制法　111
医療保険連帯強化法　113
医療用品安全庁（Afssaps）　137, 163-165,

索　引

167
インタージェネリカ　187
インターファーマ　186
インフォームドコンセント　232
ウェルカム　11, 55, 77, 78
ウェルファイド　232, 242
エイズ医薬品　257
エーザイ　249-251, 273
エーザイ USA インク　273
エスエス製薬　242
エムエスデーシャータアンドトーメ（MSD Sharp and Dohme）　47
エリザベス・アーデン　53
エーリッヒ・パウル　102, 119
欧州医薬品審査庁（EAEM）　94, 109
欧州化学品製造企業評議会（CEFIC）　186
欧州製薬団体連合会（EFPIA）　186
欧州保健衛生安全基準局　165
小野薬品　225, 250, 251

か行

海外技術依存　227
海外直接投資制度（FDI）　67
介護保険　110
改正特許法　228
ガイドライン　232
開発業務受託機関（CRO）　223, 232, 244, 264
外部下請け　154
カイロサイエンス　84, 91
価格規制　68, 69, 107, 203, 207, 257
　──制度　69
価格政策　251
科研製薬　251
加重平均値一定価格幅方式　231, 257
ガスター　273
価値連鎖　94
株価・利益率（PER）　251
株主至上主義　38
関税貿易一般協定（GATT）　256
間接的薬価規制　67
癌治療薬　3
官民共同研究　261
簡略新薬承認申請（ANDA）　11, 27
機械輸出禁止令　100

企業戦略　7
企業統治　7
企業文化　7
企業理念　7, 43
企業倫理　7
技術政策　251
技術の専有性　256
希少疾病医薬品（オーファンドラッグ）　32
規制のガバナンス　255
キノホルム　227
キーフォーバー・ハリス修正法（Kefauver-Harris）　228
旧アベンティスグループ　169, 171
旧サノフィ・サンテラボ　169
競争政策　251
共同開発　153
共同研究　9
協和発酵　250
ギルマーティン・レイモンド　33, 36, 45
キロカイン　91
国の保健衛生機関　164
グラクソ　11, 55, 58, 71, 72, 78, 190
グラクソ・ウェルカム　70, 75, 79, 84, 93, 124, 249
グラクソ・スミス・クライン　4, 10, 45, 93, 116, 117, 267
グラクソ・スミスクライングループ（GSK）　55, 61, 95
グラクソ・ラボトリーズ　57
グローバル市場志向　67
クロロキン　227
クロロマイセチン　273
グロンサン　274
クローン治療　86
軍保健衛生局　158
経験商品　24
研究開発　6, 9, 11, 15, 29, 56, 109, 121, 123, 129, 134, 151, 153-155, 162, 174, 198, 213, 222, 223, 227, 228, 237, 251, 252, 256, 262-264, 270
　──志向型　221, 266, 270
　──戦略　162
　──促進政策　261
　──促進税制　262
　──投資　25, 58

索　引

─── 費比率　237
─── プロセス　196
研究資金配分　261
研究志向型企業　80
健康維持機構（HMO）方式　18-20
健康保険制度　66, 139
健康保険法　103, 209
原子力庁（CEA）　158
広告宣伝費（DTC）　23
公的医療保険近代化法 2004　114
公的医療保険制度　241
国民皆保険制度　227
国民保健サービス（NHS）　56, 58, 69, 95
国立医薬品監督所　163
国立医療技術評価機構（NICE）　70
国立衛生研究所（NIH）　2, 9, 13, 28, 29
国立科学研究所（CNRS）　158, 159, 161, 162, 175, 177
国立保健医学研究所（INSERM）　158, 159, 161, 162, 175
コスト効率　70
コッホ・ローベルト　102, 118
ゴールデン・パラシュート　116
ゴールデン・パラシュート条項　35
根拠に基づく治療（EBM）　13

さ行

再審査制度　266
再評価制度　228
サノフィ　5, 119, 138, 148
サノフィ・アベンティス　4, 116
サノフィ・アベンティスグループ　154, 169, 170
サノフィ・サンテラボ　4, 99, 149, 150, 162, 168
サリドマイド事件　227, 246
産学連携・研究協力　153, 154
三共　4, 219, 225, 232, 243, 249, 251
三共商店　272
サンテックス　11
サンテラボ　147, 148
参天製薬　251
サンド　11, 58
サントニン　40
参入規制　255

参入障壁　236-239
ジェネリック医薬品企業　10, 269-271
ジェネリック薬　11, 12, 16, 22, 27, 32, 33, 91, 105, 106, 126, 142, 143, 165, 189, 256, 259
シェーリング　4, 5, 99, 100, 106, 114, 115, 127-130, 134
シェーリングドイチュランドホールディングゲーエムベーハー　129
シェーリング・ブラウ　27, 84, 90
塩野義製薬　224, 250, 251
仕切価制　230
自主価格規制計画　68
市場競争　151
市場志向分野別（MOSS）協議　230, 260
市場実勢価格加重平均値調整幅方式　258
市場占有率（市場価値）　142, 149
疾患統合ユニット（IDU）　217
失業保険制度　103, 110
シック・ウィルキンソン　39
資本自由化　266
ジャック・セルビエ博士　175
自由価格制　69
州間医薬品管理局　203
熟練工の国外移動禁止　100
傷害保険法　103
償還医薬品リスト　22
償還価格　70
商業的総研究開発投資　63
承認規制　266
消費者健康ユニット　213
処方薬　15, 17, 126, 188, 189
ジョンソン＆ジョンソン　3, 27, 39, 41-44, 46, 267
新規化学成分（NCE）　157, 246, 247
─── 承認数　246, 251
新規公開（IPO）　185
新規分子成分（NME）　246
新サノフィ・アベンティスグループ　168
新薬（エシック）　142
─── 開発　15
─── 研究開発　9
─── 査定　162
─── 上市率　157
─── 承認　13, 29-31
─── 審査プロセス（NDA）　205

――創出力　6
――治験許可申請（IND）　30
――問屋　224
診療報酬制度　227
スイス医薬品庁（Swissmedic）　203-207
スイス医薬品湯謬業者協会（VIPS）　186
スイス化学工業協会（SGCI）　182, 185
スイス科学評議会　198
スイス特許法　210
スイス連邦統計局　199
スカイ・ファーマ　96
スクイブ　48-51
――法　51
スコルニック・エドワード　36
鈴木梅太郎　225
スミスクライン　71
スミスクライン・ビーチャム　39, 55, 72, 75, 79, 84, 212
住友製薬　232, 243, 250, 275
生産原価　108
製造受託企業（CMO）　223
製造承認（AMM）　166
――承認　162-164, 167
――申請手続き　143
――の基準　164
生物製剤承認申請　31
製法公開制度　244
製薬産業競争力調査特別委員会　70
世界の工場　100
ゼネカ　55, 75, 91
セラニーズ　119
セールス，マーケティング組織　56
セルテック　87, 90-96
セルテック・カイロサイエンス　91
セルビエ　175, 176
セルフメディケーション薬　189
セローノ　186-188, 190, 191, 198, 200
全国製薬産業組合　158
専門医療訪問員　170
戦略提携　9, 215, 218

た行

第一　219
第一三共　4, 232, 243, 249, 272, 273
第一製薬　4, 225, 232, 243, 248, 250, 251, 272

大正製薬　243, 250, 251
大日本製薬　225, 232, 243, 250, 251, 274
大日本住友製薬　232, 243, 274, 275
タイレノール　42, 44
ダウ・ケミカル　119
多角的研究開発協定　153
タカヂアスターゼ　272
高峰譲吉　225, 272
武田ファーマシューティカルズ　272
武田薬品工業　4, 219, 224, 249-251, 272, 275
多国籍医薬品企業　56
田辺製薬　225, 248, 251
探索商品　24
治験支援機関（SMO）　223, 244, 264
治験薬（IND）　205
知的財産権保護　257
チバ　11, 58
中央社会保険医療協議会　257, 258
中外製薬　216, 219, 232, 243, 249-251, 274
定率マージン制（margin order）　207
敵性財産　123
出来高払い制度　19
デルタ・バイオテクノロジー　78
伝統的医療保険　17
ドイツ公的医療保険制度　104
ドイツ製薬工業連合会（BPI）　104, 107, 108
ドイツメルク　4, 45-47, 99, 100, 106, 114, 122, 123, 127
統一限定収載方式　257
東京田辺製薬　242, 274
独占禁止法ガイドライン　230
独占的排他権　229, 256
独立医薬品企業　175
特許　31, 203
――公開制度　245
――取得数　244
――申請件数　156
――登録件数　1
――保護　209, 210
――保護期間　210
周辺――　227
製法――　226-228, 256
バイオテクノロジーの――　210
物質――　226, 228, 245, 256, 266
用途――　226, 245, 256

索引

友田製薬　225
富山化学　243
鳥居薬品　225
ドルマン・ユルゲン　115, 118, 120

な行

長井長義　225
二重統治型会社　148
日米構造協議　230
"ニッチ"市場戦略　151
日本MOSS協議　260
日本型参照価格制度　231, 259
日本新薬　225, 250
日本製薬工業協会　5
日本のCRO協会　244
日本ベーリンガー・インゲルハイム　249
日本薬局方　224
年金保険　110
納入価格　224, 258
ノバルティス　4, 10, 116, 117, 149, 184, 186-188, 190, 191, 198, 200, 211-215, 249

は行

バイアグラ　40
バイエル　5, 90, 91, 99, 100, 106, 114, 115, 119, 121-124, 127
バイエル・シェーリング・ファーマセティカルズ　5
バイオインダストリー協会　243
バイオックス　33, 34, 36-38
────の自主回収　10, 33, 35
バイオテク企業　10-12, 28, 39, 83, 90
バイオテク医薬品　12, 84, 91
バイオテクノロジー工業協会（BIA）　81, 86
バイオメディカルな療法　80
バイコール　121
────の副作用　123
バイ・ドール法　13, 28
パイプライン　82, 91, 95, 96
パーキンソン病治療薬　3
パーク・デービス　146, 226, 273
白馬の騎士　5, 99, 116, 127
パスツール研究所　158
ハッチ・ワックスマン法　9, 11, 31, 32
パテント引用件数　65

バンドエイド　43
販売受託企業（CSO）　223
販売承認　203
萬有製薬　225, 243, 249
ピエール・ファーブルグループ　150, 176-178
ビオメリュー　178, 179
久光製薬　250
非処方薬　188, 189
ビーチャム　77
非ヒト遺伝子技術倫理委員会（EKAH）　210
標準国際貿易分類（SITC）　105
品質規制　251
ファイザー　3, 4, 10, 27, 39-41, 45, 46, 75, 93, 146, 150, 175, 190, 191, 226, 249, 267, 275
ファイザー・チャールズ　40
ファイソンズ　75, 77, 78
ファーブル・ピエール　176
ファルベウェルクヘキスト（Farbewerk Hoechst）　100
ファルマシア　4, 10, 27, 39, 79, 275
ファルマシア＆アップジョン　79
ファルマシア・バイオテック　79
付加価値税　108
藤沢薬品工業　4, 225, 232, 243, 248, 250, 251, 273
負担軽減法　112
ブーツ　55, 75, 78
フランス製薬工業協会（SNIP）　139, 141, 143
フランス通産省統計局（SESSI）　151
ブランド医薬品企業　10, 31, 39
ブランド薬　12, 32, 189
ブリストル・マイヤーズ　48, 49
ブリストル・マイヤーズ・スクイブ　4, 28, 39, 48, 134
ブリティッシュ・ドラッグ・ハウス　58
ブリティッシュ・バイオテック　84
フレミング・アレクサンダー　40, 226
不労所得　240
ブロックバスター医薬品　2, 9, 27
プロテクター＆ギャンブル　173
プロパー　228
分権経営　43
ベーアエスエフ（BASF）　99-101, 114, 119,

120, 242
ヘキスト　5, 11, 99, 100, 114-119, 121-123, 127, 171
ペニシリン　40
ベーリンガー　126
ベーリンガー・アルバート　125
ベーリガー・インゲルハイム　5, 100, 106, 114, 115, 124-127, 242
ベーリング・エミール・フォン　102, 118
ヘルスケアサービス市場　195
ヘルスケア市場　94
ベンチャー資本調達　185
貿易産業省（DTI）　55
保険償還医薬品リスト　195, 208
星製薬　225
ポートフォリオ　82, 238, 265
ホフマン・ラ・ロシュ　71

ま行

マイスタールチウスント　118
マネージドケア　9, 16-19, 22, 27
マリオン・メレル　11
丸石製薬　225
マルホ　225
三井製薬　129
三菱ウェルファーマ　232, 242, 251, 274
三菱化成　242
三菱東京製薬　232, 242, 274
ミドリ十字　242, 274
民間医療保険　9-18
民間保険会社　15, 16
無保険者　21, 22
銘柄別薬価　257
　　　──薬価基準　229
　　　──薬価制度　266
メーク・リファ　162
メディケア　9, 14-16, 20, 27
メディケイト　15, 20
メデヴァ　78
メバチロン　248, 273
メリュー　150
メルク　3-5, 10, 27, 33-39, 45, 46, 75, 90, 190, 243, 267
メルクアンドカンパニー（Merck & Co.）　132

メルク株式合資会社　130-134
メルク・ゲオルグ（ジョージ）　45
メルク・マニュアル　45
持田製薬　251

や行

薬剤給付管理会社（PBM）　22, 23
薬事改正法　232, 246, 252, 255
薬種問屋　224
薬品副作用モニター制度　227
薬価　9, 13, 16, 224, 258
　　──改定　230, 240
　　──基準　257
　　──基準改正　231
　　──基準収載医薬品　233
　　──基準制度　227, 229, 258
　　──規制　107, 266
　　──差　221, 231, 240
　　──差比率　240
　　──制度　260
　　──調査　240, 258
　　──低下政策　222, 231, 241, 259, 266, 268
　　──透明化委員会　144, 162
　　──抑制政策　151, 256
山之内製薬　4, 219, 232, 243, 248, 250, 251, 273
ヤマノウチ・ファルマ　273
山之内薬品協会　273
有効性　251
ユーザーフィー法　9, 13, 30, 31
吉富製薬　242, 274
ヨーロッパ各国の規制当局（EMCA）　205
ヨーロッパパテント局（European Patent Office）　65

ら・わ行

ライセンスアウト協約　71
ライセンス契約　9, 232
リストラチャアリング　250
流通政策　251
リュープリン　272
臨床研究病院　158
類似薬効比較方式　257
ルセル・ユクラフ　119

索引   289

レダリー 226
連邦医薬品委員会 185, 195, 207
連邦社会保険局（BSV） 195, 207-209
連邦州経済供給産業部化学・医薬品課 185
連邦食品・医薬品・化粧品法（Food and Drug Cosmetics Act） 228
連邦取引委員会（FTC） 23, 24
連邦法（LTP） 203
連邦保健福祉省（DHHS） 29
労災保険 110
ローカル市場志向 67

ロシュ 11, 73, 74, 84, 90, 93, 186, 187, 188, 190, 191, 198, 200, 212, 216-219, 232, 242, 251, 274
ロシュ・ファーム・ホールディング 274
ロシュ・ホフマン・ラ 216
ローヌプーランク 5, 99, 115, 116, 117, 119
ローヌ・プーラン・ローラ 148, 171
ロンドン証券取引所 (LSE) 55, 90
ワイス 4, 27
ワックスマン 226
ワーナーランバート 4, 10, 39, 75, 146, 275

欧文

AHP 10
Alliance Sante (IFP Sante) 144
BOC 78
CDP-870 93
CERP 144
CMS 13
CNRS 175, 177
DyeStar 114
EUガイドライン 210
Fritz Hoffman-La Roche 216
GCP 232, 246, 252, 255
GLP 229, 252
GMP 229, 252
──のガイドライン 252
ICI 57, 72, 75
IHA-IMS Health 190
IKS 207, 208
LOA 208

M & A 4-7, 10, 11, 115, 124, 232, 236, 242-244, 249, 251, 267, 270
──戦略 114
MR 223, 236, 238, 239, 242-244, 260, 261, 265
NHS 58, 69, 71, 72, 95
NIHON SERVIER 176
OCP-GEHE 144
PICTF 65
POS 18
PPO 18
R & D 73, 75, 80, 87, 93, 170
SLリスト 207-209
TAPファーマシューティカルズ 272
TRIPS 256
UCBファルマ 162
Union Farmaceutica 194

編者紹介

吉森　賢（よしもり　まさる）
1938 年　福岡生れ
　　　　東京外語大学，東京都立大学経済学部卒業
1965 年　INSEAD 経営学修士
1985 年　モンペリエ第 1 大学経済学博士
現　在　放送大学大学院教授・横浜国立大学名誉教授

主要著書
『日米欧の企業経営』放送大学教育振興会，2001 年
『グローバル経営戦略』放送大学教育振興会，2006 年

世界の医薬品産業

2007 年 3 月 30 日　初　版

［検印廃止］

編　者　吉森　賢
　　　　よしもり　まさる

発行所　財団法人　東京大学出版会
　　　　代表者　岡本　和夫
　　　　113-8654 東京都文京区本郷 7-3-1 東大構内
　　　　電話 03-3811-8814　Fax 03-3812-6958
　　　　振替 00160-6-59964

印刷所　大日本法令印刷株式会社
製本所　牧製本印刷株式会社

ⓒ 2007　The Health Care Science Institute
ISBN 978-4-13-040230-9　Printed in Japan

Ⓡ〈日本複写権センター委託出版物〉
本書の全部または一部を無断で複写複製（コピー）することは，著作権法上での例外を除き，禁じられています．本書からの複写を希望される場合は，日本複写権センター（03-3401-2382）にご連絡ください．

片岡一郎 嶋口充輝編 三村優美子	医薬品流通論	A5判・3800円
南部鶴彦編	医薬品産業組織論	A5判・5000円
漆　博雄編	医療経済学	A5判・4000円
社会保障研究所編	医療保障と医療費	A5判・4200円
山崎幹夫監修 望月眞弓 編集代表 武立啓子	医薬品情報学 第3版	B5判・4200円
	東京大学公開講座62　くすり	4/6判・2400円
三輪芳朗著	日本の企業と産業組織	A5判・4400円
後藤　晃著	日本の技術革新と産業組織	A5判・3600円

東京大学出版会

ここに表示された価格は本体価格です．御購入の際には消費税が加算されますのでご了承下さい．